AF340721

BIBLIOTHÈQUE NATIONALE.

DÉPARTEMENT DES IMPRIMÉS.

Paris, le *9 Janvier* 190*5*.

*Atlas - manuel des maladies externes de l'œil
par O. Haab.   (2e édition)*

L'exemplaire du dépôt légal, livré au bureau des entrées de
la Bibliothèque nationale par le Ministère de l'Intérieur, est
incomplet de :

*40 planches chromolithographiées
imprimées en Allemagne*

*MM. J.-B. Baillière et fils, éditeurs, 19 rue Hautefeuille
Paris.*

ATLAS-MANUEL

DES

MALADIES EXTERNES DE

PRINCIPAUX TRAVAUX DU Dr A. TERSON

ATLAS-MANUEL D'OPHTALMOSCOPIE, par O. Haab, édition française avec
additions par A. Terson, trad. de A. Cuénod, 3e édition, Paris, 1901,
1 vol. in-18, 276 p. avec 88 pl. col.

MALADIES DE L'ŒIL in *Traité de chirurgie clinique et opératoire*
de Le Dentu et P. Delbet, t. V. Paris, 1897, p. 1 à 326.

TECHNIQUE OPHTALMOLOGIQUE (Antisepsie, anesthésie, instruments de
chirurgie oculaire), Paris, 1898, in-18, 208 p. avec 93 fig.

CHIRURGIE OCULAIRE, Paris, 1901. 1 vol. in-18, 540 p. avec 129 fig.

LES GLANDES LACRYMALES CONJONCTIVALES ET ORBITO-PALPÉBRALES, Th. de
Paris, 1892, avec 6 pl.

ETUDES SUR L'HISTOIRE DE LA CHIRURGIE OCULAIRE, Paris, 1899, avec 6 fig.

RECHERCHES ET TRAVAUX OPHTALMOLOGIQUES (1892-1902). (Académie de
médecine, prix Meynot, 1903).

PAUPIÈRES, in *Encyclopédie française d'ophtalmologie*. Paris, 1904.

DIJON. — IMP. DARANTIERE

ATLAS-MANUEL

DES

MALADIES EXTERNES DE L'ŒIL

PAR

O. HAAB

PROFESSEUR DE CLINIQUE OPHTALMOLOGIQUE
A L'UNIVERSITÉ DE ZURICH

DEUXIÈME ÉDITION FRANÇAISE

PAR

Le Dr Albert TERSON

Ancien Chef de clinique ophtalmologique à la Faculté de Médecine
et Président de la Société d'Ophtalmologie de Paris

Avec 40 planches chromolithographiées

CONTENANT 66 FIGURES COLORIÉES

ET 11 FIGURES DANS LE TEXTE DONT 1 COLORIÉE

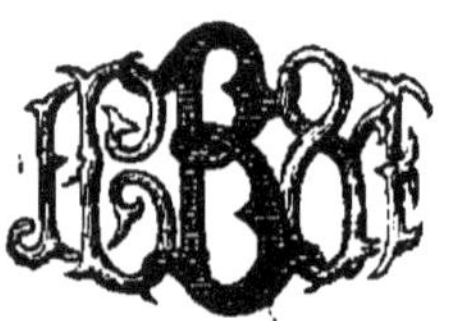

PARIS

LIBRAIRIE J.-B. BAILLIÈRE ET FILS

19, rue Hautefeuille, près du boulevard Saint-Germain

—

1905

AVANT-PROPOS

L'*Atlas manuel des Maladies externes de l'OEil*, par le professeur Haab, est conçu dans le même esprit que l'*Atlas manuel d'Ophtalmoscopie* du même auteur. De même que les planches de ce dernier ouvrage donnent les types fréquents et quelques types rares, mais précis, des maladies du fond de l'œil, de même les planches du présent Atlas, dues au peintre J. Fink, forment une iconographie des affections extérieures de l'œil et de ses annexes, de celles même dont l'accessibilité et les propagations dangereuses nécessitent une connaissance approfondie, surtout pour le médecin éloigné des centres ophtalmologiques, et peu habitué à l'ophtalmoscope.

Aussi a-t-on visé ici à l'exactitude et à la simplicité.

Le texte comprend, outre l'exposé des cas tels qu'ils se présentent dans la pratique courante, une introduction sur la marche à suivre dans l'examen clinique de l'œil, puis un exposé des principales indications et de la technique de la thérapeutique oculaire usuelle de l'auteur, tout en restant très bref, à dessein, sur les méthodes opératoires.

L'ophtalmologiste le plus compétent sera de suite

renseigné sur le degré de *réalisme* des planches, s'il se borne à regarder la planche XV qui représente la *conjonctivite printanière*. C'est que l'art du peintre dépassera toujours, aussi bien pour le fond de l'œil que pour les représentations des objets extérieurs, la vérité passive de la photographie directe, même coloriée.

Quoi qu'il en soit, la reproduction des maladies externes de l'œil a atteint, dans l'*Atlas manuel*, la perfection qui faisait un des mérites de l'Atlas de Demours (1) et surtout de la grande *Iconographie ophtalmologique* de J. Sichel (2).

Nous avons essayé de rendre fidèlement le texte et quant à nos additions entre [], nous nous sommes efforcé de leur conserver le caractère clinique et thérapeutique de l'ouvrage.

A. TERSON.

Paris, le 10 juin 1899.

(1) Demours, *Traité des maladies des yeux, avec des planches coloriées*, Paris, 1818, 3 vol. et Atlas de 65 pl. col.

(2) Sichel, *Iconographie ophtalmologique*, Paris, 1852-59, 2 vol. gr. in-4°, dont 1 vol. de 80 pl. col.

AVANT-PROPOS DE LA DEUXIÈME ÉDITION

La deuxième édition française renferme un certain nombre d'additions contenues dans l'édition allemande ; elles sont dues au professeur Haab et au professeur Michel, qui a fourni plusieurs planches nouvelles.

Désireux de rendre ce volume aussi utile que possible au praticien comme à l'étudiant, et dans le but de constituer par sa réunion avec l'Atlas des *Maladies internes* de l'œil, des mêmes auteurs (*Atlas d'ophtalmoscopie*, 3e édition française, par A. Terson, Paris, 1901), une véritable Iconographie ophtalmologique *dans ses rapports avec la pathologie générale*, nous avons, en plus d'autres additions et corrections, accru l'ouvrage d'une douzième partie contenant le résumé des rapports des maladies générales avec les affections externes de l'œil, de même que nous avions inséré, à la suite de l'*Atlas d'ophtalmoscopie*, l'étude des rapports des affections générales avec les maladies du fond de l'œil.

A côté de la représentation exacte des lésions, on trouvera donc, dans ces deux ouvrages *inséparables,* l'exposé concis de leur étiologie, si importante à connaître dans la pratique générale.

A. TERSON.

Paris, le 15 septembre 1904.

ATLAS-MANUEL

DES

MALADIES EXTERNES DE L'ŒIL

PREMIÈRE PARTIE

EXAMEN CLINIQUE DES AFFECTIONS OCULAIRES

Dans tous les domaines de la médecine, c'est l'expérience qui permet surtout de reconnaître exactement les processus morbides, mais, même en ophtalmologie, elle ne suffit pas pour faire un diagnostic exact. Il faut encore que le praticien exercé ait pris l'habitude de suivre dans son examen *une marche déterminée*, que cette habitude soit devenue chez lui en quelque sorte une seconde nature et qu'il emploie presque instinctivement *dans l'ordre nécessaire* tous les moyens d'investigation. En général, l'observateur expérimenté reconnaît nettement la nature de l'affection oculaire, il peut la constater directement sans grandes formalités ; aussi est-il beaucoup plus simple et plus facile d'établir les altérations de l'œil que celles d'autres organes qui ne peuvent être observés directement.

Le plus souvent, dès le premier examen, on reconnaît avec une certitude complète la grande majorité des anomalies et des maladies des yeux, parce qu'on peut les examiner directement et qu'ils se laissent traverser par la lumière. Ce n'est que dans un très petit nombre de processus que le diagnostic se déduit ou se confirme par l'observation de la marche de la maladie ou par l'effet du traitement (*ex juvantibus*). Pour une infime minorité de cas, le diagnostic ne s'établit que par l'autopsie, en sorte qu'il est bien rare que l'oculiste soit réduit à terminer son examen par le « *sectio docebit* », et par là à manifester sa résignation en présence de son incertitude.

Toutefois la pratique ophtalmologique qui se base sur la connaissance exacte des maladies correspondantes, est loin d'être facile et simple, car un grand nombre de cas différents peuvent présenter un aspect analogue et une multitude considérable de tableaux cliniques peut induire en erreur le praticien ; de plus, de nombreuses modifications pathologiques qui jouent au niveau de l'œil un rôle important ne peuvent être mises que difficilement en évidence, soit à cause de leur petitesse, soit parce qu'elles semblent peu importantes ou peu éloignées de l'état normal.

Les aspects cliniques sont si nombreux que même le médecin entre les mains duquel ont passé cinquante mille malades, peut toujours être surpris par un cas nouveau, qu'il n'a pas eu encore l'occasion d'étudier.

La diversité des cas et la *délicatesse même des services* que l'observateur doit attendre de *son propre œil*, sont telles qu'ici, comme dans les autres domaines de la médecine, les faux diagnostics jouent leur rôle néfaste, malgré la transparence et l'accessibilité de l'œil. Ceci est surtout triste lorsqu'un faux diagnostic amène la cécité, comme cela arrive facilement et assez souvent pour le glaucome.

Aussi l'étudiant devrait toujours se familiariser le plus possible avec l'ophtalmologie, car le praticien pourra toujours à un moment donné être obligé de soigner des yeux, et reconnaîtra alors facilement qu'il y a là une responsabilité aussi grande que pour la chirurgie ou l'obstétrique : car pour la plupart des gens *la cécité est aussi triste, sinon pire, que la mort.*

Une simple réflexion montrera à l'étudiant l'importance d'une étude précise de l'ophtalmologie : fort souvent il est impossible à un ophtalmique de s'adresser à un spécialiste. Rien ne s'y oppose, si ce dernier se trouve dans le voisinage, mais cela devient souvent impossible quand il réside loin du malade. Souvent sans doute les sujets qui se plaignent des yeux peuvent facilement se transporter et voyager, *mais pas toujours*, soit que, comme dans certaines formes de glaucome, le processus incommode par trop le malade par les douleurs, les vomissements, etc., soit qu'il s'agisse de nouveau-nés que les parents n'aiment généralement pas à faire voyager, soit que d'autres causes matérielles, le grand âge, la pauvreté, etc., rendent le déplacement impossible, ou encore qu'une autre maladie générale accompagne l'affection oculaire et empêche le transport du malade.

Dans bien des cas aussi, la *perte de temps* pour aller voir un spécialiste éloigné peut être funeste, parce que le traitement convenable est retardé, et que dans l'intervalle la maladie amène dans l'organe si délicat de la vue des dégâts que la main la plus habile ne peut pas toujours réparer plus tard.

J'ai parlé plus haut des services que l'observateur doit attendre de ses yeux dans l'observation ophtalmologique. Il en est de même dans la *pratique* de la *thérapeutique oculaire*. Aussi, avant d'étudier la méthode la plus convenable pour l'examen de l'œil, devons-nous considérer un instant son instrument principal, *l'œil de l'observateur*. *J'ai en effet souvent observé que les médecins qui se destinaient spécialement à l'oculistique tenaient trop peu de compte de la nécessité absolue pour cette profession d'être doué d'une très bonne acuité visuelle.*

Evidemment lorsqu'il ne s'agit que d'examiner le segment antérieur de l'œil, le grossissement de la loupe peut dans une certaine mesure remédier à la médiocrité de l'acuité visuelle, mais dans l'examen ophtalmoscopique celui qui y voit mal reste forcément inférieur à celui qui a une bonne vue. Tout particulièrement inférieur sera celui atteint d'un astigmatisme élevé ; qu'il s'agisse de maladies externes ou de celles du fond de l'œil, ce n'est qu'avec la plus grande peine qu'il verra les choses principales.

Une légère myopie (1 à 3 D) vaut mieux que l'hypermétropie, car cette dernière nécessite bientôt avec l'âge l'emploi des verres convexes, qui dans les examens délicats ou les opérations ne causent peut-être pas une gêne considérable, mais qui sont désagréables et rendent la chose plus compliquée.

Quant à la fonction si importante de la *vision binoculaire*, c'est-à-dire de pouvoir voir simultanément avec les deux yeux, il est évident qu'elle est indispensable pour la vision stéréoscopique, et, comme la notion de la profondeur est absolument nécessaire pour pouvoir apprécier bien des modifications pathologiques de l'œil, celui qui ne peut les examiner et les étudier qu'avec un seul œil est privé d'un moyen très important, surtout lorsqu'il s'agit d'examiner rapidement un cas donné dans toutes ses dimensions. Ici encore la loupe peut intervenir dans une certaine mesure et remplacer la vision stéréoscopique. Mais ce moyen est impraticable pour opérer. Celui qui n'a qu'un bon œil ou chez lequel les yeux ne se comportent pas normalement entre eux, peut, à force d'exercice, y remédier jusqu'à un certain point, mais il est clair qu'il arrivera moins vite au but que celui qui y voit bien. Quand à grand'peine il aura travaillé et amélioré sa vue médiocre par l'exercice et tous les moyens accessoires, il restera toujours plus ou moins inférieur à celui qui y voit bien, pour examiner et pour opérer.

Je connais toutefois des oculistes qui n'ont qu'un bon œil ou sont astigmates, et qui exercent cependant convenablement ; mais cela ne m'empêche pas de donner à ceux qui veulent se consacrer à l'ophtalmologie, le conseil formel de ne s'y décider que lorsqu'un examen précis de leurs yeux a établi que l'acuité *de chaque œil est au moins une fois et demie celle de la moyenne normale, qu'ils ont une bonne vision binoculaire et qu'ils voient bien les couleurs.* Celui qui, sans ces qualités, entreprend l'exercice de l'ophtalmologie, arrivera à son but avec beaucoup plus de peine et pourra rester plus ou moins inférieur à ceux qui ont été mieux doués par la nature.

Comme *introduction* à la *pratique des maladies des yeux,* il est indispensable de donner une description précise des méthodes qui servent de base pour le *diagnostic ;* puis viendra une description minutieuse, accompagnée de dessins, des nombreuses affections oculaires et de leurs variétés : ce sera la partie principale.

1. — Examen extérieur à la lumière du jour.

On agira pour le mieux en commençant l'examen d'une affection oculaire, que la lésion soit externe ou profonde, par l'examen extérieur à la lumière du jour.

[La *démarche* du malade et la *manière dont il s'avance* vers le médecin, ont une certaine importance.

L'amaurotique par atrophie du nerf optique et diverses graves lésions du fond de l'œil, marche, les yeux dirigés droit devant lui ou vers le ciel, alors qu'il n'a même aucune perception lumineuse.

Le cataracté au contraire, à un degré assez avancé, craint souvent la lumière, s'en abrite par de vastes chapeaux, des voiles, des verres fumés, etc. Enfin la photophobie la plus marquée est l'apanage de bien des lésions inflammatoires du segment antérieur de l'œil et de diverses altérations chorio-rétiniennes.

Certaines affections, telles que la blépharoptose, la paralysie des muscles de l'œil, donnent au malade une *attitude* particulière de la tête. Dans les paralysies oculo-motrices, la torsion et l'inclinaison de la tête tendent à corriger la diplopie. Dans la blépharoptose bilatérale, le malade a la tête fortement rejetée en arrière (attitude d'astronome, ainsi dénommée par Hirschberg) et le front plissé. Un de nos malades remontait avec le muscle frontal ses paupières ptosiques et fixait ensuite la peau de son front en bonne position avec un chapeau solidement enfoncé.

Tous ces faits sont importants, ainsi que d'autres du même genre, et peuvent souvent, déjà à distance, aider au diagnostic ou faire soupçonner la simulation. A. T.]

On place d'abord le malade en face d'une fenêtre à laquelle on tourne le dos soi-même, de façon à avoir le malade en pleine lumière. On remet l'*anamnèse* à la *fin de l'examen*, parce qu'elle pourrait troubler l'examen objectif à cause des explications et des récits inexacts du malade, et on doit se borner aux questions et réponses indispensables ou inévitables.

On procédera alors, pour commencer, à une inspection rapide de l'aspect extérieur, en notant les moindres différences avec l'état normal. La pâleur, la rougeur anormales du visage, sa teinte cachectique, les symptômes d'un amaigrissement rapide, seront consignés avec soin.

Il est important de trouver aux endroits découverts de la peau (visage, cou, mains), des lésions morbides de diverse nature. Il s'agit d'exanthèmes récents ou anciens, surtout d'eczéma, d'efflorescences syphilitiques, etc., ou de cicatrices consécutives à ces diverses affections. En outre, il est également fort important de rechercher en même temps sur la peau les traces de traumatismes, tels que : érosions, contusions, ecchymoses, blessures de configuration variable, et de les noter, surtout lorsqu'il s'agit d'une blessure de l'œil. Ceci doit particulièrement ne pas être négligé, lorsqu'il est vraisemblable qu'il y aura une *action médico-légale* ou qu'il s'agit d'un *accident pouvant entraîner une condamnation.*

Puis on examinera les engorgements ganglionnaires possibles à l'angle et au-dessous du maxillaire inférieur, au-devant de l'oreille, et les fistules et cicatrices de même origine qui peuvent exister à ce niveau. On fera attention, s'il y a lieu, aux affections articulaires, aux ankyloses anciennes, etc.

Au niveau du cuir chevelu, on notera la chute récente des cheveux, qui a souvent une grande importance, parce qu'elle doit éveiller le soupçon de *syphilis*, affection qui joue assez souvent un rôle en pathologie oculaire. De plus l'eczéma ou la séborrhée du cuir chevelu ont également de l'importance, parce qu'ils peuvent aussi conduire au diagnostic, comme nous le verrons ultérieurement, d'une façon plus ou moins précise.

Suivant le résultat de cet examen des régions cutanées exposées et de l'appareil ganglionnaire, nous pourrons avoir à procéder aussi à l'inspection de la peau de tout le reste du corps ; toutefois, généralement, nous reculerons cet examen, de même que l'examen éventuel des autres parties de l'organisme, et nous examinerons le *voisinage de l'œil*.

Il est alors rationnel de ne pas se placer de suite à une courte distance de l'œil, mais de faire d'abord l'examen d'un peu loin, parce qu'ainsi certaines choses deviennent plus apparentes, par exemple les traces d'exanthème, les faibles différences entre le côté droit et le côté gauche du visage, entre les deux fentes palpébrales, et celles qui concernent le volume et la forme des deux globes oculaires.

S'il y a *déviation strabique* d'un œil, nous vérifierons la *motilité* du *globe oculaire*, en faisant diriger le regard à droite, à gauche, en haut et en bas. Nous agirons de même si un œil est plus proéminent que l'autre, ce que l'on appelle la *protrusion*. Quelquefois l'examen de la motilité doit être encore remis, et l'on doit continuer de suite l'inspection. Celle-ci doit être particulièrement attentive au niveau de l'angle interne de l'œil, dans la région du sac lacrymal. S'il y a la moindre enflure ou la moindre rougeur, on doit penser à un catarrhe ou à une inflammation du sac lacrymal, bref à un *rétrécissement* des voies lacrymales, et ne pas le perdre de vue. Souvent on réussit, en comprimant la région avec le doigt, à évacuer le contenu anormal du sac par les points lacrymaux, même lorsque aucune dilatation du sac n'est apparente, et lorsqu'il n'y a qu'une accumulation de larmes dans l'œil, qui est alors ce qu'on appelle l'œil *noyé* dans les larmes et qui attire l'attention sur la possibilité d'un obstacle au cours des larmes.

Pour établir plus exactement le diagnostic d'une sténose lacrymale, on doit à la vérité user d'un moyen qui se trouvera mieux à sa place à la fin de l'examen : c'est l'injection dans les voies lacrymales. Nous en reparlerons d'une façon plus précise en étudiant les affections lacrymales.

Même à présent, il n'est pas encore rationnel d'étudier de suite les altérations que peut présenter le globe oculaire : il est préférable d'examiner rapidement les *paupières* et d'y remarquer les lésions possibles, telles que les déviations des cils, les maladies des bords ciliaires, car ils sont souvent lésés. Il est aussi très indiqué de remarquer si les points lacrymaux, à l'extrémité interne de la paupière, sont bien à leur place et plongent dans le lac lacrymal.

Du côté du globe, lorsque l'œil s'est ouvert naturellement, on examinera le domaine de l'ouverture palpébrale, sans toucher aux paupières. Si la fente palpébrale ne s'ouvre pas assez, on séparera doucement les paupières. Suivant le cas, on examinera la face interne de la paupière inférieure, en l'attirant en bas.

Quant à l'état de la face interne de la paupière supérieure, on peut l'examiner dès à présent, lorsque la paupière supérieure est retournée. Toutefois cette partie de l'examen pourra plus utilement être retardée ou même supprimée, comme étant inutile, lorsqu'il s'agit d'une affection profonde du globe de l'œil et que le renversement de la paupière supérieure pourrait fausser le résultat de l'examen ultérieur, quelquefois nécessaire, de l'acuité visuelle, ou qu'il pourrait même fatiguer inutilement le malade. Dans les blessures profondes de l'œil, cette manœuvre pourrait même être réellement nuisible.

On retourne la paupière supérieure par divers moyens. On place la face palmaire du pouce de la main gauche presque horizontalement au-dessous des cils, sur la paupière, et on tire ainsi la peau un peu en haut, en sorte que d'un côté les plis de la paupière supérieure (chez les sujets âgés) soient supprimés, et que d'un autre côté le bord de la paupière soit un peu éloigné du globe. On le saisit alors avec le pouce et l'index de la main droite par les cils, ou, s'il n'y en a pas, par un petit pli de la peau, que l'on soulève près du bord palpébral, et on tire la paupière un peu en bas, en priant le malade de regarder fortement en bas. Alors la paupière détendue est retournée sur le pouce de la main gauche, pendant qu'on l'abaisse un peu : il repousse ainsi l'extrémité supérieure du tarse en arrière et en bas, tandis que la main droite tire la partie inférieure de la paupière en avant et en haut. Celui qui ne réussit pas par ce moyen emploiera à la place du pouce de la main gauche une sonde ou une baguette de verre, etc. De cette manière on arrive ordinairement au résultat voulu, lorsque le patient se présente mal, ne regarde pas en bas, ou serre les paupières.

Plus on s'y prend délicatement, mieux l'opération réussit ; plus la main est maladroite, plus le malade se débat, ce qui rend la manœuvre plus difficile.

On peut aussi retourner avec une seule main la paupière supérieure ; mais je ne recommande pas ce procédé, parce qu'il est plus brutal.

[Dans beaucoup de cas, il suffit en effet de renverser, ou plutôt de luxer le tarse de la paupière supérieure, et d'attirer en bas, en lui faisant faire hernie, la paupière inférieure, pour avoir un examen suffisant. Mais il est facile de se rendre compte que tout le *cul-de-sac supérieur* reste ainsi inexploré. Ce n'est guère que dans notre siècle qu'on paraît s'être préoccupé de la nécessité de visiter cette région, et nous avons traité ailleurs (1) l'historique de la technique et de l'instrumentation correspondant à cette inversion *totale* du cul-de-sac conjonctival supérieur. Il y a plusieurs moyens très simples d'arriver à *voir* à nu le cul-de-sac déplissé.

Le *premier* consiste à introduire un releveur de Desmarres du *côté de la peau*, de façon à luxer le cartilage, et à regarder, en l'attirant en avant, ce qui se trouve derrière lui, et par conséquent le cul-de-sac.

Le *second* procédé, plus complet, nécessite une forte cocaïnisation de la conjonctive, et, chez les sujets pusillanimes, une légère injection *sous-cutanée* de cocaïne à 1 p. 100 *au niveau* de la paupière supérieure, près du bord ciliaire. On saisit alors entre les mors d'une pince le tarse et on l'enroule doucement (Sattler, Abadie, Darier). Bientôt on voit apparaître *à ciel ouvert* le cul-de-sac et sa continuation avec la conjonctive bulbaire. Diverses pinces peuvent être utilisées dans ce but : nous en avons fait construire une avec larges palettes fenêtrées et rainées, qui ne donne qu'un traumatisme insignifiant et sans lésion cutanée ou conjonctivale. Avec ce procédé, les cautérisations et l'examen (granulations, ophtalmies

---

(1) A. Terson, *Technique ophtalmologique. Anesthésie, antisepsie, instruments de chirurgie oculaire*, avec figures. Paris, 1898.

purulentes, ulcérations, etc.) se font directement au niveau des culs-de-sac. Ce procédé est, à notre avis, le plus sûr pour rechercher les *corps étrangers* du *cul-de-sac* supérieur, lorsque la recherche à l'aveuglette, suivant le procédé classique, avec une curette à cataracte, qui peut laisser l'objet en place ou, qui pis est, l'enfoncer, s'il est pointu, dans le tissu cellulaire sous-conjonctival, n'a pas réussi.

Enfin on pourra soulever avec un crochet à strabisme le bord du tarse, déjà renversé de la façon banale. A. T.]

Alors que, chez les adultes, l'examen du globe et l'exploration de la face externe des paupières n'offrent guère de difficultés, il en est autrement chez les *nouveau-nés* et les *enfants*; il faut alors quelques notions spéciales, que leur importance nous oblige à exposer. J'ai souvent remarqué que, chez les enfants, des médecins peu expérimentés ont de médiocres résultats aussi bien pour l'examen que pour la thérapeutique, pour cette unique raison, qu'ils ne peuvent appliquer commodément le traitement convenable et ne peuvent vaincre comme il faut les obstacles que les enfants opposent ordinairement à nos manœuvres. De plus, il faut poser en principe que l'examen, quelque énergique qu'il doive être, comporte cependant les plus grands ménagements. En effet, plus l'examen est brutal, plus la résistance du sujet devient grande, et de plus, si l'on cherche trop brutalement à écarter les paupières crispées, il est facile de produire des lésions de la cornée et des fissures de la commissure externe. Ce sont souvent les rhagades de l'angle externe, entraînées chez les enfants par l'écoulement continuel des larmes, qui provoquent le blépharospasme et l'entretiennent : l'examen peut les déchirer plus profondément, le blépharospasme s'en accroît et la guérison est retardée.

Pour examiner et traiter vite, convenablement et sûrement, les petits enfants jusqu'à dix ans, il faut tout d'abord les bien placer. L'observateur se place de façon à avoir la fenêtre (ou la lampe) à droite ou à gauche ; il met en face de lui la garde ou la mère de l'enfant, si elle est raisonnable, et lui fait tenir l'enfant de façon à ce que les deux jambes soient placées sous l'un des bras de cette personne et maintenues par elle de la sorte. Le dos de l'enfant se trouve sur la cuisse de la personne qui tient l'enfant, et la tête (recouverte d'un linge) sur ou entre les genoux du médecin, qui la comprime pour la fixer, si c'est nécessaire (toutefois par trop fortement chez les nouveau-nés. Lorsqu'un assistant s'est assuré des deux mains de l'enfant, et si la lumière tombe en plein sur les yeux du sujet, l'examen peut être exécuté en toute tranquillité et avec les ménagements indispensables.

D'abord il est nécessaire d'essuyer à fond, surtout avec de l'ouate hydrophile, les paupières, lorsqu'elles sont humectées par les larmes, les sécrétions conjonctivales, etc. Les paupières humides et glissantes ne se laissent bien écarter ni chez l'enfant ni chez l'adulte, parce que les doigts glissent constamment sur la peau et ne trouvent pas de point fixe, à moins d'exercer une pression extrêmement forte, mais qui provoque une violente contraction palpébrale. Il est indiqué dans certains cas de recouvrir ses doigts de gaze, pour écarter les paupières.

Lorsque, malgré tout, les paupières ne s'écartent que difficilement, à cause du gonflement ou du spasme, on se servira doucement et prudemment des *écarteurs* de Desmarres : on veillera à ce que la surface de l'écarteur qui regarde le globe soit bien polie, pour éviter de léser la cornée par ses rugosités. Naturellement les releveurs doivent être absolument propres.

Lorsque dans la pratique on n'a pas de releveur sous la main (un seul suffit d'ordinaire, pour la paupière supérieure), on peut en improviser un bien facilement en tordant l'extrémité arrondie d'une épingle à cheveux, de façon à en faire un crochet mousse d'environ 1 centimètre de long, qu'on glisse prudemment sous le bord de la paupière supérieure. Ici encore on aura soin que l'épingle à cheveux soit bien polie et propre ; ce dernier point peut être réalisé par le flambage. Il vaut mieux employer d'abord ce moyen que de chercher à écarter de force les paupières avec les doigts seuls, dans le cas où on ne réussit pas bien, car il faut pour cela des doigts bien exercés et adroits, pour écarter sans instrument et sans danger pour la cornée les paupières contractées chez les enfants qui se raidissent.

Le *renversement* des paupières est plus facile chez les enfants et il se produit même plus souvent qu'on ne le désire. Les écarteurs sont là surtout pour empêcher ce renversement, car il s'agit ordinairement plutôt d'un examen minutieux de la cornée et de son voisinage, que de celui de la face interne des paupières : si celles-ci se retournent, l'examen de la cornée devient impossible.

Le renversement de la paupière supérieure est souvent nécessaire pour l'examen et le traitement de l'ophtalmie des nouveau-nés. Il est particulièrement dangereux, dans ces cas-là, de racler la cornée avec les ongles. La plus légère érosion et la plus petite perte de substance résultant de l'exploration peuvent entraîner la perte de l'œil. Aussi, pour examiner le globe dans ces cas, les écarteurs sont presque toujours nécessaires, surtout quand les paupières sont gonflées.

[Chez les nouveau-nés, une fois les paupières bien séchées (coton sec), elles se retournent en général seules assez facilement si on tient la peau de chaque paupière assez *loin* du bord ciliaire. *Si on veut au contraire voir la cornée*, sans employer les releveurs de Desmarres, si terrifiants pour l'entourage, il suffit avec le *pouce* d'appuyer légèrement *sur le bord* ciliaire de la paupière supérieure et de refouler ce bord ciliaire sous le rebord *orbitaire* supérieur, en empêchant ainsi la paupière de se renverser. De cette façon, nous n'employons presque jamais les releveurs de Desmarres.

Dans les cas où chez un nouveau-né, dont on veut renverser les paupières, elles ne se retournent pas facilement, il suffit d'employer une *sonde n° 5*, qui a la résistance suffisante, et de s'en servir en place d'un stylet ou d'un porte-plume, tout en tirant les cils avec l'autre main. A. T.]

L'examen clinique de la partie interne des paupières n'a pas en général, dans les cas mentionnés ci-dessus, de bien grandes difficultés, attendu que la paupière supérieure se retourne ordinairement quand on tire la peau vers le front.

Si cela n'arrivait pas, on attendra que l'enfant crie, car alors le renversement de la paupière réussit bientôt à se produire, surtout dans les périodes plus avancées, où le gonflement palpébral a diminué déjà. En tirant légèrement vers la tempe sur la commissure externe, on favorise l'ectropion et on le maintient après l'avoir produit.

Chez les enfants atteints d'une violente constriction des paupières (*blépharospasme*), on tiendra compte des recommandations suivantes. Lorsqu'on a fini par écarter les paupières, on ne voit souvent pas cependant la cornée, parce qu'elle est convulsivement dirigée en haut. Les mouvements d'impatience ne servent à rien qu'à accroître encore les difficultés.

Il est bien préférable d'attendre tranquillement, en évitant soigneusement toute pression inutile sur les parties à examiner, et parfois de parler à l'enfant pour le tranquilliser. Alors, en règle générale, quoique pour peu de temps, le globe se porte en bas, et l'examen de la cornée est possible. Si le spasme est tellement fort que le globe ne se dirige nullement en bas, on fera bien d'instiller quelques gouttes de cocaïne et d'attendre un peu. Ce n'est que dans un cas de nécessité extraordinaire que l'on prendra une pince pour attirer le globe en bas; toutefois ceci sera fait après une cocaïnisation convenable, et aussi doucement que possible.

On ne devra jamais renoncer, devant les cris, la résistance et les efforts que fait le petit malade pour se défendre, à l'examen bien complet de la cornée et de son pourtour, et on ne terminera pas l'inspection avant d'avoir réellement bien examiné tout le territoire cornéen.

Il est absolument indispensable, comme nous venons de le dire, d'agir avec le plus grand soin et en évitant toute pression excessive, parce que beaucoup de ces enfants souffrent d'ulcères cornéens profonds, qui se rompent déjà à une légère pression, d'où lésions définitives par enclavements iriens, déviations de la pupille, etc.; de plus, l'infection peut dépasser le foyer ulcéreux et entraîner la perte de l'œil, surtout lorsque pendant l'examen le cristallin est expulsé, ce qui arrive facilement. Voilà ce qui concerne la technique de l'examen extérieur, si important, de l'œil des enfants.

Pour l'*examen du globe oculaire* dont nous allons d'abord nous occuper, on doit, pour bien faire, tenir compte des recommandations suivantes. S'il existe une *rougeur*, on trouvera, au point de vue du siège de la maladie et aussi du diagnostic, des indications importantes : 1° dans la *localisation* ; 2° dans la *couleur*. Cette rougeur se comporte de la façon suivante :

Lorsque la conjonctive seule est enflammée, d'où une réplétion plus accentuée de ses vaisseaux gorgés de sang, la rougeur est tout à fait différente pour un œil exercé que lorsqu'elle résulte d'une lésion de la cornée ou de l'iris. Dans le premier cas, nous parlerons de rougeur *conjonctivale*, dans le second, de rougeur *ciliaire*. La première, la rougeur conjonctivale, se caractérise en ce

qu'elle est plus forte dans les points où les vaisseaux sont
plus développés, c'est-à-dire dans les culs-de-sac et leur
voisinage, et de plus, en ce qu'elle diminue progressivement jusqu'au limbe, en sorte qu'elle manque presque
complètement au pourtour immédiat de la cornée et dans
la zone voisine, c'est-à-dire qu'une étendue de 5 millimètres environ présente la réplétion vasculaire la moins
accentuée (Voy. Pl. XIV, a).

Cet amoindrissement centripète de la rougeur est manifeste, de sorte que la caroncule et le repli conjonctival qui
la borde en dehors (repli semi-lunaire) sont particulièrement atteints par l'injection conjonctivale, et indiquent
déjà de loin la réplétion anormale des vaisseaux conjonctivaux, par exemple dans le catarrhe conjonctival aigu.

Inversement la rougeur *ciliaire* ou *péricornéenne* du
bord cornéen est le plus marquée au limbe et s'étend
uniformément vers la périphérie du segment antérieur de
l'œil (Pl. XXI). La zone péricornéenne la plus rouge a de
3 à 7 millimètres de largeur. Elle occupe la région la
moins touchée par la rougeur conjonctivale pure et simple,
et tandis que celle-ci diminue en s'approchant du limbe,
inversement la rougeur ciliaire diminue en partant du
limbe. Les vaisseaux en cause ici sont pour la plupart si
fins qu'ils ne sont pas nettement visibles. Ils sont, de plus,
moins superficiels et par suite moins faciles à délimiter que
les vaisseaux conjonctivaux.

En dehors de ces deux localisations distinctes, nous
observons aussi dans les deux types d'injection, une *coloration* tout à fait différente, pour l'examen de laquelle il
faut avoir un œil un peu habitué à l'examen des couleurs.
En effet, dans la rougeur conjonctivale, la coloration est
jaunâtre, rouge-brique ; dans la rougeur ciliaire, elle
tourne au bleuâtre ; elle est rouge rose, rouge scarlatineux,
ou rouge framboise (Pl. XXI et XXX, b).

Les différences entre les colorations et les localisations
de la rougeur s'expliquent aussi bien et très simplement
par la disposition et la distribution des vaisseaux qui produisent l'injection.

Dans l'injection conjonctivale, il s'agit d'une réplétion
exagérée des vaisseaux conjonctivaux, dont nous ne voyons
sur l'œil normal qu'une minime partie à cause de leur
étroitesse. Les vaisseaux de la conjonctive sclérale apparaissent au niveau du cul-de-sac et rayonnent de tous côtés

à partir de là, en avant, vers la cornée, tout en se ramifiant comme des branches d'arbre et s'amincissant par suite de plus en plus. Aussi la rougeur qui en résulte diminue-t-elle en s'approchant de la cornée. Comme ils sont très superficiels, on voit, s'ils sont hypérémiés, la couleur même du sang, qui, comme on sait, est *rouge jaunâtre*, lorsqu'il est étendu en couche mince. On peut aussi *déplacer* les vaisseaux conjonctivaux, surtout à quelque distance de la cornée, avec la conjonctive, qui est faiblement adhérente à la sclérotique, et ainsi les distinguer nettement, comme étant conjonctivaux. Cette mobilité peut même quelquefois être utilisée lorsqu'on est hésitant sur la nature d'un de ces vaisseaux.

Toute autre est la disposition des vaisseaux qui provoquent la rougeur ciliaire ou péricornéenne. Avant tout, ils sont *sous-conjonctivaux*. Ils ne sont aussi que pour une faible partie visibles dans l'œil normal, et même seulement (et pas toujours) leurs branches artérielles, tandis que les fins rameaux veineux qui les accompagnent ne sont visibles que sur l'œil enflammé. Ces artérioles partent, simples ou doubles, des tendons des muscles droits et rayonnent vers la cornée ; mais à quelques millimètres du limbe, elles disparaissent subitement, parce qu'elles pénètrent dans la sclérotique et la traversent pour donner au corps ciliaire et à l'iris une grande partie de leur circulation. Leur orifice de pénétration est souvent légèrement pigmenté et d'autant plus visible. On les appelle *vaisseaux ciliaires antérieurs*, par opposition aux postérieurs, qui cheminent dans la choroïde en venant de la partie postérieure du globe. Avant de s'enfoncer dans la sclérotique elles se ramifient et leurs branches s'unissent de façon à former autour de la cornée un réseau épais et annulaire. Comme les branches plus volumineuses que les ramuscules se trouvent autour de la cornée, *sous la conjonctive*, entre elle et la sclérotique (1), elles ne se laissent pas déplacer avec elle et ont une coloration plus bleuâtre, pour cette simple raison que la conjonctive qui les recouvre agit

(1) De temps à autre, il existe une artère ciliaire antérieure supéro-externe, venant de la partie inféro-externe, ou vers la cornée sur une certaine étendue de la conjonctive et se laissant déplacer avec elle. Dans ce cas, le vaisseau provient des artères palpébrales.

comme un milieu trouble, et par suite donne une coloration bleutée, en s'ajoutant à la couleur rouge du sang. Lorsque nous versons une mince couche de lait sur un tableau noir, il paraît bleu, et il en est de même pour les vaisseaux ciliaires antérieurs.

On doit aussi tenir compte de ce que les vaisseaux superficiels de la conjonctive et ceux plus profonds de l'épisclère communiquent au niveau du limbe, en sorte que la conjonctive reçoit du sang par de fins vaisseaux qui y arrivent en partant du réseau épiscléral péricornéen et s'y perdent ordinairement en ligne assez droite dans les vaisseaux conjonctivaux antérieurs. Ainsi on s'explique qu'après une rougeur ciliaire de longue durée les vaisseaux conjonctivaux subissent eux aussi une hypérémie plus ou moins accentuée, ce qui combine les deux types. Mais inversement l'hypérémie conjonctivale chronique n'entraîne pas aussi facilement la rougeur ciliaire, tant que la cornée n'est pas malade.

Il existe en outre cette disposition spéciale que, lorsque la cornée est lésée, si peu que ce soit (écorchure, corps étranger, inflammation, etc.), il survient très vite une rougeur péricornéenne régulière et modérée qui attire de suite l'attention d'un observateur exercé sur la lésion cornéenne. La lésion ou l'inflammation peuvent être si légères qu'on met fort longtemps à la trouver ; cependant la rougeur ciliaire constitue une véritable indication pour un examen minutieux de la cornée. Si cependant on ne trouve rien d'anormal, on trouvera la cause de la rougeur péricornéenne dans une irritation ou inflammation de l'iris ou du corps ciliaire (iritis, cyclite).

Tandis que ce que nous venons de dire concerne la rougeur régulièrement répartie ou atteignant tout le territoire vasculaire, nous devons maintenant considérer la rougeur *en foyers* dans les deux territoires. La rougeur conjonctivale de même que la rougeur ciliaire peuvent en effet être localisées, c'est-à-dire limitées à une petite étendue. Sur la conjonctive, c'est le cas lorsqu'il ne s'agit pas d'un processus généralisé à toute la muqueuse, par exemple un catarrhe aigu, mais bien d'une lésion localisée, telle qu'une petite plaie ou une inflammation en foyer comme les pustules eczémateuses (phlyctènes).

L'hypérémie est alors localisée au voisinage de la lésion traumatique ou spontanée, ou, pour mieux dire, au territoire vasculaire correspondant à l'endroit malade : aussi elle est superficielle et *rouge jaunâtre*.

Il en est autrement lorsqu'il y a une injection *ciliaire localisée*. Nous avons alors affaire à une injection plus bleuâtre, plus sombre, dont les vaisseaux sont peu distincts, et qui se laisse effacer par la pression du doigt sur la paupière plus difficilement que la rougeur conjonctivale localisée. La rougeur ciliaire localisée signale une inflammation de la sclérotique survenant du reste généralement par places, ou une blessure profonde et ancienne de cette membrane.

L'observateur expérimenté trouve d'abord, dans ces dispositions de l'hypérémie, l'explication rapide de la nature du mal, ce qui étonne l'observateur peu au courant. En effet, le premier diagnostiquera déjà à distance un catarrhe conjonctival, en voyant une rougeur anormale de la caroncule, du repli semi-lunaire et de la conjonctive bulbaire voisine. Dans un autre cas, guidé par la rougeur ciliaire, il trouvera rapidement, bien que l'endroit malade soit presque invisible, le siège d'une inflammation ou d'une blessure sur la cornée. Naturellement on recherchera en même temps de suite les autres signes de la maladie : on formulera rapidement le diagnostic et on établira l'étiologie.

Par exemple, un malade se présentera, ayant déjà une chute caractéristique des cheveux et diverses taches rougeâtres au front, le long de la ligne des cheveux ; on pourra supposer qu'il a la syphilis. Il a de plus de la rougeur ciliaire à un œil ; l'examen démontre bientôt que la pupille n'est pas ronde, mais irrégulière, avec des dentelures qui se trouvent dans le champ pupillaire, et qu'il y a sur l'iris des parties rouge jaunâtre et épaissies. L'iritis syphilitique est affirmée, et en moins de temps qu'il n'en faut pour lire cet exemple.

Nous allons maintenant, non pas empiéter sur l'étude de l'examen ultérieur de l'œil, mais avant tout décrire comment il faut procéder à l'examen si important de la cornée, examen si fréquemment nécessaire au praticien.

Nous avons à nous préoccuper de deux choses, d'abord des *modifications de la surface antérieure de la cornée, puis de sa transparence.*

Il est connu que la surface de la cornée normale réfléchit comme un petit miroir convexe les objets placés en face d'elle, en en donnant une image droite, nette et plus petite, qui présente les déformations bien connues dues au miroir convexe.

Si nous regardons, par exemple, dans la cornée du malade situé en face d'elle, les côtés d'une fenêtre et ses barreaux, nous les voyons plus nettement et plus purement dans cette image, de même aussi que notre propre figure ou la forme d'un arbre qui est placé devant la fenêtre au dehors. Utilisons maintenant l'image de la fenêtre pour étudier l'état de la surface cornéenne, en conduisant l'image sur toute la cornée. Pour cela, nous faisons fixer notre doigt au malade, et nous le dirigeons en haut, en bas, à droite, à gauche, tout en maintenant sur la cornée son image réfléchie, ce qui nous permet de voir ses plus légères déformations. Ces déformations ne sont pas rares et peuvent être de diverses sortes :

1° Sur une étendue plus ou moins grande de la cornée, l'image réfléchie, sans être déformée, peut être simplement moins nette. Nous reconnaissons alors que la surface de l'endroit en question est dépolie et réfléchit mal, comme une vitre sur laquelle il y aurait de la buée. Ces endroits dépolis correspondent en règle générale aux territoires enflammés. Lorsque toute la cornée est mate, nous avons affaire soit à une inflammation atteignant la membrane tout entière, soit au glaucome.

Nous apprendrons plus tard la nature de cet aspect terne. Mais nous devons ici insister sur ce qu'on peut, dans bien des cas, reconnaître déjà le glaucome à cet aspect ou tout au moins le soupçonner et être ainsi sur la bonne voie pour le diagnostic. Aussi est-il d'une extrême importance de tenir compte des modifications dans la réflexion cornéennne.

2° L'image peut être modifiée en sorte que l'image de la fenêtre est à la vérité bien réfléchie, mais d'une forme anormale. La déformation peut se restreindre à une petite portion de l'image réfléchie ou à toute l'image : dans le premier cas, un examen précis nous convaincra que la partie tordue de l'image réfléchie correspond à un petit point de la cornée, bien poli à sa surface, mais de courbure anormale, soit creusé, soit surélevé, soit quelquefois tout à fait aplati.

Dans ce dernier cas, on parle aussi d'une facette cornéenne. En outre, la déformation peut être généralisée et non restreinte à une portion cornéenne.

Ceci peut se produire pour deux raisons. D'abord, cela prouve que la surface antérieure tout entière est inégale, raboteuse, ou présente une foule d'endroits aplatis, par exemple à la suite d'ulcérations répétées.

D'autres fois, quoique plus rarement, l'image subit une déformation complète sur toute l'étendue cornéenne, parce qu'il existe une déformation conique plus ou moins accentuée, et que l'on nomme par suite *kératocone*. Dans ce cas, l'image qui est réfléchie par la *pointe*, le *sommet* du cône, est très petite, mais allongée et s'élargissant vers le bord cornéen, lorsque les parties latérales, entre le sommet cornéen et le limbe, réfléchissent l'objet. Le kératocone, affection qui altère fortement la vision, se reconnaît facilement et à coup sûr par l'examen de la réflexion cornéenne, en sorte qu'il est ici aussi très important d'exercer son œil à apprécier la réflexion cornéenne.

3° Quelquefois on trouve combinés l'aspect terne de la face antérieure et son inégalité, en sorte qu'il existe des enfoncements dépolis, plus ou moins rugueux (par exemple les ulcères récents), ou des saillies dépolies (par exemple des corps étrangers implantés à la surface) ou rugueuses (par exemple les néoplasies épithéliales). Les petits corps étrangers cornéens, si importants dans la pratique courante, peuvent toujours être reconnus à une altération, si petite qu'elle soit, dans la réflexion de la face antérieure.

Parfois cependant il faut tenir compte du fait suivant : des rugosités ou des inégalités légères de la cornée (par exemple une légère éruption eczémateuse) sont plus facilement mises en évidence lorsque la cornée est temporairement soustraite à l'écoulement des larmes. On doit alors, s'il y a un larmoiement abondant, essuyer d'abord un peu les larmes, en tenant les paupières écartées, avant de procéder à une inspection minutieuse.

Lorsqu'on a ainsi étudié des modifications dans la surface cornéenne, on passe ensuite à l'examen de la *transparence.* Celle-ci est souvent altérée par des maladies, surtout inflammatoires. Les globules blancs qui envahissent le tissu cornéen entraînent une opacité grisâtre, localisée ou diffuse, qui, suivant la force et le caractère de l'inflammation, va d'un reflet gris bleuâtre à peine visible à une tache gris blanchâtre sans transparence, et qui peut prendre une couleur jaunâtre, s'il y a une inflammation suppurée. On doit exercer particulièrement son œil à reconnaître cette teinte jaunâtre de mauvaise nature, de façon à lui déceler même à son plus faible degré cette opacité significative, parce que la maladie prend une allure sérieuse, dès qu'elle a un caractère purulent. Pour mettre en évidence la coloration jaunâtre d'une infiltration, la lumière du jour est préférable à la lumière artificielle.

On peut voir aussi sur les taches grisâtres de la cornée une coloration rougeâtre, parce que des vaisseaux néoformés viennent, en partant du bord de la cornée, envahir l'étendue de l'infiltration inflammatoire et donnent des ramifications plus ou moins fines, et quelquefois si délicates, qu'elles forment un nuage rougeâtre. Ordinairement on ne voit avec l'œil seul que les branches assez volumineuses.

Il existe aussi des opacités, avec ou sans vascularisation, qui ne sont pas constituées par des infiltrations récentes, mais par d'anciennes cicatrices, restes d'infiltrations antérieures, et surtout de celles qui avaient entraîné une ulcération. Ces opacités cicatricielles peuvent être d'une couleur gris blanchâtre assez accentuée pour être appelées *leucomes*. Les tâches cornéennes très légères peuvent, à cause de leur couleur grisâtre, être tout à fait semblables à des infiltrations récentes : le débutant seul peut avoir de la peine à les différencier. *Mais l'observateur expérimenté sait qu'une infiltration inflammatoire récente, en foyer ou diffuse, a toujours une surface terne, tandis que les taies anciennes ont une réflexion complète.* Ici aussi nous retrouvons la nécessité et la valeur d'une étude exacte des conditions de réflexion de la cornée : car il n'est pas indifférent de confondre une opacité ancienne avec une kératite récente. D'ailleurs les opacités anciennes ont généralement une teinte bleuâtre. Mais il suffit de la constatation de l'aspect terne de la surface pour établir le diagnostic.

L'importance de la détermination exacte de la date des opacités cornéennes est d'autant plus grande que l'assurance contre les accidents se généralise. Souvent, en effet, le sujet assuré contre les accidents impute à un accident récent une opacité existant depuis longtemps, pour pouvoir exiger une indemnité pour un accident ancien qui n'est plus en cause. Un autre exemple tiré de la pratique courante démontrera encore l'importance d'un examen minutieux des opacités cornéennes. Un malade offre de la rougeur ciliaire, d'où on pourrait d'abord conclure à une kératite. En fait, on trouve une opacité cornéenne circonscrite, et le diagnostic de kératite est d'autant plus en rapport avec elle que le malade souffre de l'œil. Mais à un examen précis, la surface de l'opacité est parfaitement polie, et, en poursuivant l'examen, on découvre que la pupille n'est pas ronde, que l'iris est changé de couleur et trouble et qu'il s'agit en définitive d'une inflammation de l'iris (iritis). L'opacité cornéenne est une ancienne taie datant de la jeunesse, et cela en impose au malade lorsqu'on lui dit qu'il a déjà eu autrefois une inflammation à cet œil.

Mais, dans tous les cas où l'iris conserve sa couleur grise ou bleue, sur laquelle les opacités cornéennes de couleur analogue se détachent mal, la détermination de la transparence cornéenne offre des difficultés, et seules les opacités situées en face de la pupille noire sont nettement visibles. On fera bien, dans ces cas-là, de vérifier l'état de la cornée au moyen de la lumière artificielle, qui s'applique aussi aux cas où l'iris est de couleur sombre, parce que l'emploi de l'éclairage latéral nous oriente de la manière la plus précise au milieu de tous ces détails.

En attendant, continuons à examiner notre malade à la lumière du jour, et arrivons à l'examen de la chambre antérieure et de sa face profonde, l'iris et le cristallin.

Nous avons d'abord à nous occuper en particulier de savoir si la chambre antérieure a sa profondeur normale ou si elle est plus ou moins profonde qu'à l'état physiologique. Nous devons donc examiner la distance de l'iris à la cornée et comparer sous ce rapport les deux yeux. Il peut arriver par exemple que la chambre antérieure est très étroite dans sa moitié externe, temporale, et d'une profondeur anormale dans sa partie interne, nasale. Ceci signifie généralement que la lentille est repoussée en avant du côté temporal. On remarquera alors sur la partie interne de l'iris un léger *tremblotement* ou une *ondulation* aux mouvements de l'œil. Ce signe important peut aussi s'étendre à toute l'étendue de l'iris, en particulier lorsque le cristallin est complètement absent, parce qu'il est tombé dans le corps vitré.

Nous ne devons pas insister ici encore sur le contenu anormal de la chambre antérieure (exsudats grisâtres ou jaunâtres, épanchements sanguins, etc.). Signalons cependant, en particulier, la ligne jaunâtre plus ou moins étroite, démontrant la présence du pus à la partie inférieure de la chambre antérieure, désignée sous le nom d'hypopion, et qui a toujours une signification importante, même grave.

On peut aussi voir des corps étrangers dans la chambre antérieure.

Nous mettrons mieux en évidence à la lumière du jour qu'à la lumière artificielle plus ou moins jaunâtre, les colorations pathologiques de l'iris, par exemple son changement de couleur lorsqu'il est enflammé. Nous comparerons alors la coloration normale de l'iris de l'autre œil (des colorations diverses pour chaque iris peuvent exister, quoique rarement).

Il est important de comparer exactement les deux pupilles et d'examiner leur grandeur, leur réaction et leur forme. On sait que l'inégalité pupillaire peut constituer un symptôme capital, dont la signification (dans la paralysie générale et dans le tabes) dépasse la pathologie oculaire. Aux variations de grandeur sont ordinairement et étroitement liées les réactions à la lumière et à la convergence. En couvrant et en découvrant l'œil avec la main, on parvient provisoirement à un résultat qui peut et doit même souvent être complété dans beaucoup de cas par l'examen à la lumière artificielle.

Nous avons déjà souvent ainsi des renseignements provisoires sur la forme de la pupille, mais en général l'examen minutieux dans la chambre noire est nécessaire pour arriver à une précision plus grande.

[2. — Exploration pupillaire méthodique.

L'examen des pupilles a pris, depuis les derniers progrès de la neurologie, une importance de plus en plus grande et, si l'on peut parfois s'en tenir à un examen rapide, on doit quelquefois en venir à une exploration extrêmement méthodique et même compliquée.

Les travaux de Schwarz, de Baas, de Bach, de Schirmer, et surtout le travail de H. Coppez (1), contiennent sur ce sujet les plus importants renseignements.

Le mémoire de Coppez constitue à cet égard un guide sûr, auquel nous ferons de nombreux emprunts, et dont la lecture sera également fructueuse. Voici le memento-schéma que H. Coppez propose comme canevas.

A. RÉFLEXE PHOTO-MOTEUR (LUMIÈRE DU JOUR)

1° *Pupilles à l'état de repos*

a) Diamètre relatif des pupilles.
b) Diamètre absolu de chaque pupille.

2o *Pupilles à l'état de mouvement.*

a) Réaction directe de chaque pupille.
b) Réaction consensuelle de chaque pupille.
c) Réaction à la convergence et à l'accommodation.

B. INÉGALITÉ PHYSIOLOGIQUE ET LÉSIONS DU DILATATEUR (ÉCLAIRAGE ATTÉNUÉ)

a) Diamètre relatif des pupilles.
b) Instillation de cocaïne du côté dilaté.
    Dilatation supplémentaire nulle — Mydriase spasmodique.
    Dilatation maxima — Mydriase paralytique.
    Dilatation supplémentaire modérée — Pupille normale.
c) Instillation d'atropine du côté rétréci.
    Dilatation faible — Myosis paralytique.
    Dilatation normale — Myosis spasmodique.

Ce tableau, qui semble assez complexe au premier abord, deviendra d'un maniement d'autant plus aisé qu'on se sera astreint à l'exécuter régulièrement.

Revenons sur chaque point de l'examen pupillaire.

A. *Réflexe photo-moteur.* — Il se fait à la lumière du jour. Coppez conseille de ne pas recourir à la lumière artificielle préconisée par d'autres (Bach). On placera le

(1) H. Coppez, *L'exploration de la pupille. Arch. d'opht.*, 1903.

sujet près d'une fenêtre bien éclairée et on choisira certains jours à éclairage assez régulier, sans gros nuages très mobiles, etc. Pour laisser au sujet le temps de s'accommoder, on ne commencera l'examen qu'après deux minutes environ après que le malade est assis. Le malade doit *regarder au loin* sans rien fixer.

Toute pupille ayant plus ou moins de 2 à 4 millimètres de diamètre, sort des limites physiologiques ordinaires. La *mensuration* des pupilles peut être effectuée avec des *pupillomètres*, dont le principe est variable et dont un modèle est annexé à la dernière édition de l'Atlas-manuel d'ophtalmoscopie (1). Ces appareils ne sont pas toujours indispensables, si l'on a une certaine habitude. On peut se servir aussi d'une minuscule règle graduée ou d'une sorte de compas spécial (pied à coulisse), que nous employons parfois aussi pour mesurer la distance des deux pupilles. On devra avoir soin que le sujet ne fixe pas l'objet mensurateur.

D'après Coppez, voici les divers temps de l'examen :

1° On note le diamètre *relatif* des deux pupilles ; 2° on recouvre l'œil gauche avec une coque de soie ou tout autre objet et après avoir attendu deux minutes, on mesure le diamètre *absolu* de la pupille *droite*. On en fait ensuite autant pour l'œil gauche, dans des conditions semblables. On a ainsi noté, à l'état de *repos*, l'état binoculaire et monoculaire des pupilles.

On examine ensuite la pupille à l'état *actif*, c'est-à-dire les réations pupillaires qui sont directes, consensuelles, et relatives ensuite à la convergence et à l'accommodation :

1° Réaction *directe*. Après avoir couvert un œil, on passe plusieurs fois la main devant l'autre pour supprimer et laisser alternativement paraître la lumière, et on note, en procédant ensuite de même pour l'autre œil, le degré de la réaction pupillaire, qui peut être dans un seul œil ou dans les deux yeux, normale, diminuée ou abolie.

2° Pour la réaction *consensuelle*, on couvre les deux yeux, puis on découvre et recouvre rapidement l'un d'eux, en regardant sur l'autre l'effet que produisent les excitations et le repos du premier, et vice versa. La réaction consensuelle sera normale, diminuée, ou abolie. Cette étude est particulièrement utile en cas de *simulation*.

(1) HAAB, *Atlas d'ophtalmoscopie*, 3e édition, planche LXXX.

3° En faisant fixer tantôt avec les deux yeux, tantôt avec un seul œil, le doigt placé à 20 centimètres environ, on notera les variations pupillaires en rapport avec l'*accommodation* et la *convergence*.

Enfin il s'agira de déterminer, dans les cas où les pupilles sont inégales, s'il y a là un état physiologique ou une altération dans l'innervation du muscle dilatateur, aujourd'hui démontré dans l'iris d'une manière irréfutable.

Dans l'état physiologique des pupilles, une réfraction inégale et diverses autres altérations locales peuvent jouer un rôle. Si au contraire le dilatateur a son innervation altérée, il peut s'agir d'une affection médullaire, d'une lésion du sympathique ou du centre cilio-spinal.

Pour différencier ces anomalies de celles de l'arc photo-moteur, H. Coppez agit ainsi :

1° On note d'abord le diamètre relatif des deux pupilles, à une fenêtre bien éclairée.

2° On diminue l'éclairage (store, écran, etc.) pour relâcher le sphincter et rendre sa liberté d'action au dilatateur, car le sphincter est plus puissant que lui. On voit parfois alors les pupilles égales au grand jour devenir inégales à la demi-obscurité.

3° Pour chercher entre les pupilles inégales la pupille pathologique, on fera *l'épreuve par les collyres*.

Si la pupille est atteinte de *mydriase* paralytique (3e paire), l'*atropine* augmente la mydriase, la cocaïne de même : l'ésérine rétrécit la pupille, « si la paralysie s'arrête, ce qui est la règle, au relais du ganglion ciliaire » (Schwarz, Coppez).

S'il y a *mydriase spasmodique* (par excitation du sympathique), l'atropine augmente la mydriase (paralysie du sphincter ; la cocaïne est sans action, l'ésérine donne un myosis moins accentué que dans l'exemple précédent.

S'il y a *myosis spasmodique* (spasme de la 3e paire), on aura : dilatation par l'atropine, pas d'action ni de la cocaïne (trop faible), ni de l'ésérine (myosis déjà obtenu avant elle).

S'il y a *myosis paralytique* (paralysie du sympathique), on aura : dilatation par l'atropine, dilatation par la cocaïne si les terminaisons nerveuses dans le dilatateur sont saines, *myosis extrême* par l'ésérine.

En tous cas, il est inutile d'employer les myotiques. L'atropine et la cocaïne suffiront.

On instillera de la cocaïne à 1/50. La solution d'atropine sera à 1/200.

Rappelons qu'en plus de la mydriase et du myosis, spastiques ou paralytiques, on observe d'autres signes pupillaires, seuls ou combinés.

1° Même sans synéchies, la pupille peut être de *forme plus ou moins irrégulière*, sans échancrures, mais comme si la circonférence en était mal tracée. Cet état sur lequel nous avons souvent appelé l'attention (pupille *oblique-ovalaire*, elliptique, etc.), se remarque dans certaines affections (tabès, paralysie générale, etc.); nous l'avons toujours vu coexister avec le suivant.

2° Le *signe d'Argyll-Robertson* (immobilité à la lumière et réaction à l'accommodation), fréquent dans le tabès, la paralysie générale. Ce signe est très important pour diagnostiquer le tabès et le pseudo-tabès.

3° L'*inégalité* pupillaire et la *rigidité* complète, de causes variées.

4° La *paresse* pupillaire simple.

5° La *réaction paradoxale* où la pupille se *dilate* à la lumière. Chez certains paralytiques généraux, la pupille se dilate quand le malade ouvre les yeux et se contracte dans le cas contraire.

6° Babinski pense que la *syphilis* héréditaire ou acquise est la cause de l'existence du signe d'Argyll-Robertson chez certains syphilitiques sans affection nerveuse. Il ne faudrait pas toutefois croire qu'il en est ainsi en tous cas; d'ailleurs ce signe n'existe pas chez un grand nombre de syphilitiques avérés.

7° La *réaction hémianopique* (Wernicke). Un rayon lumineux projeté sur la demi-rétine aveugle ne provoque pas la contraction pupillaire.

8° Les réflexes *sensitifs* et *sensoriels*.

Certaines irritations de la peau, des douleurs, des excitations psychiques vives, les fatigues, le coït, la dépression nerveuse, l'extase, l'effort, etc., peuvent provoquer la dilatation pupillaire. Pendant le sommeil, la pupille se contracte.

Les irritations extérieures n'ont plus d'effet mydriatique, si le sympathique est sectionné.

L'asphyxie, le froid, le chaud, l'anesthésie générale, la mort ont des effets analogues.

Enfin il existe des cas (Bechterew) où certains malades arrivent à dilater *volontairement* leur pupille, à la suite d'un effort, d'une forte inspiration, etc. Cela existerait normalement chez certains animaux à muscles iriens striés (oiseaux).

9° Haab a également signalé le réflexe de *l'attention*. Quand on regarde un objet attentivement, sans converger ni accommoder, la pupille se contracte peu à peu, s'il est bien éclairé.

10° Le réflexe de Gifford. La pupille se contracte si le sujet *serre* fortement les paupières, même chez des amaurotiques. On constate ce phénomène, en tenant les paupières écartées avec les doigts, de façon à résister aux efforts du malade ; d'autres auteurs, avant Gifford, auraient constaté ce phénomène.

Certains malades (Piltz) ont la pupille qui se contracte quand ils rouvrent les yeux, comme dans la réaction paradoxale.

Le travail de Vidal (1) contient sur ces divers points et leur explication une foule d'intéressants détails.

11° L'*hippus* consiste en des mouvements alternatifs (en va et vient) de contraction et de dilatation pupillaires, à ne pas confondre avec l'*iridodonésis* où les mouvements de l'iris tremblotant sont passifs (cristallin extrait ou déplacé, lésions du corps vitré, de la zonule, etc.).

Nous avons pour principe d'examiner toujours l'état des pupilles et de les comparer entre elles dans tous les cas de *blépharoptose* (différence entre la blépharoptose d'origine sympathique et d'autres).

On évitera de confondre les précédents aspects avec ceux donnés par les iritis (synéchies) et les anomalies congénitales (colobomes, ectopies, aniridie, etc.) A. T.]

Il est nécessaire d'employer la lumière du jour pour apprécier la coloration anormale qui peut exister dans le champ pupillaire, par suite dans le cristallin et le corps vitré. Des taches et des stries gris bleuâtres ou gris blanchâtres dans la pupille font penser à la cataracte, tout en étant très prudents, quand nous observons un nuage grisâtre léger, ou parfois plus intense, qui existe souvent chez les sujets âgés dans la profondeur du cristallin. Les observateurs peu au courant concluent alors souvent à la

(1) VIDAL, *Étude sur les réflexes pupillaires*. Th. de Paris, 1901.

cataracte, alors qu'il n'en est rien et qu'il ne s'agit que
d'un reflet plus marqué dû à la sclérose physiologique du
cristallin sénile. On ne peut affirmer alors la cataracte
avec certitude, que si on trouve à l'éclairage direct par
le miroir ophtalmoscopique, des opacités évidentes. Nous
y reviendrons bientôt.

Enfin, pendant l'examen à la lumière du jour, il est
important d'apercevoir la couleur de la profondeur de
l'œil.

On y voit quelquefois un reflet jaune, rougeâtre, brun,
gris ou gris bleuâtre ; ce signe a une grande signification
(Voy. surtout celui de la Pl. XXXVIII, *a*, qui décèle la
présence d'une néoplasie des plus malignes de la rétine).
Des exsudats inflammatoires et des hémorragies en masse
dans le corps vitré peuvent offrir des aspects analogues ;
toutefois, dans le second cas, la couleur rouge du sang
est plus ou moins visible.

L'examen à la lumière du jour est alors ordinairement
épuisé. On fera bien de le compléter par l'examen de la
tension intra-oculaire.

3. — Examen de la tension intra-oculaire.

On recherche le degré de la tension intra-oculaire,
d'abord avec les doigts, de la même manière qu'on apprécie la consistance d'une néoplasie ou la fluctuation dans
une tumeur (et par conséquent jamais avec un seul doigt,
faute habituelle aux débutants). Pour que cet examen très
important ait une précision convenable, on fera bien de
se conformer aux règles suivantes :

On fait regarder le malade *devant lui* ou un peu en bas,
de manière à ce que l'observateur place le bout de ses
deux index l'un à côté de l'autre sur la paupière supérieure et sente la région supérieure de l'œil qui s'étend
du limbe à l'équateur du globe. Puis on imprime au
globe une légère pression alternativement avec l'un des
doigts ; pendant cette manœuvre, le doigt qui ne presse
pas, fixe légèrement le globe, qui sans cela pourrait rouler
et échapper.

Les bras de l'observateur doivent être dans une *situation commode* et absolument *symétrique*, de façon que
les muscles des deux bras soient dans le même état de

tension. Dans ce but, on doit se tenir assis ou debout, devant l'œil observé, et non latéralement. En effet, la position symétrique des bras et des mains facilite notablement la délicatesse de la perception du tonus, chose fort nécessaire ici. De plus, comme on sent comparativement avec les parties symétriques des deux index aussi finement que possible (chaque doigt constate à la pression alternative la résistance qui est en cause), il est préférable d'employer les deux index au lieu du second et du troisième doigt d'une seule main. Il ne faut pas faire trop fortement regarder en bas l'œil observé, pour la raison que la tension de l'œil pourrait alors être plus élevée, notamment par suite de la pression des muscles extrinsèques de l'œil. Le droit inférieur et le grand oblique pressent le globe en le dirigeant en bas, et c'est ce que font également les élévateurs, parce que ceux-ci sont étirés et par suite serrés contre le globe. Cette augmentation de pression est à la vérité peu élevée, mais elle pourrait cependant fausser les résultats de l'examen.

Chez les malades qui serrent fortement les paupières pendant cette recherche, et particulièrement chez les enfants qui crient, on n'obtient aucun résultat précis, parce que les muscles palpébraux contractés opposent une résistance extraordinaire. Chez les adultes, on arrive ordinairement au but cherché en prévenant le malade et en examinant avec de grandes précautions le tonus d'yeux parfois assez sensibles à la pression. Chez les enfants, on doit, lorsqu'on a un soupçon assez fondé qu'il y a une augmentation de pression (cornée ternie, etc.), ne pas redouter d'employer la *narcose*, généralement facile et peu dangereuse à cet âge.

Pour cet examen si important de la tension intra-oculaire, on fera bien de se servir le plus possible, comme points de comparaison, d'yeux indiscutablement normaux, et surtout de se familiariser avec les conditions de résistance des globes oculaires normaux par des touchers répétés.

L'examen de la tension intra-oculaire avec l'index est naturellement moins précis en ce que le résultat dépend de l'appréciation de chaque observateur ; cette appréciation est une question d'expérience, tandis que lorsque l'œil est très dur ou très mou, il ne peut guère subsister de doute sur le genre d'état anormal de l'œil ; il en est autrement lorsqu'il y a de faibles différences avec la normale qui, de plus, a des variations individuelles, en sorte que, par exemple, les yeux des jeunes sujets paraissent généralement plus hypotones que les yeux séniles à sclérotique rigide.

Ici encore l'exercice et l'expérience instruiront assez pour qu'en règle générale l'observateur exercé puisse s'orienter suffisamment ainsi : les instruments construits pour la mesure de la tension intra-oculaire ne s'emploient ordinairement que dans des cas exceptionnels. Car ces instruments, appelés *tonomètres,* ont aussi leurs causes d'erreur, sont compliqués et pas toujours applicables D'après mon expérience, les deux instruments de Fick et de Maklakow donnent des résultats d'une précision équivalente, s'ils sont bien maniés. Le tonomètre de Fick nécessite toutefois deux observateurs, lorsque la mensuration doit être très précise, et doit être manœuvré avec précaution. Plus simple et plus facile est la méthode de Maklakow.

L'idéal de la mensuration serait de pouvoir rapidement donner dans chaque cas, en millimètres la hauteur de la colonne de mercure qui correspond à la pression intra-oculaire momentanée. Au lieu de cela, on se contente de désigner, après l'examen digital, l'augmentation de pression par $T + 1$, $T + 2$ et $T + 3$, la diminution par $T - 1$, $T - 2$ et $T - 3$, où le $+ 3$ signifie à peu près que le doigt ne peut plus provoquer sur l'œil une dépression perceptible, tandis que $T - 3$ signifie que l'œil que l'on tâte n'a plus aucune résistance, et est absolument mou.

Cet examen sera dans beaucoup de cas continué de la façon suivante, soit qu'on le complète par l'examen à la lumière artificielle ou que l'on commence l'examen fonctionnel. Cela dépendra de la nécessité ou de la possibilité de ce dernier. Là où le blépharospasme, le larmoiement, les douleurs, une lésion grave, rendent momentanément l'examen visuel impossible, il est remis à une époque ultérieure. Ce n'est que pour les accidents entraînant une action judiciaire que je conseille de faire ici l'examen visuel et même de chaque côté, si cela est possible, malgré les difficultés éventuelles. La plupart des assurés ne simulent rien pendant le premier examen, tandis qu'ils le font volontiers plus tard, et dans ces cas, il est fort important de connaître de bonne heure la force visuelle de l'œil non lésé. Lorsque nous commençons l'examen fonctionnel ou subjectif par opposition à l'examen objectif décrit jusqu'ici, il vaut mieux entreprendre d'abord l'examen de l'acuité visuelle.

4. — Détermination de l'acuité visuelle.

L'examen de l'acuité visuelle doit être, bien entendu, entrepris d'abord pour chaque œil séparément, et finalement pour les deux yeux réunis.

Il est convenable de prendre l'habitude d'examiner, à ce point de vue, d'abord l'œil droit, puis l'œil gauche, et de continuer, dans l'observation, à noter les faits dans cet ordre, parce qu'on se reconnaît mieux ainsi plus tard en revoyant l'histoire du malade.

L'examen de l'acuité visuelle va toujours avec la correction, s'il y a lieu, d'un vice de réfraction (myopie (1), hyperopie, astigmie) : il nécessite par conséquent une *boîte de verres* de lunettes.

[L'attitude d'un sujet renseigne parfois sur son genre d'anomalie de la réfraction. Le presbyte, l'hypermétrope de faible et moyen dégré, éloignent la tête du livre. Le myope se rapproche et cligne parfois. L'astigmate se rapproche en général et cligne. Mais les *hypermetropes d'un degré élevé* rapprochent néanmoins le livre de leurs yeux et sont par suite souvent pris pour des myopes, lors d'un examen incompétent ou insuffisant. Ils sont cependant remis à la distance normale avec de forts verres convexes. C'est ce que nous avons appelé *l'attitude paradoxale* dans l'hypermétropie. A. T.]

En outre il faut par-dessus tout une lumière suffisante pour bien éclairer les signes au moyen desquels on détermine l'acuité : ces signes sont ordinairement des lettres. Nous placerons donc les échelles d'épreuve, soit en face, soit à côté d'une fenêtre, de façon qu'elles reçoivent une bonne lumière. Nous reconnaîtrons si l'éclairage est suffisant, en déchiffrant très commodement les caractères correspondant à notre propre acuité visuelle.

Il est indispensable d'user constamment de ce moyen de contrôle. Lorsque l'éclairage est insuffisant, l'acuité

(1) [Le mot *hypométropie* nous paraîtrait préférable à celui de myopie, trop souvent employé et qui ne veut pas dire grand chose. Il aurait de plus l'avantage de s'opposer au mot *hypermétropie* qui est d'un usage courant. Quant au mot *astigmie* (G. Martin), employé à la place d'astigmatisme, il a l'avantage d'être plus court et aussi exact que l'appellation usuelle. A. T.]

visuelle diminue, en sorte que le mot de Schweigger est tout à fait juste, lorsqu'il dit que l'amélioration de la vision, que nous trouvons lors d'un examen répété du malade, correspond quelquefois bien davantage à ce que le temps est plus beau qu'à l'amélioration de la maladie.

Dès que la lumière du jour ne suffit plus pour obtenir un bon éclairage des échelles d'épreuve, on doit s'adresser à la lumière artificielle : sous ce rapport on doit faire attention à ce que la source lumineuse employée soit protégée par un écran convenable (on peut quelquefois employer la source lumineuse qui sert pour l'examen ophtalmoscopique) et n'éclaire *que le tableau*, et non en même temps les yeux du sujet examiné. Aussi devra-t-on avant tout protéger, au cours de l'examen de l'acuité, les yeux du malade, d'une façon ou d'une autre, contre la projection d'une vive lumière.

Pour avoir un tableau bien éclairé, on peut aussi employer une échelle visuelle transparente et l'accrocher à une fenêtre, placer en face d'elle un miroir à une distance appropriée et faire alors déchiffrer les caractères réfléchis dans ce miroir. On a ainsi l'avantage de rester à côté du tableau, et on peut montrer au sujet, autant de fois que c'est nécessaire, les lettres qu'il doit lire. En outre on pourra ainsi, dans une petite chambre, obtenir, ce qui est important, la distance nécessaire à l'examen entre le tableau d'épreuve et le malade. Il y a dans le commerce des tableaux transparents, soit sur verre, soit sur papier transparent.

Pour l'examen si important de l'acuité visuelle, il faut tenir compte des considérations suivantes. Supposons que nous voulions déterminer la vision au moyen d'un signe aussi simple que possible, par exemple en faisant compter au malade nos doigts écartés au-devant de notre habit noir ; ce serait pour l'œil normal un objet trop grossier et trop volumineux, car nous devrions nous éloigner à une grande distance, à peu près 50 mètres pour que nos doigts devinssent indistincts. Ceci serait la limite ; si nous nous éloignions encore, l'œil normal ne percevrait plus les doigts avec netteté. Si un autre œil ne pouvait compter d'une façon précise les mêmes doigts qu'à 25 mètres, il est clair que cet œil n'aurait que la moitié de cette acuité visuelle, c'est-à-dire 25/50, puisqu'on devrait se rapprocher à une distance moitié moindre, pour qu'il perçût encore le même objet. Si on devait encore pour un autre œil se rapprocher à 10 mètres pour qu'il pût compter les doigts, alors l'acuité serait évidemment égale à la cinquième partie de la normale, c'est-à-dire à 10/50, et à 5 mètres l'acuité égalerait 5/50 ou 1/10. Ainsi nous pouvons représenter l'*acuité visuelle par une fraction dont le numérateur figure la plus grande distance à laquelle l'observé reconnaît encore les caractères d'épreuve et dont le dénominateur figure la plus grande distance à laquelle un œil normal reconnaît un signe, c'est-à-dire la distance normale pour ce signe.* Pour les doigts, elle est de 50 mètres. A la fraction serait $\dfrac{50}{50} = 1$: l'acuité visuelle anormale est donc une fraction de 1.

Si nous voulions établir ainsi l'acuité visuelle, les allées et venues avec les doigts écartés dans un trajet de 50 mètres seraient fort ennuyeuses. Aussi a-t-on arrangé la chose, en sorte que ce n'est plus la distance qui doit changer, mais bien la grosseur des caractères. *Nous employons alors des signes dont la distance normale pour la vision est variable.* Si par exemple nous voulons, une fois pour toutes, faire l'épreuve à une distance de 5 mètres, nous devons alors choisir comme règle un signe commun normal pour cette distance, signe qui est alors 10 fois plus petit que les doigts écartés; par exemple, des lettres qui ont une hauteur de $7^{mm},5$. Un œil normal peut encore lire convenablement ces caractères à 5 mètres de distance : leur distance normale est donc de 5 mètres, et nous mettons ce chiffre au-dessus d'une rangée de tels caractères, que nous plaçons au bas du tableau d'épreuve.

Au-dessus viendra une rangée de lettres, de grandeur double, et qu'un œil normal peut par suite lire encore à une distance double, c'est-à-dire à 10 mètres. Nous les désignerons par leur distance normale 10. Si un œil ne peut lire que celles-là, et ne peut plus lire celles désignées par le chiffre 5, il a une acuité visuelle qui n'est que de 1/2, ou pour utiliser la fraction ci-dessus, nous écrirons 5/10.

Par-dessus nous plaçons une rangée de lettres trois fois plus grandes que celles de 7 mm. 5 de hauteur ; un œil normal devrait encore les lire à une distance trois fois plus grande, c'est-à-dire à 15 mètres. Nous les désignerons par leur distance normale de 15. Si un œil les lit seulement et ne peut en lire de plus petites, il est clair qu'il a une acuité de 1/3, ou suivant la fraction précédente, 5/15.

Si nous plaçons au-dessus une rangée de lettres qui sont quatre fois plus grandes que celles de 7 mm. 5, nous les désignerons par leur distance normale de 20. Si un œil lit encore seules celles qu'un œil normal lirait à une distance quatre fois plus grande, 20 mètres, l'acuité égale 1/4 ou 5/20.

Puis il y a une rangée de lettres six fois, et au-dessus, une de fort grandes lettres, dix fois plus grandes que celles de 7 mm. 5 ; ces deux rangées correspondent à une acuité de 1/6 = 5/30 et de 1/10 = 5/50. Pour celles six fois plus grosses, la distance normale est de 6 fois 5 = 30, et nous les désignerons par 30, tandis que la lettre située au-dessus sera désignée par 50. Elle correspond à compter les doigts.

Maintenant nous pourrons, en suspendant tranquillement le tableau d'épreuve à 5 mètres, mesurer des fractions d'acuité visuelle de 5/10, 5/15, 5/20, 5/30 et 5/50, ou 1/2, 1/3, 1/4, 1/6 et 1/10. Mais nous pourrions aussi pendre le tableau à 10 mètres de distance et employer de nouveau la fraction précédente et écrire 10/10 = 1, 10/15 = 2/3, 10/20 = 1/2, 10/30 = 1/3, suivant la distance à laquelle l'observé lit encore.

Nous voyons donc que, au-dessus du trait de la fraction, on met le nombre de mètres duquel le tableau est éloigné du sujet, et sous le trait le nombre de mètres auquel correspond la distance normale qui se trouve inscrite au-dessus de la rangée des lettres.

Par exemple, le tableau d'épreuve est pendu à cinq mètres. Si le sujet lit jusqu'à la rangée inclusivement où se trouve le chiffre 15, l'acuité visuelle s'élève à 5/15 ou 1/3. *Plus simplement, et plus clairement, la règle peut être énoncée ainsi : d'abord, au-dessus du trait, nous notons la distance qui est celle du malade, au-dessous la distance qui, pour nous, sujet normal, est la distance à laquelle nous devrions nous placer pour le même signe.*

Dans l'exemple précédent, l'examiné lit seulement à 5 mètres le nombre que le sujet normal reconnaît à 15 mètres ; il s'agit donc du tiers de la distance normale, et le sujet n'a qu'une acuité visuelle de 1/3.

Nous devons à Snellen ce système d'examen si pratique

pour l'acuité visuelle, et ce sont ses tableaux ci-dessus décrits (que l'on trouve chez certains libraires et opticiens) qui sont généralement répandus ; en tout cas, on examine toujours aujourd'hui d'après son système, soit avec ses tableaux, soit avec d'autres construits par d'autres auteurs sur le même principe. Les autres échelles permettent de mesurer des fractions encore plus petites ou d'inscrire la fraction suivant le système décimal.

Si l'on pend une échelle transparente à la fenêtre, tout à côté du sujet examiné, et le miroir à 5 mètres de distance en face d'elle, la rangée de lettres désignée par le chiffre 10 est alors naturellement la rangée pour la distance normale ; aussi on doit alors employer le chiffre 10 comme numérateur, puisque les lettres sont placées en réalité à 10 mètres de l'observé.

Pour ceux qui ne savent pas lire, surtout les enfants, on n'emploie pas les lettres, mais des fourchettes E Ш m placées dans diverses positions et de la grandeur qu'auraient les lettres. Ces fourchettes ont aussi l'avantage d'être toutes de la même forme, tandis que, parmi les lettres, certaines sont plus faciles (VAOL) à lire, que les autres (BRZN). Cependant la lisibilité différente des lettres a aussi son avantage, et en particulier dans l'examen d'un *simulateur*. Si l'examiné lit rapidement une ligne composée de toutes les lettres difficiles, il lit aussi toujours dans la ligne suivante une ou plusieurs des lettres faciles. Si ceci n'a pas lieu, on peut supposer justement la simulation ou l'exagération d'une lésion visuelle. Le mensonge est confirmé lorsqu'en poursuivant l'examen, on trouve des fractions variables, le tableau se trouvant à des distances diverses.

Chez celui qui fait des réponses vraies, on trouve toujours approximativement des résultats *de même valeur*, par exemple, 3/15, 2/10, 1/5, lorsque nous examinons à la distance de 3, 2 ou 1 mètre. Le simulateur, au contraire, aura une tendance à affirmer que son acuité s'améliore ou reste la même, lorsqu'on rapproche le tableau. Aussi pour la simulation devra-t-on décrocher le tableau d'épreuve et le mettre à des distances variables du sujet examiné.

On peut également agir ainsi, lorsque le sujet examiné ne voit pas même les lettres du haut du tableau. Mais il est plus convenable, dans ces cas-là, d'en revenir à faire compter les doigts et de noter dans l'observation que « les doigts sont comptés à 0,2, ou 2 ou 4 mètres », et ainsi de suite. Si les doigts même ne sont plus distingués, on voit alors si le malade aperçoit encore les mouvements de la main à 0 m. 2, 0 m. 5, et on note « les mouvements de la main perçus à tant de mètres ». Si les mouvements de la main ne sont pas perçus, on examine alors, dans la chambre noire, à quelle distance le sujet perçoit encore la lumière d'une bougie ou d'une lampe que l'on couvre et que l'on découvre alternativement. Lorsque la perception lumineuse fait défaut, nous avons alors affaire à la cécité ou à l'amaurose.

Pour l'examen fonctionnel à une petite distance, par exemple pour l'examen de l'accommodation, le choix des verres pour la presbytie, etc., nous n'emploierons plus les lettres séparées, mais des textes suivis, de grandeurs d'impression différentes. Ils sont joints aux tableaux de Snellen ou d'autres et construits aussi d'après les mêmes principes.

Ce que nous venons d'exposer doit être aussi facile à comprendre que possible et s'écarte un peu de l'explication ordinaire, qui, abrégée, serait la suivante La détermination de l'acuité visuelle consiste dans la détermination du plus petit angle sous lequel l'œil est encore capable de reconnaitre la forme d'objets donnés. Cet angle, nous le faisons proportionnel à la grandeur de l'objet, les distances restant égales, ce qui, pour de petits angles, est suffisamment exact. Pour des angles plus grands, il faut évaluer la grandeur de l'objet comme double tangente de la moitié de l'angle. Quand je disais donc ci-dessus que les grandes lettres étaient 3, 5 ou 10 fois plus grandes que celles de 7 mm. 5, cela n'était pas tout à fait exact, mais seulement approximatif. Pour exprimer l'angle visuel en mesures facilement comparables, on a pris comme base, pour sa détermination, une unité conventionnelle. Alors, on admet un angle de 5′ pour reconnaitre les lettres dont l'épaisseur est de 1/5 de leur hauteur. La distance d à laquelle ces lettres peuvent encore être distinguées, divisée par la distance D à laquelle elles apparaissent sous un angle de 5′, exprime ensuite l'acuité visuelle S ou V (visus). $V = \dfrac{d}{D}$. L'angle de 5′ est pris arbitrairement et correspond à l'acuité visuelle moyenne. Il y a beaucoup de sujets qui voient encore distinctement sous un angle moindre et peuvent, par conséquent, reconnaitre encore à 7 m. 5, et même à 10 mètres les lettres désignées sous le chiffre 5. Ces sujets auraient donc une acuité visuelle 1 1/2 ou 2 fois plus grande que la moyenne.

Dans l'examen de l'acuité visuelle, la remarque suivante a une grande importance pratique. Lorsqu'on est obligé, par exemple dans l'examen de l'œil droit, d'exclure l'œil gauche de la vision, on ne doit pas le faire en appuyant la main ou les doigts sur l'œil, à moins que l'on n'emploie le creux de la main, sous lequel l'œil reste ouvert. Il est préférable de mettre une monture de lunette d'épreuve sur les yeux de l'observé, et dans cette monture une plaque métallique (ou un disque de carton) qui empêche la vision de l'œil gauche, tout en laissant l'œil ouvert. En effet, lorsqu'un œil est comprimé avec la main ou les doigts même pendant peu de temps, la vision est troublée à la suite de la pression sur la cornée, devenue d'une forme moins régulière (ou peut-être par compression rétinienne), aussi trouverait-on alors une acuité visuelle inexacte. On en sera facilement convaincu, si l'on se comprime l'œil pendant un moment.

Si l'on examine par exemple l'œil droit, on notera d'abord ce que l'œil voit sans verre de lunettes, c'est-à-dire l'acuité sans correction. Si elle n'atteint pas 1, on cherche à améliorer la vision avec un verre concave ou convexe, d'abord faible, puis plus fort. Le plus faible verre concave ou le plus fort verre convexe, qui donne la meilleure acuité, donne le degré de la myopie subjective ou de l'hypermétropie manifeste. Si les verres sphériques n'arrivent pas à donner une acuité égale à 1, on doit aussi encore s'adresser aux verres cylindriques. On tient alors un cylindre de + ou — 1, ou d'autres, dans les positions horizontales, verticales, et dans les deux directions obliques au-devant de l'œil, et on trouve bientôt si la combinaison de ces verres cylindriques et sphériques, ou même si les verres cylindriques seulement donnent la meilleure acuité visuelle. La position de l'axe du cylindre sera notée pour le mieux de la façon suivante : axe vertical ou A. V. ou plus simplement ‖ ; axe horizontal ou A. H. ou = ; axe oblique, de X° temporal ou nasal, c'est-à-dire l'extrémité supérieure de l'axe s'écartant de X° du côté temporal ou du côté nasal de la verticale.

La notation de tout l'examen de l'acuité peut donc quelquefois être la suivante.

OD. . . . 5/30 — 1.5 5/10 = cyl, — 0,75 ‖ V=1
OG. . . . 5/50 sans amélioration par les verres.

L'œil gauche du malade peut porter dans ces cas-là une opacité cornéenne centrale déjà vue à l'examen extérieur; cette opacité nous explique la mauvaise acuité, ou bien nous trouverons dans un autre cas, en poursuivant l'examen, une amblyopie (affaiblissement visuel) due à une maladie du fond de l'œil.

Dans la notation précédente, on voit pour l'œil droit l'acuité sans correction $= 1/6$, l'amélioration avec un verre sphérique la fait monter à $1/2$, et l'acuité égale à 1 résulte de l'apposition du verre cylindrique.

En ce qui concerne le numérotage des verres de lunettes, les ophtalmologistes ont leur système particulier. Tandis qu'on classe d'ordinaire les lentilles suivant leur distance focale, on fait le numérotage d'après leur force réfringente. Comme unité on prend la lentille de 1 mètre de foyer, et, à l'exception des verres 0,5 et 0,75, les autres verres sont des multiples de la lentille de 1 mètre de foyer appelée également *Dioptrie*. Une lentille de 2 D a ainsi une force réfringente double de celle de 1 D, et par suite la moitié de la distance focale de celle-ci $= 0$ m. 5. La lentille de 3 D a une force réfringente trois fois plus forte et par suite $1/3$ de la distance focale de la lentille de 1 mètre de foyer, et ainsi de suite. Car la force réfringente d'une lentille est, comme on sait, en raison inverse de sa distance focale. Plus celle-ci est petite, plus la force réfringente est grande. Nous trouverons la distance focale d'une lentille D, en divisant 100 par le nombre de dioptries. Par exemple, pour 3 D, la distance du foyer $\dfrac{100}{3} = 33,3$ cent., ou pour 8 D $= 12,5$ cent. En outre, pour une distance focale donnée, par exemple de 10 cent., on trouve les dioptries en divisant 100 par celle-ci : $\dfrac{100}{10} = 10$ D. Pour 20 cent., le nombre de dioptries est de 5, et ainsi de suite.

Les anciens verres avaient pour unité la lentille de 1 pouce de distance focale et tous les verres étaient des fractions de cette unité : le nº $1/2$ avait ainsi 2 pouces de foyer, le nº $1/3$, 3 pouces, etc. Le nom indiquait donc la distance focale (plus exactement le rayon de courbure), en même temps la force réfringente et se présentait sous forme d'une fraction. La dioptrie correspond à l'ancienne lentille de $1/40$. On transforme les anciens numéros en nouveaux, ou les nouveaux en anciens, en divisant par

40 ; 2 D est par conséquent 1/20 ancien et 1/8 ancien est 5 D.

Les anciens et les nouveaux verres sont presque tous les mêmes, mais sont baptisés d'une autre manière.

La réfraction trouvée avec les verres, c'est-à-dire par ce qu'on appelle la détermination subjective, ne correspond pas toujours à l'état réel. Sur celui-ci, l'examen objectif peut donner des éclaircissements, soit par la détermination ophtalmoscopique, ou la méthode de Schmidt-Rimpler, ou encore la *skiascopie*. L'œil peut en effet, par l'intermédiaire de l'accommodation, élever sa myopie ou diminuer son hypermétropie. On trouvera le nécessaire sur ces méthodes dans mon *Atlas-manuel d'ophtalmoscopie* (1).

Après l'examen de l'acuité visuelle, on fera en règle générale l'examen à la lumière artificielle dans la chambre noire, en commençant par l'éclairage latéral.

3. — Examen à l'éclairage latéral.

Cet examen est extrêmement important, parce qu'on voit dans le segment antérieur de l'œil des détails qu'on ne peut voir et déceler d'aucune autre manière aussi nettement, surtout quand on fait l'examen avec une bonne loupe.

On place la lampe qui doit servir à l'examen ophtalmoscopique, latéralement à droite sur la table, de façon qu'elle se trouve à côté et un peu en avant de l'observateur. On dirige alors, avec une forte lentille convexe de 15 à 20 dioptries, appartenant à l'ophtalmoscope, la lumière de la lampe sur l'œil (fig. 1), de façon que les endroits qu'on veut examiner minutieusement soient au foyer de la lentille, auquel les rayons lumineux réunis par la lentille projettent une petite image très éclairante de la flamme de la lampe employée. Les régions de la cornée, de l'iris, etc., ainsi éclairées, sont alors non seulement plus visibles grâce à l'éclairage plus fort, mais encore parce qu'elles se détachent plus nettement de leur pourtour resté sombre. On peut par exemple éclairer la cornée sans que la lumière atteigne l'iris, de façon que, si la cornée a une coloration grisâtre,

(1) O. HAAB, *Atlas manuel d'ophtalmoscopie*, édition française par A. Terson et Cuénod, 3ᵉ édition. Paris, 1901.

sur laquelle des taches grisâtres ne se détacheraient pas, elles deviennent nettes, parce que l'iris reste dans l'ombre et forme un fond sombre à l'opacité. On peut aussi, en laissant la cornée dans l'ombre et en n'éclairant que l'iris, mieux voir ce dernier, et de même ce qu'il y a à voir au niveau de la pupille. On peut en effet, par cette méthode, arriver à mettre en évidence les plus petites modifications de la cornée, de l'iris et du cristallin, modifications invisibles en partie ou en totalité avec la lumière du jour, quelque bonne qu'elle soit.

[Dans bien des cas où l'on se trouve en présence d'une pupille très étroite, irrégulière, déformée (ce qui déjà empêche de voir convenablement le fond de l'œil), il est très utile de n'examiner la

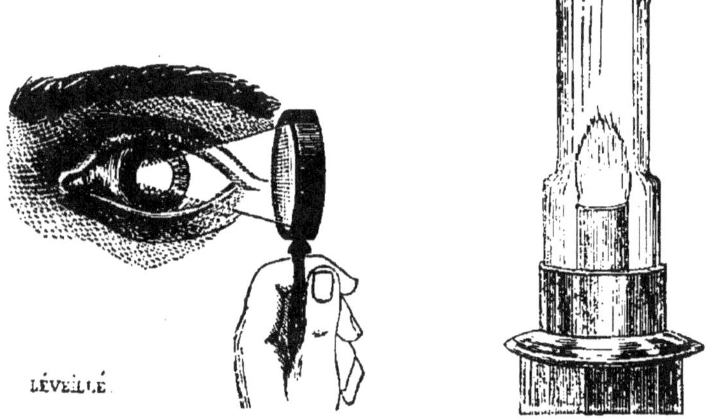

Fig. 1. — Eclairage latéral.

pupille qu'après instillation d'une solution de chlorhydrate de cocaïne à 1/30 ou 1/40, qui après une demi-heure dilate suffisamment la pupille, sans avoir les nombreux et durables inconvénients de l'atropine. On arrive ainsi à mettre en évidence de petites synéchies, de faibles opacités cristalliniennes, des dépôts divers sur la cristalloïde. etc., toutes lésions difficiles à découvrir ou à apprécier, sans dilatation.

Cette précaution est aussi infiniment utile dans beaucoup de cas pour l'éclairage ophtalmoscopique des milieux et l'examen du fond de l'œil. A. T.]

Il est avantageux d'employer l'éclairage oblique en regardant de plus l'œil à travers une loupe. La loupe de

Hartnack s'y prête et est d'un emploi supérieur à celui des autres, car elle a un champ assez étendu.

On tient de la main gauche, tandis que la main droite tient la loupe éclairante, et on examine avec la loupe spéciale les parties éclairées. La manœuvre simultanée des deux loupes n'est pas très facile et on doit s'y exercer convenablement, pour que ce mode d'examen soit aussi profitable que possible. Par cette combinaison seule, on peut en particulier mettre en évidence et localiser très nettement les précipités punctiformes, parfois si importants, qui se déposent dans l'iritis et la cyclite sur la face postérieure de la cornée. Il y a aussi sur ou dans le cristallin de petits points grisâtres qui ressemblent aux précédents. Nous pouvons facilement les différencier entre eux, en employant l'examen à la loupe, car, lorsque les précipités nous apparaissent très nettement, il nous est impossible de voir en même temps nettement le cristallin. Si nous voulons avoir une image nette de ce dernier et aussi des points qui peuvent s'y trouver, nous sommes obligés d'approcher un peu la loupe de l'œil : mais alors la cornée n'est plus au foyer, de sorte que s'il y a en même temps des dépôts sur elle et des taches grisâtres dans la pupille, nous pouvons examiner convenablement et séparément les deux choses, ce qui peut avoir une grande utilité. Les précipités deviennent encore plus clairement visibles grâce à l'artifice suivant, surtout recommandable lorsqu'ils sont à peine perceptibles même avec la loupe. Après les avoir placés en bonne lumière et avoir mis la loupe en bonne position, on n'a qu'à remuer un peu sa propre tête. Alors on verra aussi les points se remuer de façon à apparaître nettement tout d'un coup. Il est parfois difficile de les différencier de ceux qui peuvent se trouver sur la face antérieure de la cornée. On emploiera alors le moyen suivant. On jette sur la cornée un peu de poudre de calomel avec le pinceau que l'on emploie habituellement pour cela : cette poudre n'incommode pas le malade, si on l'emploie en petite quantité et très fine, en secouant bien le pinceau au préalable. On voit alors facilement avec l'œil seul ou avec la loupe ce qui se trouve sur la face antérieure ou sur la face postérieure de la cornée, surtout si on fait de nouveau quelques mouvements avec la tête et si on déplace par un clignement la poudre projetée sur l'œil.

Lorsqu'on peut dilater la pupille, on réussit encore avec

l'éclairage latéral à porter l'examen jusque dans le corps vitré : seulement on devra alors faire pénétrer la lumière perpendiculairement ; dans ce but placer la lampe tout près de soi et regarder aussi près que possible de la lentille, en rasant le cône d'éclairage qui pénètre dans l'œil.

On peut alors diagnostiquer dans la partie antérieure du corps vitré des corps étrangers, des hémorragies, des néoplasies, le décollement de la rétine, etc., et mettre nettement leur couleur en évidence.

6. — Éclairage des milieux de l'œil avec le miroir ophtalmoscopique.

Ce mode d'examen constituera l'acte suivant de l'examen clinique de l'œil. Ce procédé si important, qui se pratique en envoyant simplement la lumière dans l'œil avec l'ophtalmoscope, nous montre beaucoup de choses que nous avons sans doute déjà vues à l'éclairage latéral, mais certaines d'une façon encore plus nette. On peut en particulier mettre en évidence plus clairement encore la plus légère *réaction pupillaire* à la lumière. D'ailleurs cette méthode est spécialement destinée à rendre visibles les opacités des milieux réfringents, cornée, cristallin et corps vitré.

On produira cet éclairage de la manière suivante. Après avoir repoussé la lampe à côté et un peu en arrière du malade, on dirige sur l'œil resté dans l'ombre la lumière de la lampe qui se réfléchit sur le miroir ophtalmoscopique, en sorte que la pupille, en s'éclairant, devient rougeâtre. Au moment où la lumière tombe sur elle, elle se rétrécit, alors qu'elle demeure aussi large qu'avant dans les paralysies pupillaires, de quelque nature que ce soit. Comme la lumière, après s'être réfléchie sur le fond de l'œil, ressort par la pupille, nous pouvons voir les opacités qui se trouvent sur son trajet, comme des ombres plus ou moins foncées, parce que les opacités arrêtent la lumière ; il en est ainsi en particulier pour les opacités cornéennes, celles du cristallin, les flocons du corps vitré, etc. Les opacités dues à la cataracte apparaissent très nettement de cette manière (Pl. XXXIII, *b*, *c*), surtout celles qui sont très fines, par exemple dans la cataracte corticale, qui quelquefois est à peine marquée. En outre, on voit bien en même temps les opacités siégeant aux pôles antérieur et postérieur du cristallin, avec un noyau transparent ou peu trouble. Si l'on fait regarder l'œil en haut et latéralement, tout en le maintenant dans la lumière, l'opacité polaire antérieure se déplace avec la pupille, au milieu de laquelle elle reste. L'opacité polaire postérieure, au contraire, reste à la même place et paraît descendre, quand le regard se dirige en haut, tandis que la pupille s'élève justement au-devant d'elle. L'opacité polaire postérieure dans la cirrhose (rétinite) pigmentaire de la rétine n'est vue convenablement, si elle est peu accentuée, qu'avec ce mode d'examen. Elle se trouve toujours très près du reflet cornéen.

On peut encore combiner cet éclairage avec le grossissement par la loupe, fort utile pour les fines altérations de la cornée, de la chambre antérieure et du cristallin. Les vaisseaux excessivement fins qui existent souvent pendant longtemps dans la cornée à la suite de la kératite interstitielle, sont de la plus grande netteté avec ce *miroir-loupe* (lupenspiegel) et apparaissent comme des lignes noires très fines qui se détachent très nettement sur le fond rouge de la pupille, lorsqu'on a pu la dilater. Les précipités sur la cornée sont également très nets. On pratique cette combinaison, en examinant non pas avec le simple trou du miroir, mais en mettant derrière lui un fort verre convexe, comme on l'emploie du reste quelquefois pour l'examen ophtalmoscopique. Naturellement on doit alors s'approcher de l'œil de façon à mettre la cornée au foyer de ce verre convexe. Ce dernier ou son grossissement n'ont pas besoin d'être forts ($+ 6$ ou $+ 8$ D). Mais, si on a à son miroir un verre $+ 15$ ou $+ 16$, on peut également s'en servir.

Dans tous les cas, on passe alors seulement à l'examen ophtalmoscopique proprement dit, que l'on commence toujours par l'examen à l'image renversée.

7. — Examen à l'image renversée.

Cet examen sera bientôt suivi de l'examen à l'image droite.

8. — Examen à l'image droite.

J'ai traité ce qui concerne ces deux méthodes dans mon *Atlas manuel d'ophtalmoscopie.*

Alors, pour la plupart des malades, l'examen peut se terminer là, mais non pour tous, et il peut être encore nécessaire de pratiquer diverses recherches, comme la suivante.

[Il peut y avoir des cas où l'éclairage électrique par contact est indiqué. Voir à ce sujet l'édition française de l'*Atlas manuel d'ophtalmoscopie.* A. T.]

9. — Mesure de l'accommodation.

Cet examen est suffisamment précis dans la pratique, lorsqu'on a déterminé le punctum proximum P, au moyen d'une échelle visuelle dont les caractères sont le plus petits possible. Nous examinerons d'abord chaque œil séparément, en approchant tellement l'échelle que les lettres deviennent indistinctes et leur lecture impossible. Nous mesurerons alors la plus courte distance permettant la lecture avec un *ruban métrique* dont le zéro est tenu près de l'œil et correspond au limbe cornéen. Si nous pouvons rapprocher fortement l'échelle de l'œil par une bonne accommodation, c'est-à-dire dans le jeune âge, nous devrons choisir, à mesure que nous approchons davantage, une écriture plus petite, parce qu'une grosse écriture pourrait être lue sans une bonne accommodation avec des cercles de diffusion. Nous choisirons alors le caractère le plus fin possible.

Pour pouvoir mesurer l'accommodation A, nous devons avoir d'abord une notion précise de l'état de la réfraction de l'œil examiné, car nous l'apprécierons d'après la formule

$$A = P - R$$

où P et R (*punctum remotum*) sont exprimés en dioptries. Nous déterminerons les dioptries de P, en cherchant la valeur de la lentille qui correspond aux centimètres trouvés pour P. Si nous avons par exemple trouvé le *punctum proximum* à 20 centimètres, une lentille de cinq dioptries qui a une longueur de foyer de 20 centimètres, lui correspond. La remarque suivante permet de comprendre que nous puissions considérer comme égale la distance du punctum proximum à la force d'une lentille. Supposons qu'un œil emmétrope n'ait pas d'accommodation, un objet qu'on rapprochera à 20 centimètres de lui ne donnera aucune image rétinienne nette ; l'image de cet objet se produit derrière la rétine. Car plus nous approchons un objet d'une lentille convexe ou d'un système de deux lentilles (tel qu'il est formé dans l'œil par la cornée, l'humeur aqueuse et le cristallin), plus son image s'écarte de l'autre côté de la lentille.

Si nous voulons avoir une image rétinienne nette d'un objet qui se trouve à 20 centimètres d'un œil privé d'accommodation, nous devrons rendre parallèles les rayons qui partent de cet objet, car il n'y a que les rayons parallèles qui se réunissent sur la rétine d'un œil emmétrope au repos. Cet état de parallélisme est obtenu par une lentille de 20 centimètres de foyer, placée très près devant l'œil ; car les rayons qui partent du foyer d'une lentille biconvexe sont rendus parallèles par cette lentille. Nous aurons alors une image rétinienne nette dudit objet et l'œil sera accommodé pour cet objet par cette lentille.

En d'autres termes, un œil emmétrope est adapté à la vision par une lentille semblable (dont la distance focale correspond à la distance de cet objet à l'œil) pour un objet se trouvant à une distance déterminée. Dans ce cas, il faut supposer la lentille tout près de l'œil.

L'œil peut lui-même s'adapter à la vision de cet objet sans cette lentille, parce que sa propre lentille reçoit par ce que nous appelons l'*accommodation*, une augmentation de sa force réfringente, qui correspond à la lentille employée dans notre exemple, et où chaque fois on l'adapte à la distance de l'objet.

Lorsque nous avons trouvé pour P la force de la lentille, nous avons en même temps établi pour l'œil emmétrope la valeur de A. Car, comme R est à l'infini, R = 0 D. Dans l'exemple ci-dessus, A égalerait donc 5 dioptries.

Au contraire, dans la myopie et dans l'hypermétropie, R n'est pas nul, mais représente une force en dioptries, qui correspond précisément à la myopie ou à l'hypermétropie existantes. Aussi, dans les yeux amétropes, nous ne pouvons mesurer A que lorsque nous avons déterminé d'abord la réfraction au moyen d'une des méthodes objectives. Dans la myopie, on soustrait de la valeur de la lentille de la distance du punctum proximum, le nombre de dioptries de la myopie.

Par exemple, P à 8 centimètres = 12,5D. Myopie = 3D. Alors A = 9,5 D.

Dans l'hypermétropie, au contraire, on ajoute le nombre de dioptries équivalant à l'hypermétropie totale à la valeur de la lentille de P.

Lorsque par exemple un hypermétrope de 4 D a son punctum proximum à 10 centimètres, l'accommodation chez lui égale 14 D.

Pour parler plus exactement, il en est de la façon suivante dans le cas d'hypermétropie, dans l'hypermétropie facultative, où R est virtuel, placé derrière l'œil, et où P est au-devant de l'œil ; la formule est :

$$A = P - (- R) = P + R$$

Dans l'hypermétropie absolue, dans laquelle P et R sont derrière l'œil, et par suite tous deux négatifs, elle est :

$$A = - P - (- R) = R - P.$$

Ce dernier cas peut être traduit ainsi : l'hypermétropie diminue, sous l'influence d'A, de la valeur de P.

Pour savoir si un sujet a son accommodation normale, on doit connaître son âge et l'amplitude d'accommodation qui correspond à cet âge. Car cette amplitude diminue chaque année, parce que l'élasticité même du cristallin diminue peu à peu. Les tableaux suivants nous donnent des renseignements à ce sujet.

EXAMEN CLINIQUE DES AFFECTIONS OCULAIRES

Amplitude accommodative aux divers âges.

Age	Punctum proximum en mètres p. p.	Punctum remotum en mètres p. r.		Amplitude d'accommodation en dioptries	Pr.	
10.	0,07	∞		.14		
15.	0,08	—		.12		
20.	0.1	—		.10		
25.	0.12	—		8,05		
30.	0,14	—		7		
35.	0.18	—		5,5		
40.	0,22	—		4,5	Pr.	
45.	0,28	—		3,5	0.5	
50.	0,4	—		2,5	1.5	
55.	0,66	— 4	(H.0,25)	1,75	2.5	(2,25)
60.	2	— 2	(H.0,5)	1,0	3.5	(3,0)
65.	— 4	— 1,3	(H.0,75)	0,5	4,25	(2.5)
70.	— 1	— 0,8	(H.1,25)	0,25	5,0	(3,75)
75.	— 0,5	— 0,57	(H.1,75)	0	5,75	(4,7)
80.	— 0,04	— 0,4	(H.2,5)	0	6,5	(4,0)

L'amplitude normale de l'accommodation aux divers âges de la vie nous intéresse non seulement pour l'appréciation de certains cas de paralysie de l'accommodation, mais à cause de la diminution physiologique de la faculté d'accommodation de l'œil. Cette diminution, à un certain degré, conduit à une altération dans la vision des objets rapprochés, altération que l'on désigne sous le nom de *Presbyopie*. Elle oblige le sujet à employer des lunettes à un certain âge. Aussi longtemps qu'il lui est possible de voir distinctement à une distance de 25 à 33 centimètres, c'est-à-dire tant que son amplitude d'accommodation équivaut à 3 à 4 dioptries, la diminution de ce pouvoir accommodatif ne l'inquiète pas.

Mais la vision des caractères fins commence ensuite à devenir pénible, parce qu'on approche plus volontiers de l'œil ce genre de caractère. On choisit alors une impression de plus en plus grande, on recherche une lumière de plus en plus vive, enfin on renonce de plus en plus à un travail fin, on finit par avoir recours à des lunettes qui suppléent à l'accommodation qui faiblit.

Leur force doit être proportionnée au travail que veut exécuter la personne à qui nous prescrivons les lunettes.

Un cordonnier qui fait son travail à 40 centimètres de ses yeux, aura besoin de verres moitié moins forts que ceux que doit avoir un dessinateur travaillant à 20 centimètres de distance.

Dans le tableau précédent, il est indiqué que la presbyopie débute lorsque le punctum proximum est éloigné à 25 centimètres, ou, ce qui veut dire la même chose, lorsque l'accommodation commence à être au-dessous de 4 dioptries. On trouve fort simplement la valeur de la presbyopie et du numéro de lunettes qui lui convient, en soustrayant de la distance du travail exprimée en D, l'A encore existante. Par exemple : Distance désirée : 33 cent. ($=3$ D) ; accommodation $= 2$ D ; numéro de verres $= 1$ D.

Tout cela concerne d'abord l'œil emmétrope : aussi faut-il faire attention aux détails suivants. Comme on le voit dans le tableau précédent, l'œil devient à partir de cinquante-cinq ans un peu hypermétrope, et cela par la diminution du pouvoir réfringent du cristallin. Cet état hypermétropique de l'œil emmétrope, on doit en tenir compte en prescrivant les lunettes, et il doit être corrigé en renforçant le numéro de lunettes proportionnellement à cette hypermétropie. Ainsi s'établit la première rangée des chiffres du tableau précédent. Lorsqu'un œil sénile est atteint de cataracte, cette modification élève au début la force réfringente du cristallin et compense l'hypermétropie due à l'âge. A ce cas s'appliquent les chiffres de la seconde rangée ; on peut même rester un peu au-dessous d'eux.

Lorsqu'on a affaire à un œil qui était déjà hypermétrope, le verre correcteur de l'hypermétropie doit naturellement s'ajouter au verre correcteur de la presbyopie. Inversement, chez un myope, on retranchera la myopie du verre de la presbyopie : le myope devient plus tard presbyte que l'emmétrope.

Nous devons aussi tenir compte de ceci dans la mesure de l'accommodation normale ou diminuée par une maladie.

S'il n'existe plus que peu d'accommodation, que le punctum proximum est par conséquent très écarté de l'œil, le sujet ne lit plus aucun caractère, et nous devons alors agir en rapprochant artificiellement le punctum proximum par un verre convexe placé devant l'œil. Si, par exemple, nous trouvons alors que l'observé lit encore les plus fins caractères à 10 centimètres avec $+$ 6 D, l'accommodation est égale à la valeur dioptrique correspondant à 10 cent. $= 10$ D, moins la valeur du verre employé, donc A $= 4$ D. Si le sujet est âgé de dix ans, âge auquel il devrait avoir une accommodation d'une amplitude de 14 D, il lui en manque 10 D.

10. — **Mensuration du champ visuel.**

Le champ visuel doit être mesuré dans un certain nombre d'affections oculaires, cérébrales et nerveuses. Alors que nous vérifions seulement l'état fonctionnel du centre de la rétine en mesurant l'acuité visuelle, nous recherchons en mesurant le champ visuel, la fonction de toute l'étendue de la rétine et nous voyons en particulier jusqu'à quel point de la périphérie elle perçoit encore. Il peut exister avec une acuité centrale excellente des lacunes, appelées *scotomes*, dans le champ visuel, ou bien le champ visuel peut être *rétréci* à sa périphérie, régulièrement ou irrégulièrement, c'est-à-dire plus étendu sur un point et moins étendu sur un autre. Il arrive aussi que dans les deux champs visuels il n'existe que la moitié droite ou la moitié gauche du champ, affection qui porte le nom d'*hémianopsie*, ou qu'il y a des *lacunes homonymes*.

On désigne ainsi les lacunes qui existent dans les moitiés de même côté du champ visuel, et qui sont de forme et d'étendue égales (par exemple une lacune comprenant de chaque côté le quadrant postérieur gauche du champ visuel).

On peut déjà, par des moyens très simples, se rendre compte des modifications du champ visuel, et il est préférable de procéder au moins de la sorte à cette recherche, au lieu de la laisser entièrement de côté, lorsqu'on n'a pas à sa disposition l'appareil nécessaire (périmètre) pour une détermination précise du champ visuel. Nous pouvons étudier le champ visuel de la manière suivante, qui est la plus simple. Le sujet étant assis ou couché (on doit parfois examiner ainsi un malade au lit) devant nous, nous plaçons notre figure en face de lui à une distance d'environ $0^m,5$, de façon que les visages soient parallèles. Ensuite nous examinons par exemple l'œil *gauche* du sujet, après avoir bandé son œil droit ; nous le prions de nous fixer l'œil qui est en face de lui, par conséquent l'œil droit, et nous contrôlons toujours précisément, avec nos yeux, s'il suit cette recommandation. En même temps, nous avançons avec nos doigts étendus de la périphérie extrême vers la ligne qui relie notre œil à celui du malade, et cela dans un plan qui est à égale distance de notre figure et de la sienne. Par exemple, si nous étendons notre bras droit horizontalement, et en même temps si nous élevons des doigts, nous pouvons les voir et même les compter dans la vision indirecte, tandis que nous regardons en même temps l'œil du malade. Si nous fléchissons alors le bras et si avec les doigts écartés nous approchons de notre ligne visuelle, nous voyons, nous et le malade, continuellement les doigts, si nous avons tous deux un champ visuel normal. Mais si le malade a, par exemple, un champ visuel très petit ou un champ fortement rétréci du côté temporal, il ne verra nos doigts que lorsque nous serons arrivés tout près de la ligne qui relie notre œil au sien du même côté. Pour constater si le sujet voit réellement les doigts, nous pouvons alors exécuter avec eux tantôt de petits mouvements de va-et-vient, tantôt ne pas en faire et nous faire indiquer quand il y a des mouvements et quand il n'y en a pas. Ainsi nous examinons le champ visuel en haut, en bas, et ainsi de suite, en le comparant à notre propre champ visuel, mais nous ne sommes évidemment pas en état de noter avec des chiffres l'état du champ visuel.

Toutefois il y a des cas où, quelles que soient les circonstances, nous sommes obligés de recourir à ce procédé si simple, à savoir chez ceux où á la suite d'une vision défectueuse on ne peut plus employer que des objets grossiers pour l'examen.

Si le cristallin est fortement cataracté, on doit rechercher l'étendue du champ visuel d'une autre manière, par un moyen qui provoque une excitation encore plus grande de la rétine, par exemple avec une bougie allumée dans une chambre noire. On la porte dans les diverses régions du champ visuel, et on demande au malade, dès qu'on retire la main qui cache la bougie, où se trouve la source lumineuse. Cet *examen de la projection*, qu'on appelle ainsi pour le distinguer de la mensuration proprement dite du champ visuel, peut aussi être pratiqué en envoyant dans l'œil examiné et de différents côtés la lumière d'une lampe réfléchie sur le miroir ophtalmoscopique. L'examen de la projection est particulièrement important pour les cataractes, parce qu'il révèle dans la profondeur de l'œil des affections que la cataracte empêche de voir. Lorsque, par exemple, la lumière ou sa plus grande clarté n'est pas rapidement localisée en haut, lorsque nous présentons justement la flamme devant l'œil et en haut, nous ferons bien de surseoir à l'opération de la cataracte, parce qu'il y a vraisemblablement un décollement de la partie inférieure de la rétine.

Pour la mesure proprement dite du champ visuel, nous en prenons note exacte en nous servant d'un instrument qui permet d'établir en degrés les limites du champ visuel et de rechercher non seulement l'examen avec un objet éclatant sur fond noir, mais encore l'état de la perception des couleurs. Par cette méthode précise, nous reconnaissons déjà dans l'œil normal que les couleurs ne sont plus nettement visibles à la périphérie du champ visuel, alors que le noir et le blanc sont encore perceptibles. Tout près de la limite externe du champ visuel, qui est formée par le blanc et le noir, se trouve la limite pour le bleu. Cette couleur est donc encore celle qui est la plus étendue vers la périphérie, le rouge étant, dans les mêmes conditions, moins étendu, et le vert moins encore, dans l'œil normal.

Lorsqu'on mesure le champ visuel au périmètre, il faut tenir un compte exact des règles suivantes, sans lesquelles la mensuration est sans valeur.

1. Les marques dont on se sert doivent être, comme pour l'acuité visuelle, suffisamment éclairées : les marques blanches doivent être d'un blanc pur, les marques de couleur doivent être fortement colorées et aussi très propres, ni usées, ni pâlies. Nous confectionnerons de temps à autre, avec du papier blanc ou coloré, des marques de 2 centimètres de côté, pour coller ces morceaux sur un petit cadre qui court sur l'arc périmétrique de la périphérie au centre.

2. L'œil du malade doit être constamment surveillé par l'œil de l'examinateur, de façon que l'œil du sujet fixe continuellement le zéro du périmètre. Dès que nous avançons la marque en venant de la périphérie, le sujet, encore peu exercé ou inintelligent, a une tendance à écarter son regard du zéro, à regarder la marque et à annoncer qu'il la voit déjà. Mais il la voit dans la vision directe, non dans

la vision indirecte, et son indication est nulle ; la mensuration dans ce méridien est à refaire. Cette façon de s'écarter du point à fixer produit d'ordinaire dans la mensuration, pour le médecin et le patient, les plus grands ennuis et une grande perte de temps. Il faut donc se placer en face du malade, derrière le périmètre, et contrôler minutieusement les actes du malade.

[Quant au *campimètre*, outre que, n'ayant pas une forme arquée. il ne correspond pas théoriquement à la surface dont il doit reproduire l'étendue fonctionnelle, ce qui nécessite des calculs, il a l'inconvénient d'être aussi encombrant que le périmètre, et de permettre moins facilement la surveillance du malade ; de plus, le périmètre peut servir à la mensuration du strabisme. Le périmètre supprime l'emploi du campimètre, tandis que le campimètre ne supprime pas celui du périmètre, instrument plus exact pour tous usages. A. T.]

3. Le sujet à examiner ne doit pas savoir, pour les marques de couleur, quelle est la marque que nous avançons de la périphérie au centre.

Dès qu'il la voit nettement, il doit donner le nom de la couleur. Pour la marque blanche, on lui dit à l'avance qu'il s'agit seulement pour lui de voir quelque chose s'agiter, sans s'occuper de la couleur.

Dès qu'il en est ainsi, il doit dire : « à présent ! »

On note alors le degré au niveau duquel la marque s'est arrêtée.

4. La mensuration du champ visuel doit être faite chez un malade qui n'est pas fatigué, et pour cette raison encore ne doit pas être trop prolongée. Elle doit donc être exécutée assez rapidement. Lorsque le malade est fatigué, le champ visuel peut être trop petit.

Pour la notation, nous employons les schémas qui, d'après Förster, donnent les limites d'un champ visuel normal très étendu.

[Les schémas, où les limites des couleurs sont indiquées, sont des plus pratiques. A. T.]

En ce qui concerne l'instrument à employer, nous possédons un assez grand nombre de périmètres de construction diverse.

Celui que Förster a recommandé et introduit dans la pratique se distingue par sa simplicité et sa commodité. Il se compose d'un demi-cercle qui peut tourner sur lui-même et au centre duquel, au moyen d'un appui pour le menton, est placé l'œil à examiner.

Un instrument qui nous semble excellent a été construit par Ascher. Il remplit l'indication de projeter le champ visuel sur une sphère creuse et de l'y noter directement, sans que l'observateur, comme cela pouvait avoir lieu avec les sphères creuses déjà quelquefois employées, perde de vue l'œil de l'observé, ce qui lui permet le contrôle. La sphère creuse, d'une grandeur moyenne et portative, se compose seulement de celluloïd d'une transparence absolue. [On se rappellera l'inflammabilité du celluloïd. A. T.] Sur la surface extérieure de la sphère, on fait marcher les marques et on note les limites obtenues avec de la craie tendre. Le malade tient lui-même l'instrument devant l'œil observé d'une façon commode et qui lui convient généralement.

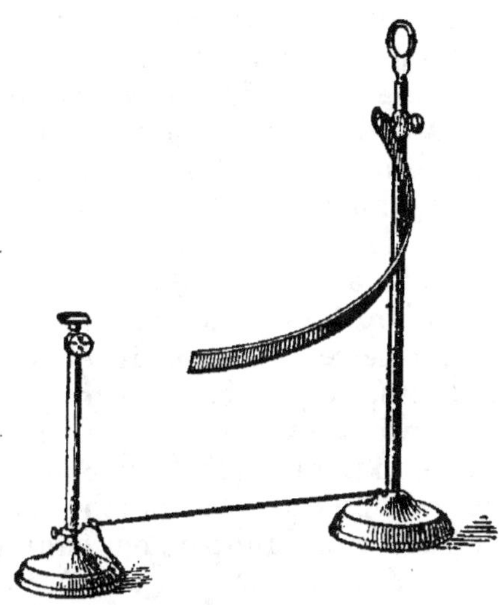

Fig. 2. — Périmètre de A. Terson.

[Nous employons depuis plusieurs années (1) un périmètre que nous avons fait construire (fig. 2). Il a l'avantage : 1º d'être léger, 2º d'être démontable en toutes ses parties et par suite d'être très facilement transportable ; de plus, démonté, il tient très peu de place sur une table ou dans un coin. L'appareil est entièrement nickelé et d'un prix très peu élevé.

Nous employons aussi des schémas où nous avons fait lithographier en *couleur* les limites physiologiques des couleurs principales.

Pour l'examen et la mensuration des scotomes, nous recommandons vivement l'emploi du *scotomètre* d'Antonelli, précieux pour l'étude des amblyopies toxiques et d'un assez grand nombre de lésions du fond de l'œil. Avec sa série de verres et de papiers colorés et son diaphragme iris dont l'ouverture est instantanément mesurée en millimètres, il constitue un appareil réellement pratique et utile.   A. T.]

Les anomalies du champ visuel ont très souvent une signification importante. Elles nous montrent non-seule-

____

(1) A. Terson, *Périmètre* (*Prog. méd.*, 1901).

ment que la fonction rétinienne est lésée en certains endroits, mais qu'il y a aussi des lésions dans le nerf optique et dans son trajet jusqu'à l'écorce occipitale, ainsi que des maladies de cette partie de l'écorce.

Parmi les maladies des yeux, le décollement rétinien provoque particulièrement des altérations du champ visuel. Le rétrécissement correspondant au décollement se trouve dans le sens opposé, de sorte que le rétrécissement est en bas dans le champ visuel lorsque le décollement est en haut. On trouve un rétrécissement concentrique, quelquefois très marqué, dans la dégénérescence pigmentaire (rétinite, cirrhose) de la rétine. Un scotome annulaire correspond quelquefois à une choroïdite spécifique. Les scotomes disséminés se rencontrent dans les choroïdites disséminées, le scotome central dans les maladies de la macula, etc. L'atrophie du nerf optique, quelle qu'en soit la cause, provoque souvent un rétrécissement du champ visuel, surtout pour les couleurs, auquel cas le vert précède les autres. Un scotome central résulte d'une maladie du faisceau papillo-maculaire. S'il manque dans chaque champ visuel une moitié homonyme, la gauche par exemple, ceci nous indique une hémianopsie engendrée par une lésion de la bandelette optique droite, derrière le chiasma, de son trajet jusqu'à l'écorce cérébrale du côté droit, ou même au niveau de cette dernière. Des lacunes homonymes du champ visuel font aussi conclure à une lésion qui se trouve en arrière du chiasma dans l'hémisphère cérébral du côté opposé (1).

11. — Mesure du sens lumineux.

Cet examen, qui n'est nécessaire que dans un nombre de cas assez restreint, a été aussi introduit dans la pratique par Förster et se fait avec un instrument approprié, appelé photomètre (2).

(1) J'ai présenté l'ensemble des plus importantes lésions du champ visuel sous forme de tableaux pour l'étudiant et le praticien dans la collection suivante : *Augenartzlichen Unterrichtstafeln*, herausg. von Magnus, Heft v, Breslau, 1893.

(2) Plus exactement *photoptomètre*, car on désigne sous le nom de *photomètres* les instruments qui permettent de mesurer l'intensité d'une source lumineuse.

Tandis qu'un œil normal peut encore reconnaître les caractères d'une échelle visuelle avec un éclairage assez faible, certains yeux malades ne peuvent plus dans ces conditions lire les lettres. Il s'agit alors surtout d'affections qui n'interrompent pas la transmission dans le nerf optique ou la rétine, mais dans lesquelles la couche de perception, l'épithélium sensoriel, est malade, soit par une maladie primitive de la rétine, soit par une rétinite secondaire à une choroïdite. Ainsi, dans la choroïdite syphilitique, dans la choroïdite ordinaire à son stade floride, dans la dégénérescence pigmentaire ou le décollement de la rétine, le sens lumineux peut être cent fois moindre qu'à l'état normal. Il en est ainsi également dans la cécité nocturne [crépusculaire A. T.], dite *héméralopie idiopathique*, qui tient à des modifications encore inconnues de la rétine.

Le photomètre de Forster se compose d'une boîte en bois allongée, noircie intérieurement (longueur 30, largeur 22, hauteur 17 centimètres. Sur l'un des côtés courts se trouvent deux trous pour les deux yeux à examiner, et à côté, une ouverture par laquelle la lumière d'une bougie éclairant normalement, enfermée dans une boîte, peut tomber dans la première boîte et en éclairer l'intérieur. Cette ouverture où passe la lumière, peut être rendue plus grande ou plus petite, ou être fermée au moyen d'un disque ou d'une vis. Sur la paroi opposée, il y a des raies noires de diverses largeurs sur fond blanc. On peut donc les éclairer plus ou moins au moyen de l'ouverture précédente. Plus est petite l'ouverture, et par suite le rayon lumineux qui suffit pour distinguer encore les raies, et meilleur est le sens lumineux. La grandeur de l'ouverture peut être lue sur une échelle, et c'est d'après elle qu'on calcule la valeur du sens lumineux. Si le sujet examiné a besoin d'une ouverture dix fois plus grande qu'un sujet normal pour distinguer les signes d'épreuve, son sens lumineux est dix plus petit et donc égal à $1/10$ du normal. Il est capital pour cet examen que l'œil du sujet soit bien reposé ou adapté à cette faible lumière : il faut donc laisser le sujet pendant assez longtemps, au moins dix minutes, dans l'obscurité (s'adapter) et faire tout l'examen dans la chambre noire.

12. — Examen du sens des couleurs.

Comme 4 à 5 p. 100 des sujets du sexe masculin (chez les femmes, le pourcentage est presque nul) sont atteints de cécité pour certaines couleurs, d'autant plus que le plus

I

VERT MELON D'EAU

CONFONDU AVEC UNE OU PLUSIEURS COULEURS

Gris — Brun clair — Jaunes saumonés

1 2 3 4 5

Indique que l'observé est vicié.

II

MAUVE CLAIR OU POURPRE

CONFONDU AVEC

Bleu foncé. — Violet. — Gris foncé — Vert pré.

6 7 8 9

Indique cécité

pour le rouge — pour le vert

Fig. 3. — Procédé d'Holmgren, d'après Barthélemy, *Examen de la vision*.

grand nombre des aveugles pour les couleurs le sont pour le rouge et le vert, et sont par suite impropres au service des signaux pour les chemins de fer et les navires, cet état spécial doit être établi d'une façon précise et scientifique. Comme, par l'expérience, les aveugles pour les couleurs parviennent à cacher en partie leurs tares et à nommer exactement les couleurs mêmes qu'ils ne perçoivent pas, la détermination précise du sens des couleurs doit se faire avec certaines précautions. Si on présente à un daltonien un objet rouge ou vert, il annoncera généralement fort bien que l'objet est rouge ou vert, parce qu'il apprécie adroitement la différence d'éclat, suivant laquelle les deux couleurs lui apparaissent. Mais si on fait entrer en ligne les couleurs de confusion, il lui deviendra difficile ou impossible de les reconnaître. Comme les daltoniens voient gris jaunâtre ou gris bleuâtre le rouge et le vert, ils peuvent confondre ensemble les dernières avec les premières. Pour les y amener, on emploie les méthodes suivantes :

1. On fabrique avec de la laine de diverses couleurs non seulement des couleurs spectrales, mais encore d'autres colorations qui doivent comprendre le gris, le gris brunâtre et le rose, une grande quantité de petits paquets (ou d'écheveaux) qui doivent avoir à peu près la longueur et la largeur du petit doigt. On entasse ces écheveaux pêle-mêle devant le malade, et l'on pose d'abord sur un fond incolore, par exemple la table noire, avec un bon éclairage, un écheveau de laine vert clair à côté du tas des autres écheveaux, en demandant au sujet de choisir des écheveaux de même couleur dans le tas et de les mettre à côté de l'écheveau précédent. Le daltonien y met alors des écheveaux des couleurs de confusion ; puis on y met un écheveau rose, sur lequel, ne voyant pas le rouge dans le rose, il met aussi du bleu, tandis que l'aveugle pour le bleu et le jaune, qui ne voit pas du bleu dans le rose, y ajoute les écheveaux rouges. Cette épreuve, introduite par Seebeck et perfectionnée par Holmgren (fig. 3), laisse échapper bien des aveugles pour les couleurs, notamment les habiles et ceux qui s'y sont préparés à l'avance.

Aussi emploie-t-on encore la méthode suivante :

2. *Méthode des contrastes par le papier de soie.* — Quand on recouvre des lettres noires ou grises, imprimées sur fond de couleur, ainsi que ce fond avec un papier de soie, la lettre apparaît de la couleur complémentaire du

fond, ainsi verdâtre si le fond est rouge vif. Dans ce cas, la coloration verte est très délicate, en sorte qu'elle n'est pas perçue par le daltonien, mais il faut que l'épaisseur du papier soit exactement celle voulue, et l'examen n'est sûr que fait par un homme fort expérimenté sur ce sujet. C'est d'après cette méthode que Pflüger a dressé ses tableaux pour la cécité des couleurs.

3. On peut employer aussi des chiffres ou des lettres colorés se trouvant sur un fond coloré, mais de sorte que la couleur de la lettre comme celle du fond soient dans les couleurs de confusion et soient formées d'une mosaïque qui efface, autant que possible, le dessin de la lettre et ne laisse paraître que la couleur. En outre, les plaques qui forment la lettre doivent avoir la même clarté que le fond. Stilling a employé cette méthode dans ses excellents tableaux « pseudo-isochromatiques pour l'examen du sens des couleurs ». Ils sont très sensibles et peuvent être employés aussi par une personne qui n'est pas du métier. Les indications en sont sûres, même pour cette personne, et commodément obtenues. La reconnaissance des chiffres que Stilling a choisis pour l'examen est non seulement impossible pour les aveugles pour les couleurs, mais même pour ceux qui ont seulement une diminution du sens des couleurs pour une certaine couleur. Ces tableaux renferment en outre des chiffres avec lesquels on peut convaincre d'imposture les simulateurs ; ces tableaux de Stilling sont très recommandables pour l'examen minutieux des troubles du sens des couleurs.

L'instrument qui nous paraît le meilleur pour l'examen du sens lumineux et du sens chromatique est le *chromatoptomètre* d'Izarn, Colardeau et Chibret (fig. 4) ; il donne très rapidement le résultat, chose importante, car on a souvent un très grand nombre de sujets à examiner à la fois (employés de chemin de fer, marins, etc.). Voici comment cet appareil doit être utilisé, d'après l'instruction même donnée par les auteurs.

A. — Épreuve d'élimination

1° Mettre à 5° l'aiguille de l'échelle de saturation et à orangé 0 l'aiguille de l'échelle des couleurs.

2° Écarter du diaphragme le tube de l'objectif.

3º Faire asseoir le sujet à trois mètres de la fenêtre s'il fait clair, près de la fenêtre si le temps est sombre.

4º Présenter l'instrument au sujet en engageant son index droit dans la bague.

5º Le sujet doit viser la fenêtre en regardant dans l'oculaire avec l'œil droit, la main gauche fermant l'œil gauche.

6º Poser la question suivante :

Voyez-vous deux ronds de même couleur ?

Réponse : Non.

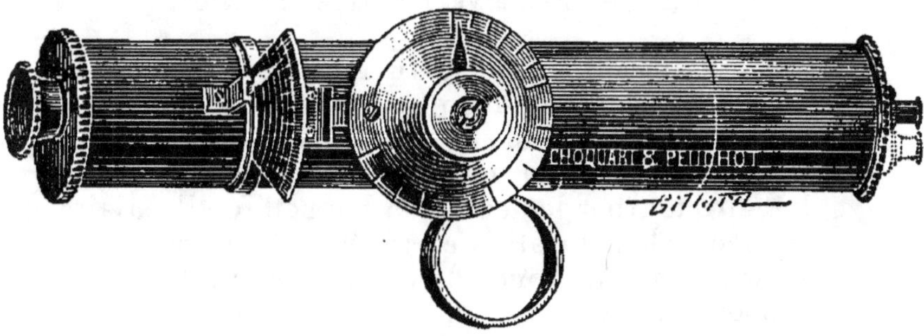

Fig. 4. — Chromatoptomètre d'Izarn, Colardeau et Chibret.

7º Répéter constamment la même question en tournant lentement l'aiguille de l'échelle des couleurs de manière à la promener alternativement et lentement dans la direction du rouge, puis du jaune.

Réponse : Non.

8º Amener successivement et brusquement l'aiguille sur le jaune, sur le rouge et sur le violet, en répétant toujours la question.

Réponse : Non.

9º Ramener l'aiguille de saturation à 0º et répéter une dernière fois la question.

Réponse : Oui ou à peu près.

Conclusion. — Le sujet n'est pas daltonien, ce qui se chiffre par l'expression.

0º T. C. (Toutes couleurs).

Le même examen se pratique pour l'œil gauche en changeant de main.

Avec un peu d'exercice on arrive à éliminer les deux yeux en une minute.

Nota. — L'examen peut se pratiquer à la lumière artificielle : gaz, huile, pétrole, électricité ; comme ces sources lumineuses fournissent généralement un excès de rayons jaunes, les yeux normaux sembleraient quelquefois légèrement daltoniens pour le jaune (5° jaune 0) confusion dont il ne sera pas tenu compte et, au lieu de 5° jaune O, on chiffrera l'examen O° T. C. si l'examen a été négatif pour les autres couleurs.

B. — Epreuve de détermination

Si le sujet est daltonien, au lieu de répondre : non, pendant le 7° de l'épreuve précédente, il répondra : oui à un moment donné, soit par exemple au moment où l'aiguille de l'échelle des couleurs est sur le O° de l'orangé.

1° Faire tourner lentement la bonnette de l'oculaire afin d'augmenter la saturation en répétant la question.

Voyez-vous deux ronds de même couleur ?

Réponse : non.

2° Ramener comme vérification à 5° l'échelle de saturation et recommencer l'épreuve afin de s'assurer que le daltonien répond : Non dans les deux épreuves en présence du même degré de saturation.

3° Soit 15° le degré le plus élevé de l'échelle de saturation compatible avec la confusion des deux couleurs on écrira 15° orangé O.

On chiffrerait 15° orangé 2 rouge si, au lieu de s'arrêter à 0 l'aiguille de l'échelle des couleurs s'était arrêtée à la deuxième graduation sur l'arc qui va de l'orangé au rouge.

L'examen du sens *lumineux* peut se faire avec le même appareil suivant l'instruction qui l'accompagne. Une foule d'autres appareils ont été mis en usage, entre autres la lanterne de Redard (1).

Il est toujours précieux, car on est souvent consulté à ce sujet, d'avoir sous la main les conditions d'aptitude au service de l'*armée* et de la *marine* (Voy. pages 86 et 90). L'admission des employés de *chemin de fer*, n'est pas uniforme et varie avec les Compagnies. Certains n'admettent que l'acuité visuelle normale pour chaque œil et ne tolèrent ni

(1) Redard, *Examen de la vision chez les employés des chemins de fer*. Paris, 1880.

sa diminution ni les anomalies de la réfraction ni le port de lunettes pour le service actif. De plus un très grand nombre d'affections du fond de l'œil et bien des amblyopies (tabagisme, alcoolisme, etc.) provoquent au bout de quelques années de tels changements dans l'acuité visuelle et la vision des couleurs chez des sujets normaux au moment de leur entrée en service, qu'il est évident que leur état peut provoquer de graves accidents. Des *examens périodiques* de tout sujet dont les fonctions nécessitent une vision parfaite, sont au moins aussi nécessaires que l'examen *primitif*. A. T.]

13. — Examen des troubles dans les mouvements des yeux.

Dans les paralysies oculaires, il ne suffit souvent pas de rechercher seulement le défaut de mobilité, en faisant regarder le malade à droite, à gauche, en haut et en bas, mais il est généralement recommandable d'examiner d'une manière précise la diplopie qui est survenue à la suite de la paralysie oculaire. Sans doute, il est facile d'établir dans une paralysie complète, par exemple du droit externe du côté gauche, que l'œil gauche ne se dirige pas vers la gauche, lorsque nous faisons fixer au malade un objet qui se trouve à sa gauche. Il est également en général facile de voir, dans cette paralysie, la déviation de l'œil du côté du nez, parce que le droit interne l'emporte alors en force (strabisme convergent). Mais lorsqu'il n'y a qu'une paralysie incomplète, alors nous devons pour un diagnostic précis appeler à notre aide la constatation des doubles images, surtout lorsqu'il s'agit, ce qui n'est pas rare, de la paralysie de plusieurs muscles.

Dans une paralysie oculaire récente, c'est en règle générale la diplopie, ordinairement unie au vertige qui en résulte, qui conduit le malade chez le médecin. Plus la paralysie dure longtemps, plus la diplopie diminue : toutefois on peut, même dans les cas anciens, la réveiller au moyen d'un artifice spécial, en mettant devant un œil un verre rouge ou en se servant quelquefois d'un prisme fortement réfringent.

Si l'on veut en tout temps, sans livre ou tableau spécial, se reconnaître rapidement dans l'examen des doubles

images engendrées par la paralysie oculaire, on fera bien
de se guider par le moyen suivant, fort simple : il sup-
pose seulement la connaissance des insertions des muscles
externes de l'œil, que l'on peut toujours sommairement
représenter par le schéma ci-contre (fig. 5). On construit
facilement le trajet des muscles droits, lorsqu'on se rap-

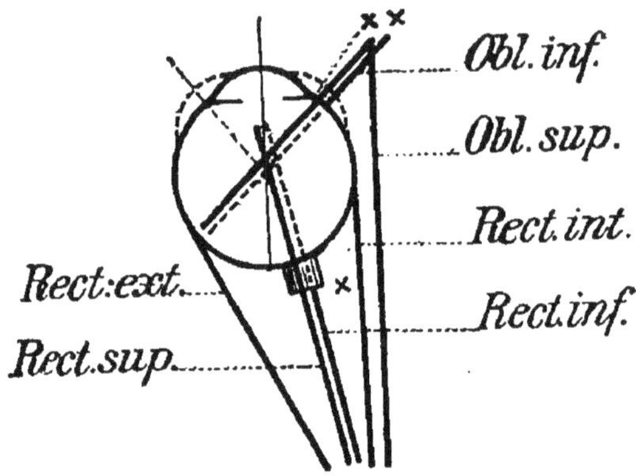

Fig. 5. — Schéma des muscles de l'œil.

pelle qu'ils ont leur insertion postérieure au fond de l'orbite, autour du trou optique, et qu'ils s'insèrent en avant
tout autour de la cornée, à 7 à 8 millimètres du limbe, en
sorte que les droits interne et externe suivent la direction
du méridien horizontal du globe, tandis que les droits
supérieur et inférieur s'insèrent un peu obliquement par
rapport au méridien vertical du globe, alors que leur insertion antérieure est un peu plus externe que leur insertion postérieure. Le trochléaire ou oblique supérieur se
divise en avant, directement en venant du trou optique,
un peu au-dessus du droit interne, mais il se place dans
la fossette trochléaire autour du cartilage de la poulie et
prend alors seulement sa direction active, d'en avant en
dedans vers la région postéro-externe. Alors il contourne
en haut le globe dans cette direction, passe sous le droit
supérieur et s'insère derrière l'insertion du droit supérieur,
près du méridien horizontal, derrière l'équateur du globe :
l'oblique inférieur, au contraire, naît en avant et en dedans sur le plancher de l'orbite, à côté de la terminaison
de la crête lacrymale de l'unguis, embrasse le bulbe sur sa
face inférieure, de la même manière que le grand oblique,

c'est-à-dire aussi d'avant en dedans vers la région postéro-externe, et s'insère à la partie postéro-externe en haut du globe, entre l'insertion du droit externe et le nerf optique.

Si l'on se représente une orbite immense avec un globe que nous pourrons entourer de nos bras, nous pourrons avec eux imiter les muscles de telle manière que nous serons obligés de nous placer par rapport aux droits du côté du nez, à l'entrée du nerf optique, là par exemple où est l'x du schéma. Nous pourrons alors embrasser le diamètre horizontal du globe, comme le font les droits interne et externe. Si nous voulons représenter les muscles droits supérieur et inférieur, nous devrons entourer le globe dans son diamètre vertical, tout en observant qu'il pourrait facilement nous échapper latéralement, obligés que nous sommes de l'embrasser obliquement, parce que nous l'aurions un peu *sur le côté*.

Si nous voulons figurer les obliques, nous devrons nous placer (en xx) dans la région antéro-interne de l'orbite et embrasser le globe vers sa partie postéro-externe, de façon à réunir presque nos mains à ce niveau.

Si nous nous représentons que ce globe se meut facilement autour de son point de rotation, nous pourrons, d'après la situation de nos bras, comprendre clairement l'action de ces divers muscles. Nous n'avons qu'à nous figurer simplement que dans les trois positions indiquées, en imaginant nos mains placées aux points d'insertion des muscles sur l'œil, nous tournerions le globe; alors, dans la première position dans laquelle nos bras enveloppent le globe dans le méridien horizontal, nous le tournerions simplement de côté et d'autre, de façon que la cornée se déplacerait dans le méridien horizontal du côté du nez et des tempes. Si nous représentons les droits supérieur et inférieur, nous remarquerons qu'en tirant dans le haut, nous ne tournons pas le globe de cette manière vers le haut, que la cornée s'élève, mais nous tirerions aussi la cornée un peu du côté du nez au cours de l'élévation, puisque nous nous trouvons placé un peu du côté nasal du globe, en même temps que nous inclinons le méridien vertical du globe en haut vers le nez. Si nous exerçons en bas une action avec l'autre bras, comme par le droit inférieur, nous tournerons l'œil en bas, mais ici encore en sorte que nous tirerons la cornée un peu vers le nez et que le méridien vertical en bas sera rapproché de la ligne médiane du visage.

Il serait incliné en bas vers la partie interne si nous voulions représenter les obliques (ainsi en xx) ; si nous nous figurions la cornée dirigée droit en avant, nous la dirigerions suivant l'effet de la traction de l'oblique supérieur en dehors et en bas, attendu que nous élevons le globe par derrière et en haut et en dehors, et pour représenter l'oblique inférieur, nous la dirigerions en haut et en dehors, attendu que nous l'abaissons par derrière.

Mais, si nous nous imaginons que l'œil regarde en dehors du côté temporal (Voy. fig. 5), la cornée étant dans l'angle externe, nous pouvons facilement nous représenter que l'effet des obliques est un effet rotatoire pur, très peu abaisseur et très peu élévateur. Si nous nous représentons l'œil regardant vers le nez, auquel cas il nous fixerait nous-même, alors, au contraire, l'effet des obliques sera presque purement élévateur ou abaisseur. Dans la rotation que les obliques communiquent au globe, le méridien vertical est attiré par l'oblique supérieur en haut vers le nez, et par l'inférieur en bas vers le nez. Nous appelons *roulement* la rotation autour d'un axe allant d'avant en arrière à travers le globe. Si nous nous représentons encore une fois la situation des droits supérieur et inférieur, nous comprendrons que ces deux muscles aussi peuvent faire rouler le globe, à savoir quand l'œil regarde vers le nez, mais moins que les obliques. D'un autre côté, les droits supérieur et inférieur ont à produire l'élévation et l'abaissement purs, quand l'œil regarde vers la tempe.

Nous voyons donc ainsi, que, dès que nous connaissons le trajet des muscles, leur action et la direction qu'ils impriment à la cornée, deviennent claires. Le droit interne la met en adduction, le droit externe en abduction, le droit supérieur l'élève, la dirige un peu du côté nasal et incline le sommet du méridien vertical un peu en dedans, lorsque l'œil est en position primaire. Le droit inférieur attire la cornée en bas, la met en légère adduction et incline la partie inférieure du méridien vertical un peu en dedans. L'oblique supérieur la dirige en bas, la place en abduction, de telle sorte qu'elle se dirige en bas et en dehors : puis il incline le méridien vertical en dedans. L'oblique inférieur élève la cornée, l'attire en dehors et incline la partie inférieure du méridien vertical en dedans.

Lorsque la cornée doit être portée de la position primaire directement en haut, le droit supérieur et l'oblique inférieur doivent coopérer dans ce but : lorsque le regard doit être dirigé directement, le droit inférieur et l'oblique supérieur doivent travailler ensemble, tandis que l'adduction et l'abduction, hors de la position primitive, ne nécessitent que l'action du droit interne et du droit externe.

Ceci posé, nous pouvons aborder l'analyse de la diplopie dans les paralysies oculaires. Supposons encore qu'il s'agit d'une paralysie du droit externe gauche. Si dans la chambre noire nous présentons au malade un objet, par exemple une lumière, à une certaine hauteur de l'œil, de façon qu'ayant le visage directement en face, il doive diriger son œil à gauche pour fixer la flamme, il nous dira qu'il voit deux lumières juxtaposées à la même auteur. Ceci prouve qu'il fixe convenablement la lumière avec l'œil droit resté normal, mais qu'il ne peut le faire avec l'œil gauche, incapable de se diriger à gauche, en sorte que l'image de la flamme, au lieu de tomber comme à droite sur la fovea centralis, tombe sur la rétine du côté nasal, en dedans de la fovea. Toute image qui se trouve au côté interne ou nasal de la fovea est projetée en dehors du côté temporal ; elle se trouve donc dans le champ visuel temporal en dehors du point de fixation, et d'autant plus externe dans le champ temporal que l'image rétinienne se trouve éloignée de la fovea. Si nous avançons avec notre lumière vers la tempe, l'œil droit la suivra facilement ; sur l'œil gauche, au contraire, l'image rétinienne ira simplement du côté nasal et la fausse image du côté temporal. On la nomme *fausse image* parce qu'elle n'est pas très nette, car les images qui se forment sur la rétine *hors de la macula*, sont assez confuses, et d'autant moins distinctes qu'elles sont dans une région rétinienne plus périphérique. Dans notre cas, le malade verra donc l'image de l'œil droit en situation normale, et celle de l'œil gauche dans la région temporale, par conséquent à gauche. Il y a donc une diplopie homonyme. Si nous ramenons maintenant, tout en restant à la même hauteur, la lumière à droite, les images se rapprochent, et si nous la plaçons au milieu ou un peu en dedans de la ligne médiane de l'œil, le malade voit de nouveau un seul objet de même que lorsque nous portons la lumière encore plus à droite. La diplopie survient donc seulement lorsque nous amenons l'objet d'épreuve dans le champ d'action du muscle paralysé, et le malade peut encore réduire ce champ, en tournant la tête à gauche, au lieu de tourner l'œil lui-même à gauche.

Dans la paralysie du droit externe gauche, qui devrait diriger normalement la cornée à gauche, nous trouvons l'image de l'œil gauche à gauche de celle du droit. Inversement, nous devons la trouver à sa droite, lorsque le droit interne de l'œil gauche est paralysé, exactement pour les motifs développés ci-dessus : il y a alors une diplopie croisée.

Si le droit supérieur est atteint, l'œil reste en arrière pour l'élévation et un peu aussi pour l'adduction, en sorte que l'image de la lumière tombe sur la rétine en bas et un peu en dehors de la fovea. Par conséquent, l'image de l'œil gauche se trouve en haut et un peu en dedans de celle de l'œil droit, et est en même temps inclinée par son extrémité supérieure un peu en dedans, parce que la rotation due au droit supérieur fait défaut. Celle-ci est d'autant plus en défaut que l'œil paralysé regarde plus du côté nasal, parce que dans l'adduction le droit supérieur est plus oblique par rapport au globe et qu'alors son action rotatoire est plus marquée. Lorsque l'œil regarde au contraire vers la tempe, la rotation manque, par contre l'élévation pure est plus accentuée, et la conséquence est que la distance en hauteur des doubles images augmente un peu ; l'écartement latéral des doubles images, qui est faible, se produit surtout dans la position médiane.

Si nous poursuivons aussi pour les obliques l'étude du siège des doubles images, nous pourrons dire, d'une façon générale : La direction dans laquelle la fausse image s'éloigne de la vraie, correspond constamment au sens d'action du muscle paralysé, ou plus commodément dans la pratique :

L'image de l'œil paralysé est toujours dirigée dans le sens où la cornée se dirigerait, si le muscle paralysé pourrait remplir son rôle, et l'image est inclinée de la même manière dont le muscle paralysé agirait sur le méridien vertical.

Prenons encore un autre exemple, la paralysie du grand oblique de l'œil gauche. S'il modifiait la position primaire de l'œil par sa contraction isolée, il placerait la cornée en bas et en dehors et inclinerait l'extrémité supérieure du méridien vertical en dedans. Précisément nous trouvons aussi l'image de l'œil gauche déviée : elle se trouve en dehors et en bas de celle de l'œil droit et son extrémité supérieure est inclinée du côté du nez (Voy. fig. 6). Naturellement nous devons chercher la diplopie de la paralysie du grand oblique dans la partie inférieure du champ du regard, car l'oblique supérieur est un abaisseur, et il abaisse même d'autant plus la cornée que l'œil regarde plus en dedans. Lorsque la lumière est placée en dedans et en bas, la différence de hauteur des deux images est plus grande que lorsque l'œil doit regarder en bas et en dehors. Dans cette dernière position, l'oblique supérieur fait rouler en dedans, comme cela a été déjà dit, le méridien vertical, aussi l'image de l'œil gauche reçoit une inclinaison nasale plus forte de son extrémité supérieure, et en même temps la différence de hauteur diminue. L'image de l'œil gauche reste toujours placée à gauche de celle du droit, c'est-à-dire du même côté (homonyme), parce que le grand oblique a aussi une action abductrice.

Dans la paralysie de l'oblique inférieur, qui, fonctionnant isolément, place la cornée en haut et en dehors, tout en inclinant l'extrémité supérieure du méridien vertical du côté temporal, nous trouvons l'image de l'œil paralysé en haut et en dehors de celle de l'autre œil, et son extrémité supérieure inclinée du côté temporal. Ici encore la différence de hauteur des images augmente lorsque l'œil regarde vers le nez, et l'obliquité, lorsqu'il regarde du côté temporal. La diplopie est homonyme et doit être recherchée dans la partie supérieure du champ du regard.

Dans la paralysie du droit supérieur, qui porte la cornée en haut et en même temps un peu en dedans, l'image de l'œil paralysé est placée en haut et un peu en dedans de l'autre, du côté nasal, et son extrémité supérieure un peu inclinée vers le nez. Dans l'abduction, cette inclinaison diminue et la différence de hauteur des images augmente.

Dans la paralysie du droit inférieur, qui porterait la cornée en bas et un peu en dedans et inclinerait l'extrémité inférieure du méridien vertical du côté du nez, nous trouvons l'image de l'œil paralysé en bas et un peu en dedans (du côté nasal) de celle de l'autre œil, et son extrémité inférieure est un peu inclinée du côté nasal. Cette inclinaison est toutefois seulement évidente dans le regard vers le nez tandis qu'elle diminue dans le regard vers la tempe, où aussi la différence de hauteur des images augmente.

Pour établir exactement à quel œil appartient chaque image, on fait tenir devant un des yeux, n'importe lequel, un verre rouge. L'image de l'œil muni du verre rouge paraît par suite de couleur rouge, tandis que l'autre conserve sa couleur naturelle.

Une chose fort importante est à présent de déterminer à quel *œil* appartient la paralysie, à un seul ou à tous deux. Pour cela on suivra *la règle suivante*.

L'image de l'œil malade est celle qui précède l'autre à peu près dans la même direction où nous conduisons la lumière que nous présentons.

Cette avance est en rapport avec le retard de l'œil provoqué par la paralysie.

Si par exemple nous trouvons que l'image de l'œil gauche, lorsque nous conduisons la lumière à gauche de la ligne médiane, précède à gauche l'image de l'œil droit, c'est que la paralysie est à gauche et que le droit externe gauche est paralysé. Si par exemple, chez le même malade, nous dirigeons la lumière à droite de la ligne médiane, et si alors l'image de l'œil droit précède à droite celle de l'œil gauche, le droit externe est aussi paralysé du côté droit.

Si nous amenons la lumière en haut et qu'une des images se dirige aussi en haut et d'autant plus que nous amenons l'objet plus haut, cette image, si elle apparaît en haut la première, appartient à l'œil paralysé, et ainsi de suite.

Pour arriver à une analyse exacte de la diplopie dans un cas déterminé, il est nécessaire de la dessiner, comme par exemple dans les schémas ci-joints (fig. 6) des paralysies des deux obliques et des droits supérieurs et inférieurs. Nous esquisserons d'abord une croix avec deux lignes et nous interrogerons avec la lumière la diplopie en neuf positions : d'abord au milieu, puis en haut et en bas, à droite et à gauche, par rapport à la croix, puis encore à droite et à gauche en haut, et à droite et à gauche en bas. Nous dessinerons alors les deux images, telles que le malade assis devant nous nous les annonce. L'image de l'œil gauche, qui se dirige à gauche dans la paralysie de son droit externe, nous la dessinons dans le schéma de manière à l'avoir à notre droite quand nous nous trouvons devant le sujet, et ainsi de suite. Il en est tout autrement lorsque le malade dessine lui-même ses images, par exemple sur un tableau placé devant lui, méthode qui a été aussi recommandée. Car alors, dans l'exemple donné ci-dessus, l'image de l'œil gauche vient se placer dans le schéma du côté opposé, par conséquent du côté gauche. On doit donc, pour interpréter ces schémas, toujours savoir comment l'observateur a transcrit la diplopie : aussi celui-ci ne doit-il jamais négliger d'indiquer sur son dessin ce qui est le côté droit et ce qui est le côté gauche. Si on transcrit suivant l'exemple ci-joint, le dessin *r* (à droite) se fait dans ce qui est pour nous le côté gauche du schéma. Si au contraire nous employons la deuxième méthode, le dessin se fait dans sa partie droite. En observant la figure 6, on reconnaît aux lettres *r* et *l* qu'ici la diplopie a été inscrite par l'observateur. C'est de cette manière que Woinow (1) a également noté les doubles images dans ses tableaux sur les diverses paralysies oculaires, tableaux fort recommandables pour le diagnostic, surtout lorsqu'il s'agit de la paralysie de plusieurs muscles. Woinow représente un grand nombre d'exemples de paralysies multiples ou combinées, pour élucider le diagnostic souvent assez difficile de ces formes de paralysies.

Les différences de notation peuvent obscurcir pour le commençant l'étude de ces altérations dans la projection, aussi ai-je attiré particulièrement l'attention sur ce point.

Si l'on a à examiner un malade atteint depuis longtemps d'une paralysie oculaire, il est à la vérité souvent fort difficile d'arriver à un diagnostic précis, parce que le sujet a appris peu à peu à neutraliser plus ou moins une des images. Cependant le malade se plaint encore d'une lésion visuelle, car la diplopie altère la vision dans une certaine direction du regard. On doit alors faire une recherche précise dans cette direction (dans la paralysie du grand oblique par exemple, en bas et en dedans) : dans

(1) Woinow, *Ueber das Verhalten der Doppelbilder bei Augenmushellähmungen* in 15 Tafeln dargestellt. Wien, 1870. [Le tableau de Landolt (Tableau synoptique des mouvements des yeux et de leurs anomalies, Paris, 1894) constitue un guide précis, commode et complet comprenant l'anatomie, la physiologie et les altérations pathologiques des muscles de l'œil et de leurs mouvements. A. T.]

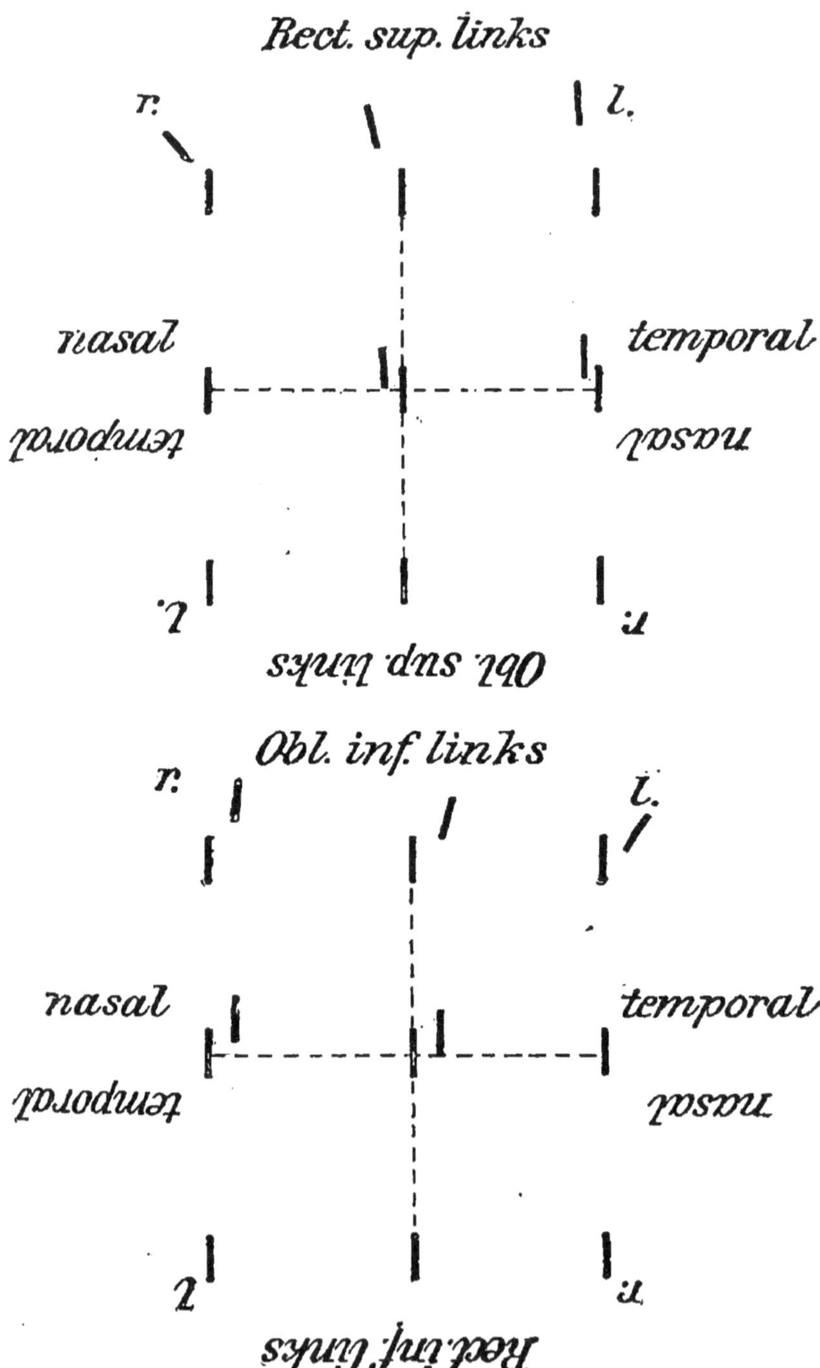

Fig. 6. — Schéma pour l'étude des paralysies : *links* = gauche.

ces cas on peut souvent encore rendre manifeste la diplopie, en tenant un *prisme* dans une position convenable devant un des yeux. Supposons qu'il s'agisse d'une ancienne paralysie du droit externe gauche, et que le malade n'accuse aucune diplopie avec le verre rouge, même dans le domaine où elle doit se produire (à gauche de sa ligne médiane). On lui tient alors devant un œil un prisme d'environ 10° avec la base tournée en bas ou en haut, par suite dans une position qui dévie les lignes verticales ; il annoncera souvent alors la présence de doubles images, parce que l'image déplacée par le prisme se produit dans une région inaccoutumée de la rétine, et est alors perçue. Pour ces cas, comme aussi d'ailleurs pour les cas récents, on emploie utilement un *verre rouge à côtes*, comme Maddox l'a recommandé. En regardant à travers cet objet, la lumière rouge présentée est vue comme une longue ligne rouge dont l'existence et la position sont facilement reconnues par le malade et qui fait apparaître plus nettement les inclinaisons éventuelles des doubles images.

Par la recherche de la diplopie nous sommes aussi en état de savoir s'il s'agit, dans un cas déterminé, de strabisme *paralytique* ou de strabisme concomitant.

Dans ce dernier cas, le strabisme ordinaire ne consiste pas en une paralysie, mais dans une mauvaise position de l'œil, qui n'est point limité dans ses mouvements excursifs. Cet œil peut être attiré en dedans, par exemple dans le strabisme, de la quantité dont il est trop peu dirigé en dehors, en sorte que la cornée disparaît quelquefois en grande partie dans l'angle interne, quand il y a une forte adduction. L'œil, qui paraît dévié, ne reste point en arrêt dans certaines positions du regard ; il suit l'autre œil dans tous ses mouvements, tout en conservant sa position vicieuse toujours dans une égale mesure. A cet état correspond la diplopie qui existe quelquefois au début ; la distance des doubles images reste égale ici dans les diverses positions du regard, et bientôt même la diplopie disparaît complètement, l'œil dont la fixation est défectueuse supprimant et excluant l'image qu'il reçoit.

14. — Recherche de la simulation ou de l'aggravation d'une altération visuelle.

Cette recherche constitue souvent pour le médecin une tâche pleine de responsabilités et parfois très difficile à remplir; aussi devons-nous en donner ici les éléments essentiels. Ce n'est pas seulement pour les conseils de revision et le recrutement de l'*armée*, mais surtout pour la constatation de lésions dues à un *accident*, que l'examinateur se heurte au mauvais vouloir de l'examiné, qui cherche par de fausses assertions à se donner une vision plus mauvaise qu'elle l'est en réalité. La lésion due à l'accident est exagérée, pour tâcher d'avoir une plus forte indemnité. La recrue veut se libérer du service en prétextant une vision insuffisante; enfin les *hystériques* donnent souvent au médecin des renseignements inexacts sur l'état de leur vue.

Le médecin doit en effet avoir toujours déjà le soupçon qu'il s'agit de simulation, lorsque le résultat de l'examen subjectif ne correspond pas à celui de l'examen objectif, par exemple lorsque la fonction est déclarée mauvaise, alors que l'état objectif paraît complètement normal. On doit toutefois savoir que l'amblyopie *congénitale* peut se produire avec des yeux absolument bien conformés au point de vue anatomique. Il y a en effet, surtout chez les hypermétropes, des acuités visuelles fort réduites, soit à un œil, soit aux deux yeux, quand il s'agit de fortes hypermétropies, sans que les yeux soit malades, même avec l'emploi des verres correcteurs.

La cécité totale et bilatérale est rarement simulée, mais plus fréquemment celle d'un seul œil. Dans ce dernier cas, la démonstration de la simulation est plus facile que lorsque le malade se plaint seulement d'y voir mal avec un œil ou avec les deux yeux. Lorsque le sujet déclare qu'un de ses yeux n'y voit rien, on pourra, mais fort prudemment, tenir compte du rétrécissement pupillaire à un jet de lumière et de la réaction sur l'autre œil (rétrécissement de la pupille du second œil, quand on éclaire le premier). Il arrive, en effet, que dans quelques cas rares, lorsque la sensation lumineuse est éteinte dans un œil, la lumière, tombant sur celui-ci, provoque encore le rétrécissement sur la pupille du même côté et sur l'autre. Inversement, on peut trouver, la vision étant excellente, une pupille restant immobile à la lumière, parce qu'elle est paralysée ou fixée par des adhérences. Il vaut donc mieux s'en tenir aux méthodes d'examen qui suivent.

1° On fait lire le sujet examiné et on tient entre le livre et son visage une feuille de papier perpendiculaire au livre dans le prolongement du nez du patient, de façon à partager en deux les lignes d'écriture. Le sujet atteint de cécité monolatérale lira alors seulement les mots de la moitié de la ligne qui correspond à son œil voyant, le simulateur lit aussi ceux de l'autre moitié. Il suffit quelquefois aussi de tenir une règle ou un crayon, et d'observer que le simulateur n'est pas troublé dans sa lecture, tandis que le sujet atteint de cécité monolatérale omet les mots couverts par le crayon. Des simulateurs exercés peuvent se méfier cependant de ce procédé, parce qu'ils ferment rapidement l'œil soi-disant aveugle, pour se reconnaître et savoir ce qu'ils peuvent voir ou ce qu'ils ne voient pas. Ils emploient aussi ce moyen *dans les autres méthodes*, aussi doit-on y porter attention.

2° On tient dans une chambre noire une bougie allumée devant le bon œil de l'observé, et on l'amène ensuite lentement du côté de l'œil soi-disant aveugle. S'il voit alors encore la lumière, quoiqu'elle soit cachée à l'œil voyant par le dos du nez, ce qu'on reconnaît à l'ombre qu'il projette, cela démontre qu'il la voit avec l'œil qu'il déclare aveugle. Mais des simulateurs habiles ne seront pas ainsi démasqués.

3° Par contre, on réussit souvent à les convaincre de simulation, en employant un *prisme* de diverses façons. Si l'on tient devant un œil normal un prisme avec son arête vers le nez et si on le fait regarder un objet tenu devant lui, par exemple une lumière dans la chambre noire, on voit comment l'œil exécute immédiatement derrière le prisme une légère adduction. Ceci se produit pour voir simple, car le prisme en question produit une double image qui est de suite et facilement réduite à une seule par l'adduction. Cette tendance à la fusion des doubles images est si grande, que cette dernière se produit généralement ; si un œil est aveugle, elle manque naturellement. On doit tenir le prisme devant l'œil soi-disant aveugle du simulateur.

En outre, on peut tenir devant l'œil sain le prisme avec son arête en haut et demander si le sujet voit ou non deux lumières. Si les deux yeux y voient, l'image de l'œil muni du prisme doit être un peu plus haute que celle de l'autre œil. Si l'observé annonce qu'il voit deux lumières, cela démontre qu'il voit avec les deux yeux. Mais beaucoup de simulateurs savent déjà qu'ils se trahissent en annonçant la double image, aussi doit-on quelquefois modifier l'examen, de façon à provoquer d'abord sur l'œil voyant une diplopie, par conséquent monoculaire.

Dans ce but, on avance un fort prisme de 15° environ, avec son arête en bas et sa base en haut, lentement, vers l'œil, en montant. Dès que le bord de la base couvre la partie inférieure de la pupille, cet œil voit double, parce que les rayons qui traversent le prisme sont déviés, et ceux au contraire qui tombent dans l'œil par la moitié supérieure de la pupille ne le sont pas. On convainc le simulateur qu'il peut voir aussi double avec l'œil sain, tandis qu'on lui couvre l'autre œil pendant l'examen. S'il déclare à présent qu'il voit double, on laisse libre l'œil soi-disant aveugle, et on élève le prisme aussitôt un peu plus, de façon qu'il couvre la pupille tout entière. S'il voit encore double, cela prouve la simulation, et l'on peut même, si on emploie les échelles visuelles, établir l'acuité de l'œil soi-disant aveugle, sans que le sujet s'en doute.

L'image la plus haute des deux appartient dans le cas décrit à l'œil prétendu aveugle. Le prisme employé devra de préférence n'avoir aucune monture.

[Certains prismes *biréfringents* (Galezowski) arrivent à donner la diplopie monoculaire et nous les employons souvent. Dans ce cas, en variant les épreuves et après avoir prouvé au sujet qu'on peut voir double avec un seul œil, on reprend l'épreuve avec un prisme simple et on arrive à confondre le sujet en provoquant simplement la diplopie binoculaire. Baudry a également modifié ces expériences avec un appareil nouveau décrit dans un livre récent (1) qui constitue un guide utile et recommandable au médecin dans les cas médico-légaux. L'essentiel est dans ces épreuves que le malade ne ferme pas alternativement les yeux.

4° Pour l'examen de la vision éloignée, avec un très fort verre sphérique convexe ou concave $+$ 10 ou $-$ 10, on neutralise tota-

---

(1) Baudry, *Etude médico-légale sur les traumatismes de l'œil et de ses annexes*, 3e édition, Paris, 1904.

lement la vision de l'œil et on fait ainsi parfois lire l'œil prétendu malade, pourvu seulement d'un verre *plan transparent*, toujours utile à avoir, d'un verre concave ou convexe *très faible* (0,25) n'altérant pas sensiblement la vision ou enfin d'un verre corrigeant la réfraction préalablement déterminée par les moyens objectifs (ophtalmoscopie, skiascopie). On peut aussi user (Jackson) de verres cylindriques superposés se neutralisant, mais où divers changements de position annihilent de suite la vision. A. T.]

On place devant le bon œil un fort verre convexe, par exemple de six dioptries. Alors un œil emmétrope prend une myopie artificielle et ne peut lire des caractères fins qu'à une distance de 17 centimètres environ. On fait d'abord lire à une courte distance, puis on éloigne peu à peu de plus en plus le livre. Si le sujet peut encore lire quand le livre est reculé de plus de 17 centimètres, cela prouve qu'il lit avec l'autre œil.

[5° Des échelles de couleur (Stilling), à lire avec des verres de couleur qui neutralisent celles de l'échelle, sont aussi d'un usage courant. Si, après avoir présenté une échelle de caractères verts et avoir mis un verre rouge (complémentaire) devant le bon œil, ainsi annihilé, on laisse l'autre ouvert avec un simple verre transparent incolore, si le sujet peut lire, cela ne peut être qu'avec l'œil prétendu mauvais.

Dans d'autres expériences, on écrit certains jambages de lettres ou certains mots avec des crayons de couleur dont un verre coloré neutralisera la visibilité. Il arrive parfois que des conditions d'exécution matérielles (luisant de certaines lettres dans les échelles, enfoncement du papier si on appuie trop fort avec le crayon, etc.) amènent l'échec du procédé. A. T.]

6° Des cas plus difficiles sont ceux où le sujet simule, non la cécité complète d'un œil, mais seulement un affaiblissement de la vision ou exagère une altération visuelle déjà existante, annonçant, au lieu d'une acuité visuelle réelle de 1/3, une acuité de 1/10. Ceci arrive le plus souvent quand il s'agit d'une indemnité. Dans ce cas on doit d'abord s'en tenir au fait mentionné ci-dessus dans lequel le simulateur, à diverses distances, indique facilement des valeurs diverses pour l'acuité visuelle. Le simulateur le plus habile pourra difficilement trouver la série de lettres correspondant à son acuité réelle, si on change rapidement la distance de l'échelle d'épreuve ou si on le fait lire dans un miroir. Le simulateur peut en outre s'efforcer de s'arrêter à une ligne déterminée et ne plus vouloir lire aucune lettre de la ligne suivante, quoique dans lescirconstances convenables la lettre la plus facile peut être encore déchiffrée dans la ligne suivante, si toute la ligne précédente a été lue facilement, même avec les lettres difficiles. Tout au moins, comme nous l'avons fait déjà remarquer, ceci doit éveiller le soupçon de simulation.

On peut aussi dans ces cas se tirer ainsi d'affaire : on exclut de la vision, au moyen d'un verre approprié, le bon œil, sans que le sujet s'en aperçoive. On peut manœuvrer comme il est dit plus haut au paragraphe 4. On place peu à peu, devant le bon œil, des verres concaves de plus en plus forts, tandis qu'on fait lire à distance l'échelle d'épreuve. On peut encore lire au loin avec de faibles verres concaves, mais cela devient impossible à un certain numéro, par exemple avec dix dioptries. Si la lecture est encore possible, elle se fait avec l'autre œil. On peut ainsi mesurer l'acuité visuelle de l'œil du simulateur.

[7° Nous déjouons souvent les simulateurs d'amblyopie en agissant ainsi. Nous avons construit, tantôt avec des signes pour illettrés, tantôt avec les lettres des échelles, une échelle visuelle ainsi disposée ; les signes de grandeur inégale, mais placés sur la même ligne, correspondent à des acuités totalement différentes : il arrive souvent qu'un sujet qui n'a accusé qu'une acuité visuelle minime, lira imperturbablement à un autre examen les lettres grandes et petites qu'on aura, sans ordre, mises à la file ou même, certains nombres ou certains mots composés de lettres très inégales. L'acuité visuelle vraie se trouve parfois déterminée du même coup, avec ces échelles à caractères mélangés que nous présentons en général au malade AVANT les échelles ordinaires. A. T.]

8° Le stéréoscope est aussi recommandable pour des simulateurs très exercés, en particulier sous la forme et la disposition que Burchardt (1) lui a données avec ses tableaux très pratiques. Par ce procédé, que j'emploie depuis bien des années, on arrive à démasquer les simulateurs les plus rusés et à établir leur acuité visuelle. Les tableaux stéréoscopiques sont construits de telle sorte que

____

(1) M. Burchardt, *Praktische Diagnostik der Simulation von Gefühlslähmung, von Schwerhörigkeit und von Schwachsichtigkeit.* Berlin, 1878. Mit Stereoskop, Tabeln und genauer Gebrauchsanweisung.

le sujet ne remarque pas du tout avec quel œil il lit certaines lettres ou certains signes.

[9° Des appareils spéciaux (boîtes de Chauvel, de Flees, diploscope de Rémy) ont été construits de façon que le sujet ignore avec quel œil il voit les images qui lui sont présentées. Il faut aussi aller vite et se méfier qu'il ne ferme pas alternativement chaque œil pour se rendre compte de l'erreur possible.

10° Des procédés d'un autre ordre sont parfois des ruses utiles. Alors qu'un aveugle exécute bien divers actes, un simulateur invité à réunir ses deux index (Burchardt) se croira obligé de n'y point réussir.

Quelquefois la projection d'une lumière vive préalablement masquée (lampe électrique de poche, photophore) et placée loin ou près de l'œil, l'instillation d'eau supposée très irritante, la projection de gouttes ou de poudre sur une lame de verre dans le genre de celles usités pour la recherche de la diplopie dans les paralysies oculaires, l'apparition brusque d'un instrument piquant, l'imminence d'une commotion électrique, arriveront à déjouer les tentatives du sujet, surtout dans les cas d'amblyopie ou d'amaurose unilatérale.

On a été jusqu'à préparer ostensiblement une opération, l'anesthésie générale, une injection sous-conjonctivale, le galvano-cautère, allumé près de l'œil.

L'amaurose bilatérale est très difficile à simuler. Le sujet clignote, trébuche à tout coup, n'a pas la démarche classique de l'aveugle et se trouve de suite gêné dans une foule d'actes qui le trahissent. Il en est de même de l'héméralopie.

Les procédés pour déjouer la simulation sont en somme très nombreux, et il est facile d'en modifier et d'en créer de nouveaux, mais ils sont loin d'avoir une égale valeur et, sauf de rares exceptions où la simulation est de suite déjouée et avouée, on devra avoir recours à plusieurs procédés successifs de contrôle.

Tous ces procédés se divisent en effet forcément au point de vue pratique en plusieurs catégories.

1° Les procédés qui peuvent être souvent facilement *déjoués par le malade* et qui, *mal exécutés par le médecin*, laissent quelquefois dans le doute (règle, épreuve du prisme simple, etc.).

2° Les procédés qui nécessitent des dispositions spéciales, des instructions et des appareils particuliers (boîtes pseudoscopiques).

Il y a là, surtout pour le praticien, divers inconvénients.

3° Les procédés qui, de manœuvre simple, ne nécessitent que les appareils ou les objets d'étude *courants dans la pratique journalière* (verres plans, colorés, sphériques et cylindriques, échelles noires et colorées).

4° Les procédés de suggestion et de surprise, qu'on pourra multiplier à l'infini.

5° Enfin les procédés entraînant une perturbation plus ou moins prolongée de la vision (instillation de myotiques ou de mydriatiques). Ces procédés doivent être le plus souvent rejetés. Ils créent une situation nouvelle de laquelle le patient s'efforcera de tirer parti en créant de nouveaux ennuis au médecin. Quelquefois même ces agents ne sont pas inoffensifs pour l'état de l'œil examiné.

Dans les conditions pratiques, il y aura lieu, *toujours en plusieurs séances*, de conduire les épreuves avec rapidité et avec sang-froid, en notant exactement tous les résultats d'épreuve à épreuve, mais sans hauteur, avec une certaine bonhomie qui, si l'on sait multiplier les épreuves, permettra souvent assez vite la mise en défaut du sujet, qu'il est ordinairement inutile de prévenir du résultat. Dans certains cas douteux d'amblyopie posttraumatique, comme dans ceux si fréquents de chute sur le front, de contusion avec enfoncement du sourcil, etc., on ne devra pas conclure trop vite contre le malade, dont l'amblyopie est souvent réelle, mais s'attacher à multiplier les examens dans diverses conditions et multiplier aussi les réserves. Tout jugement prématuré avant une démonstration évidente est une faute morale et matérielle.

Parfois des maladies externes sont provoquées de toutes pièces par l'intromission de corps étrangers (nous avons vu jusqu'au verre pilé), de substances irritantes et caustiques innombrables, de médicaments divers, de pus blennorrhagique. On a été même jusqu'à la piqûre du cristallin. L'aspect des lésions, l'application de pansements inamovibles (collodion, colle de Unna, etc.) combinée à la surveillance dans tous ses actes et à l'attitude générale du sujet, entraînent vite la conviction de l'expert.

Dans de très nombreux cas, une lésion préexistante ou d'une autre origine est attribuée au traumatisme reçu par l'ouvrier qui en est porteur. Nous avons vu ainsi des blépharites, des leucomes, la kératite parenchymateuse avec stigmates hérédosyphilitiques, etc., être attribués à des traumatismes parfois insignifiants et tout à fait récents. Nous devons reconnaître aussi que nous avons vu des lésions traumatiques indiscutables et graves attribuées parfois à autre chose qu'au traumatisme et où l'intervention de l'ophtalmologiste amenait la constatation de la lésion. A. T.]

Lorsqu'il s'agit d'un œil déjà atteint d'une altération visuelle, accrue encore par un accident, on a parfois besoin de tout le reste de l'examen pour un diagnostic certain. En particulier, l'examen à l'image droite doit nous renseigner sur le degré de trouble visuel que provoquent les troubles des milieux réfringents (opacités de la cornée, du cristallin, etc.). Au contraire, on ne doit pas se laisser tromper par l'image renversée et se laisser amener à admettre que le sujet doit y voir très bien lorsqu'on obtient une image nette. On peut en effet en obtenir une semblable alors que la vision est cependant fortement diminuée par des opacités cornéennes et l'astigmatisme consécutif, ou par des opacités partielles du cristallin. On ne peut alors conclure, pour affirmer l'état de la vision de ces yeux, que d'après la netteté de l'image droite.

[On examinera toujours les sujets avec toutes les épreuves subjectives et objectives (skiascopie, ophtalmoscopie. examen attentif de l'œil, des annexes et de leurs fonctions) comme dans un cas ordinaire.

Il est bon d'examiner spécialement toutes les *réactions pupillaires* et aussi la *direction des axes visuels* et des mouvements oculaires.

La *recherche du champ visuel* de chaque côté devra également toujours être faite, bien qu'on ait vu parfois des simulations dans cet ordre de faits (Bichelonne). A. T.]

15. — Examens de la vision devant les conseils de révision et de réforme dans l'armée et dans la marine.

1° Instruction du ministère de la guerre du 31 janvier 1902 sur l'aptitude physique au service militaire.

78. *Diminution de l'acuité visuelle.* — 1° L'aptitude au service actif exige une acuité visuelle supérieure ou tout au moins égale à 1/2 (0,50) pour un œil et à 1/10 (0,10) pour l'autre œil, après correction, s'il y a lieu, par les verres sphériques.

2° Seront versés dans le service auxiliaire les jeunes gens qui ont une acuité visuelle comprise entre 1/2 (0,50) et 1/4 (0,25) de l'un des yeux et égale à 1/10 (0,10) pour l'autre œil, après correction, s'il y a lieu, par les verres sphériques.

Une acuité visuelle inférieure aux limites ci-dessus fixées confère l'exemption.

L'acuité se mesure au moyen de l'échelle typographique réglementaire placée à cinq mètres en avant de l'examiné et à sa hauteur.

Sera proposé pour la réforme tout homme dont l'acuité visuelle est inférieure à 1/2 (0,50) pour un œil et 1/10 (0,10) pour l'autre œil, après correction, s'il y a.lieu, par verres sphériques.

79. *Myopie.* — A) Entraînent l'exemption du service actif et la réforme :

1° La myopie supérieure à six dioptries ;

2° La myopie égale ou inférieure à six dioptries, si l'acuité visuelle n'est pas ramenée par les verres correcteurs aux limites spécifiées au premier paragraphe de l'art. 78 ;

3° La myopie compliquée de lésions choroïdiennes étendues et progressives.

B) Est compatible avec le service auxiliaire :

La myopie supérieure à six dioptries, à condition que l'acuité visuelle soit ramenée par les verres correcteurs aux limites fixées au 2ᵉ paragraphe de l'art. 78.

80. *Hypermétropie.* — L'hypermétropie entraîne l'exemption du service actif et la réforme, lorsqu'elle détermine, même après correction par les verres convexes, un abaissement de l'acuité visuelle au-dessous des limites fixées au premier paragraphe de l'art. 78.

L'hypermétropie est compatible avec le service auxiliaire, à condition que l'acuité visuelle soit ramenée par les verres convexes aux limites fixées par le 2ᵉ paragraphe de l'art. 78.

81. *Astigmatisme.* — L'astigmatisme nécessite l'exemption du service armé et la réforme, s'il détermine un abaissement de l'acuité visuelle au-dessous des limites fixées au paragraphe 1ᵉʳ de l'art. 78.

Seront versés dans le service auxiliaire les sujets atteints d'un astigmatisme déterminant, après correction par les verres appropriés, l'abaissement de l'acuité visuelle, aux limites fixées dans le paragraphe 2 de l'art. 78. Dans ce dernier cas, la correction de l'astigmatisme nécessitant toujours un examen long et délicat, il y aura lieu de reporter cet examen à la fin des opérations du conseil.

82. *Amblyopie et amaurose.* — Dans un certain nombre de cas, la diminution ou la perte de la vision existe sans altérations appréciables des organes.

La décision de l'expert est alors basée sur les renseignements fournis par les autorités civiles et sur les résultats que lui apportent les procédés multiples destinés à déjouer les tentatives de simulation. Si sa conviction n'est pas établie, le médecin doit demander une enquête militaire, renvoyer le sujet à une séance ultérieure, enfin le déclarer bon pour le service. La réforme ne sera prononcée qu'après une période d'observation méthodique et prolongée.

83. *Affections des paupières.* — Entraînent l'exemption et la réforme :

La destruction complète ou étendue ;

Les cicatrices vicieuses ;

L'ankyloblépharon et le symblépharon étendus ;

L'entropion et l'ectropion prononcés ;

Les tumeurs volumineuses ou de mauvaise nature ;

Le trichiasis congénital avec pannus de la cornée ;

Le ptosis congénital ;

Le blépharospasme invétéré ;

La blépharite chronique rebelle peut être une cause de réforme temporaire.

84. *Affections des voies lacrymales.* — Motivent le classement dans le service auxiliaire :

Les tumeurs de la glande lacrymale,

L'épiphora chronique et prononcé,

La dacryocystite chronique et suppurée,

La fistule lacrymale.

Les mêmes affections, dans certaines conditions de gravité et de gêne fonctionnelle, peuvent justifier l'exemption et au besoin la réforme.

85. *Affections de la conjonctive.*— Les conjontivites chroniques rebelles et en particulier la conjonctivite granuleuse, le ptérygion atteignant le centre de la cornée, les tumeurs volumineuses ou malignes de la conjonctive et de la caroncule lacrymale entraînent l'exemption.

Le ptérygion atteignant le centre de la cornée et inopérable, les tumeurs volumineuses ou malignes de la conjonctive et de la caroncule lacrymale sont des motifs de réforme.

La réforme temporaire pourra être prononcée dans les cas de conjonctivites chroniques et en particulier de conjonctivite granuleuse, si elles sont susceptibles de guérison.

86. *Affections de la cornée.* — Nécessitent l'exemption et la réforme :

Les kératites anciennes, spécialement les kératites vasculaires ou panniformes étendues ;

Les ulcérations profondes des cornées ;

Les staphylômes transparent et opaque ;

Les taies ou opacités invétérées sont compatibles avec le service actif ou avec le service auxiliaire, suivant le degré de diminution de l'acuité visuelle fixé par l'art. 78. Si l'acuité est au-dessous des limites fixées, l'exemption est prononcée.

Lorsque les kératites, les ulcérations et opacifications de la cornée seront limitées, relativement récentes et paraîtront susceptibles de s'amender, on prononcera la réforme temporaire.

Si les mêmes lésions de la cornée abaissent d'une façon définitive l'acuité visuelle au-dessous de 1/2 pour un œil et de 1/10 pour l'autre œil, la réforme s'impose.

87. *Affections de la sclérotique et de l'iris.* — Entraînent l'exemption et la réforme :

Le staphylome antérieur de la sclérotique ;

La sclérite et l'épisclérite anciennes et étendues ;

Les vices de conformation de l'iris qui abaissent l'acuité visuelle au-dessous des limites fixées ;

Les synéchies antérieures ou postérieures avec occlusion de la pupille.

Les tumeurs de l'iris de nature maligne ou envahissante.

L'iritis chronique, la mydriase persistante peuvent motiver la réforme temporaire.

88. *Affections du cristallin.* — Les déplacements, l'opacité du cristallin et de sa capsule, l'absence de la lentille, si elles réduisent

l'acuité visuelle au-dessous des limites fixées, entraînent l'exemption ou le classement dans le service auxiliaire.

La réforme est prononcée si l'acuité visuelle est inférieure à 1/2 pour un œil et à 1/10 pour l'autre œil.

89. *Affections du corps vitré.* — Les opacités du corps vitré comportent les mêmes décisions.

90. *Affections de la choroïde.* — Le coloboma étendu,
L'absence de pigment (albinisme),
Les tumeurs de la choroïde à marche progressive,
Les choroïdites étendues ou progressives,
Le glaucome, entraînent l'exemption et la réforme.

91. *Affections de la rétine et du nerf optique.* — Les rétinites,
Le décollement de la rétine,
La neurorétinite et la névrite optique,
L'atropie des nerfs optiques, nécessitent l'exemption et la réforme.

92. *Affections du globe oculaire.* — Entraînent l'exemption et la réforme :
La perte ou la désorganisation des yeux ou même d'un seul œil ;
Les tumeurs intra-oculaires ;
L'exophtalmie prononcée avec affaiblissement de la vue.

93. *Affections des muscles de l'œil.* — Le nystagmus et le strabisme fonctionnel sont compatibles avec le service actif ou le service auxiliaire, suivant le degré de diminution de l'acuité visuelle fixé par l'art. 78. Ils entraînent l'exemption si l'abaissement de l'acuité visuelle dépasse les limites fixées.

La réforme est prononcée lorsque l'acuité visuelle est inférieure à 1/2 pour un œil et à 1/10 pour l'autre œil.

La paralysie d'un ou de plusieurs des muscles de l'œil n'étant parfois que passagère, nécessite le renvoi à la fin des opérations du conseil.

La paralysie persistante motive l'exemption et la réforme. On prononcera la réforme temporaire dans les cas de paralysie encore récente, mais ayant résisté au traitement.

94. *Affections de l'orbite.* — Les tumeurs progressives ou malignes de la cavité orbitaire, les ostéites chroniques, avec déformations prononcées, adhérences étendues et gênantes, nécessitent l'exemption et la réforme.

2° INSTRUCTION DU MINISTÈRE DE LA MARINE DU 8 AVRIL 1892, POUR L'APPRÉCIATION DES INFIRMITÉS, MALADIES OU VICES DE CONFORMATION QUI RENDENT IMPROPRES AU SERVICE DE LA FLOTTE.

85. *Acuité visuelle et champ visuel.* — L'intégrité de la *vision* est encore plus nécessaire dans la Marine que dans l'armée et l'usage des verres admis dans l'armée est, en principe, inacceptable dans le service de la flotte. Il est donc indispensable d'adopter une ligne de conduite différente pour les inscrits maritimes et pour les engagés volontaires, d'une part, et *pour les hommes provenant du recrutement,* d'autre part.

Pour les *mousses* et *engagés volontaires,* la vue doit être complètement normale, sauf les exceptions ou tolérances prévues dans les instructions annuelles sur le recrutement des spécialités des Equipages de la flotte ; il faut, en outre, pour l'aptitude à certaines spécialités (gabier, timonier, pilote, canonnier, torpilleur), l'absence de daltonisme et de diplopie.

L'absence de *daltonisme* ou l'état normal du sens chromatique, sera constatée par l'épreuve d'Holmgren.

L'épreuve tendant à constater l'absence de *diplopie* consiste à faire fixer avec les deux yeux un objet (par exemple la flamme d'une bougie), et à placer un verre coloré en rouge devant un des yeux ; s'il n'y a pas de *diplopie,* le sujet examiné continuera à ne voir qu'une seule flamme colorée à moitié de rouge ; s'il y a diplopie, il verra deux flammes, une rouge et une blanche.

Pour les *hommes de l'inscription maritime,* tout vice ou toute lésion des organes de la vision qui réduit l'*acuité visuelle* à distance au-dessous de 3/5 pour l'un des yeux et de 2/5 pour l'autre œil, ou qui restreint le *champ visuel* binoculaire du côté des tempes de plus de la moitié, entraine l'*inaptitude au service.*

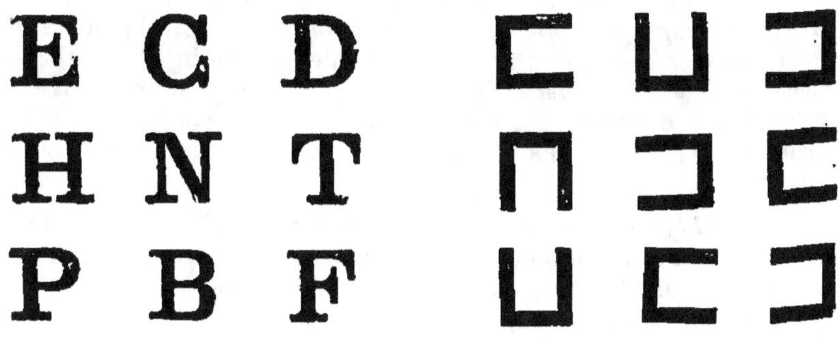

L'examen de l'*acuité visuelle,* successivement et à part pour l'un ou l'autre œil, se fera au moyen des deux petits tableaux ci-dessus, ou, à défaut, avec des en-tête de livre d'égale dimension. Ces deux tableaux sont formés, d'une part, de 9 lettres, de l'autre, de 9 signes, que l'on peut facilement faire déterminer par des illettrés et dans un sens quelconque, en leur enjoignant de représenter avec deux doigts de l'une ou de l'autre main la forme et la direction de l'ouverture des signes qu'on leur montre : lettres et signes sont du n° 5 des échelles métriques ; ils mesurent 0ᵐ,015 de large ; ils doivent être vus par un œil normal à 5 mètres et l'*acuité* est alors égale à 1 ; si le sujet ne les voit distinctement qu'à 1, 2, 3, 4 mètres, l'*acuité* descend à 1/5, 2/5, 3/5, 4/5.

Pour *les hommes du recrutement*, il faut nécessairement se conformer aux mesures adoptées dans l'armée et prononcer l'*inaptitude au service* ou la *réforme* quand l'*acuité visuelle* à distance est abaissée au-dessous de 1/2 pour l'un des yeux et de 1/10 pour l'autre, à moins que le vice ou la lésion des organes de la vision, qui diminue ainsi l'*acuité visuelle* ne puisse être corrigé par des verres.

La *réforme* sera prononcée dans les mêmes conditions si la diminution de l'*acuité* et du *champ visuel* est due à une maladie incurable. Mais *les hommes du recrutement* ne pourront faire du service à bord des navires, que si leur *acuité visuelle* n'est pas abaissée au-dessous des limites fixées pour les *inscrits* (3/5 pour un œil, 2/5 pour l'autre œil). Dans le cas contraire, ils seront employés à terre dans les divisions.

86. *Myopie.* — La *myopie* entraine l'*inaptitude au service* et la *réforme* : 1º quand elle est supérieure à 4 dioptries ; 2º quand l'*acuité visuelle* n'est pas ramenée, par des verres correcteurs, au moins à 1/2 pour un œil et 1/10 pour l'autre ; 3ᵘ quand les altérations de la *choroïde* sont assez étendues et assez profondes pour indiquer une *myopie progressive* ; 4º enfin quand il existe une *asthénopie musculaire* prononcée ou un *strabisme* divergent accompagnés d'une diminution de l'*acuité visuelle* dans les limites précitées.

87. *Hypermétropie, astigmatisme et anisométropie.* — L'*hypermétropie*, l'*astigmatisme* et l'*anisométropie* entraînent l'*inaptitude au service* et la *réforme* lorsqu'elles déterminent un abaissement de l'*acuité visuelle à distance*, au-dessous des limites fixées, pour chacun des yeux. La kératoscopie permet d'apprécier rapidement ces états amétropiques et dirige les vérifications optométriques.

88. *Amblyopie.* — Il existe un certain nombre de cas dans lesquels la diminution de l'*acuité visuelle* ne répond à aucune altération appréciable de l'œil. Si la pupille est moyennement dilatée, peu sensible aux projections lumineuses directes, et, au contraire, sensible aux excitations de la rétine de l'autre œil ; s'il y a une déviation en dehors de l'œil affaibli, si l'examen fait constater un léger degré d'hypermétropie, les allégations du sujet peuvent être regardées comme vraisemblables.

La *simulation* de *l'amblyopie* unilatérale est fréquente ; les procédés qui permettent de la déjouer ont été exposés dans le chapitre précédent.

89. *Affections des paupières*. — Entrainent l'*inaptitude au service* de la flotte :

La *destruction*,

La *division étendue*,

Les *cicatrices vicieuses*,

L'*ankyloblépharon* et le *symblépharon* étendus et gênants,

L'*entropion* et l'*ectropion* prononcés,

Les *tumeurs volumineuses* ou de mauvaise nature,

La *blépharite ciliaire* ancienne et déformante,

Le *trichiasis* avec *pannus* de la cornée,

Le *ptosis* congénital ou paralytique,

Le *blépharospasme* invétéré.

La *réforme* ne sera prononcée pour ces affections que si elles ont résisté à un traitement rationnel.

La *blépharite* peut être *provoquée* par des cautérisations répétées ; l'*acuité* des phénomènes, la limitation des lésions, leur aspect spécial attireront l'attention. Plus simple encore est le diagnostic du *blépharospasme provoqué* par l'introduction d'un corps étranger sous les paupières, par une éraflure de la cornée. Si le blépharospasme accompagne un tic prononcé de la face, il y a lieu de recourir à une enquête sur l'état antérieur du sujet.

90. *Affections des voies lacrymales*. — Rendent impropre au service :

Les *tumeurs* de la glande lacrymale,

L'*épiphora* chronique et prononcé,

La *dacryocystite* chronique et suppurée,

La *fistule lacrymale*.

L'incurabilité dans les mêmes affections entraine seule la *réforme*.

91. *Affections de la conjonctive*. — Les *conjonctivites chroniques*, en particulier la *conjonctivite granuleuse* :

Le *ptérygion* atteignant le centre de la cornée ;

Les *tumeurs* volumineuses ou malignes de la conjonctive et de la caroncule lacrymale entrainent l'*inaptitude au service*, et peuvent, si elles sont rebelles au traitement, nécessiter la *réforme*.

92. *Affections de la cornée*. — Les *kératites* anciennes, spécialement les *kératites vasculaires, panniformes* étendues ;

Les *abcès* et les *ulcérations* profondes des cornées ;

Les *staphylômes*, transparent et opaque ;

Les *taies ou opacités* invétérées qui déterminent une diminution de l'*acuité visuelle* à distance ou du *champ visuel* binoculaire dépassant les limites fixées, entrainent l'*inaptitude au service* et la *réforme* si elles sont incurables.

93. *Affections de la sclérotique et de l'iris.* — Entraînent *l'inaptitude au service* de la flotte:

Le *staphylôme* antérieur de la sclérotique,

La *sclérite* et l'*épisclérite* anciennes,

Les *vices de conformation de l'iris* qui diminuent l'*acuité visuelle* au-dessous des limites fixées,

Les *synéchies* antérieures ou postérieures avec atrésie ou occlusion de la pupille,

La *mydriase paralytique,*

L'*iritis chronique.*

Les *tumeurs de l'iris* de nature maligne ou envahissante.

La *réforme* ne sera prononcée qu'en cas d'incurabilité.

La *mydriase* peut être aisément provoquée, et la paralysie artificielle ne se distingue pas facilement d'une paralysie morbide. Le degré de dilatation plus considérable de la pupille, son insensibilité absolue à la lumière, ne constituent pas des signes suffisants pour admettre une simulation. En l'absence de données étiologiques acceptables, il y a lieu de prononcer l'admission dans la flotte, un examen sérieux et prolongé dans un hôpital étant nécessaire pour déjouer la supercherie.

94. *Affections du cristallin.* — Les *déplacements,* l'*opacité du cristallin* et de sa *capsule,* l'*absence de la lentille,* si elles réduisent l'*acuité* au-dessous des limites fixées, entraînent l'*inaptitude au service* et la *réforme.*

95. *Affections du corps vitré.* — Les *opacités du corps vitré* sont dans le même cas.

96. *Affections de la choroïde.* — Le *coloboma* étendu,

L'*absence de pigment* (albinisme),

Les *tumeurs de la choroïde* à marche progressive,

Les *choroïdites,*

Le *glaucome* entraînent l'*inaptitude au service* et nécessitent la *réforme* après un traitement infructueux.

97. *Affections de la rétine et du nerf optique.* — Les diverses variétés de la *rétinite,*

Le *décollement de la rétine,*

La *neurorétinite* et la *névrite optique,*

L'*atrophie des nerfs optiques,* quel qu'en soit le degré, motivent l'*inaptitude au service* et la *réforme* quand elle est reconnue incurable.

98. *Affections du globe oculaire.* — Entraînent l'*inaptitude au service* et la *réforme* :

La *perte* ou la *désorganisation* de l'œil ou des deux yeux,

Les *tumeurs intra-oculaires,*

L'*exophtalmie.*

99. *Affections des muscles de l'œil.* — Le *strabisme fonctionnel*, lorsqu'il détermine un abaissement de *l'acuité visuelle* ou du *champ visuel* binoculaire du côté des tempes au-dessous des limites admises, et la *paralysie* de l'un ou de plusieurs muscles de l'œil entraînent *l'inaptitude au service*. La *réforme* ne sera prononcée qu'après l'échec d'un traitement rationnel.

Le *nystagmus* entraîne les mêmes conclusions dans les mêmes conditions.

100. *Affections de l'orbite.* — Les *tumeurs progressives* ou *malignes* de la cavité orbitaire, les *ostéites* chroniques, avec déformations prononcées, adhérentes étendues et gênantes, entraînent *l'inaptitude au service* et la *réforme* si elles sont incurables.

DEUXIÈME PARTIE

MALADIES DE L'APPAREIL LACRYMAL

Les glandes acineuses qui sécrètent les larmes et qui
sont logées très près derrière le rebord orbitaire dans la
partie supéro-externe de l'orbite, ne sont que rarement
malades (inflammations, tumeurs telles que carcinomes,
sarcomes, adénomes, etc.).

[Les *tumeurs* de la glande lacrymale orbitaire se présentent avec
les caractères d'une tumeur quelquefois bilatérale et symétrique de
la région orbitaire supéro-externe. Les *kystes* de la glande lacrymale palpébrale portent le nom de *dacryops*, dont la forme *typique*
est constituée par une poche transparente pleine de liquide lacrymal,
et que l'on trouve dans la région supéro-externe du cul-de-sac conjonctival supérieur On pourrait en trouver aussi au niveau des
glandules lacrymales accessoires qui occupent tout le cul-de-sac
conjonctival supérieur, et leur donner le nom de dacryops *atypiques*,
pour ne pas les confondre avec les précédents.
Signalons encore le *déplacement* de la glande lacrymale orbitaire (glande lacrymale *flottante*), ses *fistules*, ses *calculs* et ses
corps étrangers.
Les *dacryodénites orbitaires, palpébrales* ou même simultanément *orbito-palpébrales*, ont les causes diverses de toutes les infections glandulaires, en particulier de la parotide, et se caractérisent
par le siège supéro-externe bien net des symptômes inflammatoires.
La forme chronique ne sera pas confondue avec les tumeurs, la
forme aiguë, congestive ou même suppurée, avec les diverses infections orbitaires et palpébrales. A. T.]

Par contre, les désordres du côté des voies d'excrétion
des larmes sont très fréquents et nécessitent tout l'art et

toute la patience du médecin ; l'affection consiste généralement dans un rétrécissement des voies lacrymales.

En première ligne, une cause beaucoup plus rare de larmoiement est une déviation du point lacrymal inférieur, qui ne plonge plus dans le lac lacrymal, à la suite d'une éversion ou d'un ectropion de la paupière inférieure. Bien plus souvent il s'agit d'une *sténose* des voies lacrymales, comme lésion fondamentale ; l'obstruction peut même déjà siéger dans les *canalicules lacrymaux.* Assez fréquemment les traumatismes sont l'origine de l'oblitération du canalicule inférieur. La paupière inférieure peut être arrachée plus ou moins loin du côté nasal par un coup de poing ou de bâton, et en règle générale, la déchirure passe à travers le canalicule inférieur. Dans de rares cas, des concrétions s'amassent [souvent formées par des masses cryptogamiques] dans les canalicules et sont la cause du larmoiement.

Les nombreux malades dont les yeux suintent ou larmoient, sont atteints d'un rétrécissement plus ou moins accentué du canal nasal. Celui-ci unit le sac lacrymal à la cavité nasale, où il se termine au-dessous du cornet inférieur. Le sac lacrymal, qui se trouve du côté nasal au-dessous de l'angle interne de l'œil, est en partie situé dans une cavité osseuse, en particulier dans le sillon formé par l'os lacrymal (fossette du sac lacrymal). Il est traversé sur sa face antérieure par le ligament palpébral interne, tendu horizontalement, qui saille nettement lorsqu'on le tend en tirant sur l'angle externe des paupières. Le canal lacrymal s'engage dans un canal osseux dont la partie la plus étroite se trouve à la jonction du sac avec ce canal, en sorte qu'il survient souvent aussi en ce point une obstruction pathologique. Toutefois les rétrécissements et les obstructions ne sont pas rares au niveau de la terminaison inférieure du canal, soit que le gonflement de la muqueuse pituitaire ou celui de la muqueuse du canal provoquent cette obstruction, souvent d'une façon seulement momentanée. Pour bien comprendre les oblitérations momentanées des voies d'excrétion qu'on observe assez souvent au début du processus, on doit se rappeler que dans le canal nasal (comme dans le cornet inférieur), il existe entre la muqueuse et la paroi osseuse un réseau veineux qui forme presque un tissu caverneux et favorise ainsi le gonflement de façon à pouvoir facilement produire des oblitérations transitoires. On comprend ainsi clairement qu'un violent coryza fasse fortement larmoyer les yeux momentanément. Comme le canal nasal est étroit et ne peut se laisser dilater par l'accumulation de sécrétion à cause de son enveloppe osseuse, le gonflement de cette muqueuse si remplie de sang entraîne rapidement l'oblitération, quelquefois un rétrécissement persistant.

Bien souvent en effet un catarrhe du canal lacrymal constitue la première étape du processus morbide qui traînera souvent pendant de longues années. Il est possible que ce catarrhe remonte du nez dans le canal, peut-être aussi peut-il se fixer d'abord dans le sac lacrymal et en descendre ensuite. En faveur du premier processus plaide ce fait que chez les larmoyants l'état s'aggrave considérablement lorsqu'un nouveau catarrhe nasal les atteint. Dans le second cas, on peut s'appuyer sur ce que le sac lacrymal est parfois complètement rempli d'une sécrétion muqueuse, et que néanmoins le canal lacrymal est complètement libre, en sorte qu'on peut vider le contenu dans le nez par une forte pression sur le sac.

Dans l'étiologie du larmoiement il faut tenir compte de prédispositions familiales *héréditaires* qui peuvent jouer un rôle décisif. La maladie se transmet facilement. On doit, pour établir ce fait, remonter avec soin à la source. Car, en ce qui concerne l'hérédité, il est plus difficile de faire parler les malades là-dessus que sur le refroidissement auquel ils attribuent généralement le mal. Il est également possible que certaines lésions dans le développement et la croissance des os du crâne et de la face, en particulier de ceux du nez et des parties voisines, constituent un élément favorisant la maladie. Ce qui est en faveur de cette idée, c'est ce fait que les nez *aplatis* sont souvent atteints de sténose des voies lacrymales et que dans l'asymétrie faciale les sténoses sont également particulièrement fréquentes. Nous devons aussi remarquer que la maladie est beaucoup plus rare chez les enfants que chez les adultes, quoique les enfants aient un canal lacrymal plus étroit et soient plus sujets aux coryzas. Il nous faut donc conclure que les conditions mécaniques ne suffisent pas, mais qu'il existe une certaine prédisposition pour l'inoculation   germes pathogènes dans le sac lacrymal et le sac   Ce   disposition, les uns la possèdent, les autres ne l'ont pas. Elle se transmet comme toutes les autres dispositions du même genre.

Une des premières découvertes de la bactériologie oculaire a été celle de la présence d'une foule de microbes pathogènes des plus dangereux dans le contenu morbide du sac. On peut encore discuter pour savoir si cet état microbien est la cause ou une complication du catarrhe. Si l'on se rappelle, en effet, qu'on trouve çà et là des cas où il n'y a presque aucune sécrétion dans le sac lacrymal et où cependant une suppuration de l'œil (après l'extraction de la cataracte, entre autres) démontre de la manière la plus pénible la présence de ces germes dangereux dans le sac lacrymal, on est amené à croire que ces germes sont l'élément primitif et non l'élément secondaire. A cela s'ajoute que nous pouvons encore reconnaître autrement les traces de ces colonies microbiennes.

Nous ne pouvons pas bien nous figurer qu'un catarrhe simple et bénin du canal lacrymal puisse entrainer son oblitération par places, malgré l'étroitesse de ce canal. Mais nous pouvons penser que l'inoculation des germes du sac ou de leurs toxines dans la muqueuse du canal peut ulcérer cette muqueuse et qu'il se produit des strictures et des oblitérations consécutives à ce processus ulcératif.

[On a signalé le streptocoque, le staphylocoque, divers bacilles (bacterium coli, bacille pyocyanique, pneumobacille, microbes de l'ozène), le pneumocoque, enfin le bacille tuberculeux et divers cryptogames. L'origine de l'infection est nasale dans la majorité des cas, exceptionnellement conjonctivale ou générale (1).   A. T.]

Comme le contenu du sac lacrymal, chez les larmoyants, a presque sans exception des propriétés inflammatoires, nous remarquons non seulement la facilité avec laquelle les plus légers traumatismes [de la cornée par exemple] arrivent à suppurer, mais encore la présence, très fréquente après quelque temps, d'un catarrhe de la conjonctive (conjonctivite lacrymale) et d'une inflammation du bord des paupières (blépharite). Quand il n'existe qu'un simple larmoiement, le malade et bien souvent aussi le médecin ne se déterminent pas encore à le traiter; mais plus tard de graves complications viennent imposer d'urgence la thérapeutique appropriée.

(1) On consultera sur cette question : A. Terson et Cuénod, *Bactériologie clinique de l'appareil lacrymal* (*Gaz. des Hôp.*, 1894). — Mazet, *Bactériologie de l'empyème du sac lacrymal*. Thèse de Paris, 1894.

Au début, la maladie se manifeste par un épiphora, l'œil est toujours baigné de larmes : le phénomène caractéristique est l'exagération de la sécrétion lacrymale, qui s'accumule entre les paupières, ou s'écoule tout de suite, et oblige le malade à s'essuyer presque constamment les yeux. Le malade est particulièrement incommodé par ce larmoiement, lorsqu'il se trouve exposé à un vent froid, à une fumée cuisante ou à la poussière. Il est tourmenté non seulement par l'écoulement qui l'oblige à sécher ses yeux, mais surtout par le trouble apporté à la vue, en particulier dans le regard en bas, par l'accumulation des larmes entre les paupières au-devant d'une partie de la cornée, ce qui dévie les rayons lumineux et déforme l'aspect des objets. La gêne est d'autant plus grande que l'affection est facilement *bilatérale*.

Cependant le patient laisse bien souvent aller les choses, surtout quand il sait quel traitement pénible l'attend, et c'est ainsi que généralement les conséquences du rétrécissement lacrymal ne tardent pas à se produire. Il existe toutefois des cas où, malgré le rétrécissement, les troubles restent peu marqués, et ce n'est qu'occasionnellement, par exemple par une injection dans le canal lacrymal (avant l'opération de la cataracte, etc.), que le mal est découvert. Ordinairement cependant le malade souffre de plus en plus et pas seulement de son larmoiement : on voit apparaître des symptômes de catarrhe conjonctival et de blépharite. L'œil est collé le matin, il devient encore plus irritable à la fumée et à la poussière, et la conjonctive rougit de temps en temps. Le bord palpébral, enflammé, rougi et atteint par places par l'eczéma, provoque des démangeaisons et des sensations de cuisson, et par suite occasionne de nouveaux ennuis pour le malade défiguré : de plus, à la plus légère érosion de la cornée, une suppuration cornéenne (kératite à hypopion) peut se produire, les matériaux d'infection étant fournis par le sac lacrymal, et faire courir le plus grand danger à la vue.

[En plus des lésions précédentes et des lésions cornéennes, on a pu observer le phlegmon de l'orbite et la panophtalmie. A. T.]

Il est évident que, lorsque la descente régulière du contenu du sac dans le nez est arrêtée, les germes pathogènes refluent facilement dans le cul-de-sac conjonctival et y produisent les désordres déjà mentionnés. Comme il existe (fait facile à prouver expérimentalement) entre le cul-de-sac conjonctival et le bord palpébral un échange actif de germes pathogènes, on s'explique la lésion si fréquente du bord palpébral dans ces cas; sur ce bord palpébral les microbes trouvent en effet, dans les orifices nombreux des glandes et dans les glandes elles-mêmes, des recoins qui favorisent leur vitalité par l'humidité constante de la région.

Beaucoup de ces malades ne viennent consulter le médecin pour la première fois que lorsqu'il leur survient une inflammation du sac et de son voisinage. Par un processus que nous ne connaissons pas encore bien exactement, le contenu éminemment infectieux du sac envahit le tissu qui l'entoure; il se développe alors une inflammation phlegmoneuse des plus violentes, qui simule un érysipèle chez les sujets qui en sont atteints. La peau est en effet enflammée, rougie tout autour du sac et sur une assez grande surface; elle est gonflée par places (surtout aux paupières) et douloureuse au moindre contact ! l'érysipèle ressemble beaucoup à ce tableau clinique (Pl. I et II). Toutefois la palpation démontre que le centre de l'inflammation est constitué par le sac plus ou moins tendu, et très douloureux à la pression; lorsque le malade se présente à une période tardive, on peut même observer l'issue du pus à travers la région du sac abcédée et ulcérée. La suppuration ne se fraye pas toujours un passage directement en ligne droite à travers la paroi du sac (et par suite un peu au-dessous du ligament palpébral interne), mais le pus descend quelquefois et sort à 1 à 2 centimètres plus bas.

Cette soi-disant dacryocystite est plutôt une inflamma-

Planche I. — Dacryocystite.

La région du sac lacrymal gauche est fortement distendue, rouge et très sensible à la pression : la peau palpébrale avoisinante est un peu gonflée. On sent de la fluctuation au point culminant de l'enflure. Une larme se trouve placée dans le sillon qui s'étend de l'angle interne au milieu de la partie gonflée. Le malade, âgé de cinquante-sept ans, avait depuis quinze ans l'habitude de presser régulièrement sur le sac et de le vider de son contenu muco-purulent. L'inflammation remontait à huit jours. Comme suite, issue du pus sans formation de fistule lacrymale.

tion autour du sac lacrymal que du sac lui-même : il peut en effet arriver que la perméabilité du canal nasal soit conservée, malgré cette violente inflammation. Cette inflammation est bien moins liée au degré de rétrécissement qu'à la présence des éléments infectieux et à leur migration dans les parties qui avoisinent le sac. Quoi qu'il en soit, un rétrécissement plus ou moins accentué et un larmoiement précèdent toujours la dacryocystite.

Lorsque le pus s'écoule au dehors (Pl. II), ce qui est fréquent, mais nullement constant, il peut se produire une fistule lacrymale (Pl. III).

Heureusement, cette complication arrive bien moins souvent qu'on ne pourrait le supposer, ce qui corrobore encore la présomption que la collection de pus siège moins dans le sac que dans le tissu ambiant.

Le processus se termine ordinairement après quelque temps par l'occlusion de la perforation suppurante et par la disparition totale de toute l'inflammation.

Lorsqu'il se forme une fistule lacrymale, la perforation reste ouverte et laisse passer purement et simplement des larmes, par une fistule parfois extrêmement étroite (Pl. III). S'il s'agit d'un de ces cas où le sac était distendu (ectasie) par une collection durant depuis longtemps, la fistule est quelquefois accompagnée de cette ectasie.

L'ectasie du sac lacrymal peut se produire avec ou sans fistule à une période tardive du processus : elle se manifeste par l'effacement du sillon nasal du côté de l'angle interne de l'œil atteint, sillon remplacé par une voussure plus ou moins marquée (Pl. III), sans que la peau soit rouge à ce niveau. Si l'on appuie sur la saillie, son contenu se vide par les points lacrymaux, sous forme d'un liquide muqueux, épais et vitreux, ou quelquefois muco-purulent.

[Certaines mucocèles sont absolument closes et enkystées, sans évacuation possible à la pression. A. T.]

Il peut se vider aussi par le nez : les malades connaissent souvent déjà le procédé et se soulagent de cette manière. Il existe toujours, même avec cette ectasie, le danger possible d'une violente dacryocystite. Parfois, la collection de pus est si abondante dans le sac qu'on lui donne alors le nom de dacryocysto-blennorrhée. Elle n'est autre que le résultat d'un *violent catarrhe purulent de la muqueuse du sac*. Ce dernier amène très facilement l'inflammation du cul-de-sac conjonctival, des paupières et quelquefois de la cornée, et naturellement celle du sac lui-même et de son voisinage. L'état muqueux ou purulent du catarrhe provient probablement de la nature diverse des microbes qui se développent dans le sac.

Lorsqu'il se produit dans le sac un catarrhe même seulement à sécrétion muqueuse, l'œil larmoie encore plus dans ces cas, quoique le canal lacrymal soit perméable, car la sécrétion muqueuse empêche l'écoulement par le sac.

Le *diagnostic* se base sur les considérations suivantes : Le larmoiement simple peut également survenir à la suite d'un désordre nerveux ou d'une irritabilité excessive de la muqueuse pituitaire. L'amas d'une sécrétion anormale dans le sac se reconnaît par la pression sur le sac, en faisant glisser le doigt du nez vers l'œil. Quant à savoir s'il y a réellement un rétrécissement du canal lacrymal comme cause de la maladie, on le démontre très simplement en injectant du liquide dans les fosses nasales par le canalicule inférieur. On choisit le canalicule inférieur parce qu'il est un peu plus large que le supérieur et permet ainsi d'enfoncer plus facilement la canule fine de la seringue. Souvent cependant on est obligé, pour y arriver, de l'élargir encore un peu avec une sonde à bout émoussé et conique (à l'occasion une épingle émoussée peut être utilisée). La canule doit être construite comme celle de la seringue d'Anel, c'est-à-dire qu'elle doit avoir une épaisseur d'en-

---

PLANCHE II. — **Dacryocystite avec issue du pus à travers la peau.**

Le gonflement et la rougeur du début au niveau de la région du sac ont déjà un peu diminué, mais la paupière supérieure est encore le siège d'un certain degré d'œdème inflammatoire. Le malade, âgé de soixante-quatre ans, souffrait depuis longtemps d'un larmoiement à l'œil droit. Le 1er mai 1897, nous établîmes que le canal lacrymal laissait encore passer quelques gouttes de liquide. Le 10 mai, l'inflammation commença. Deux jours après, le pus s'ouvre une issue, mais l'inflammation se termine sans l'établissement d'une fistule. Le 20 mai, on constate de nouveau que le canal lacrymal se laisse traverser par une petite quantité d'une solution de sublimé. Le malade a été ensuite sondé assez longtemps et a même porté une sonde à demeure.

viron 0,7 millimètres. La seringue de Pravaz peut aller,
en particulier une seringue en verre d'une contenance de
2 grammes, et dont le piston est également en verre, comme
on en trouve actuellement, parfaitement polis et s'adaptant
bien (1). Je considère l'usage des seringues ordinaires à
piston de cuir ou d'asbeste comme n'étant plus du tout
permis, même pour les injections lacrymales. Ces seringues
sont difficiles ou impossibles à stériliser et leur emploi
peut encore augmenter l'infection déjà existante du canal.
La seringue ordinaire est en effet utilisée couramment
pour le traitement des rétrécissements compliqués d'infection. Comme l'injection dans le canal est presque absolument indolore si l'on emploie un liquide indifférent
(chlorure de sodium à 0,8 p. 100), elle est, étant bien supportée, à employer chez tous les malades, sans les effrayer
par l'annonce d'un traitement ultérieur, ce qui est par
contre très souvent le cas lorsqu'on emploie déjà pour le
diagnostic une sonde, si petite qu'elle soit.

Si l'on injecte lentement le liquide dans le canalicule
inférieur, il coule complètement, si le canal est normal,
par la narine du même côté, en penchant *un peu la tête
en avant*. Si le liquide coule dans la gorge (comme par
exemple chez les enfants, que l'on doit coucher quelquefois
pour cette recherche), ce fait même prouve la perméabilité du canal. S'il existe un simple rétrécissement du canal,
une partie du liquide reflue par le canalicule supérieur :
si le canal nasal est complètement oblitéré, tout le liquide
est rejeté par le canalicule sous forme d'un jet fin.

Cette méthode donne des renseignements clairs et précis
sur la présence d'un rétrécissement, et on découvre ainsi
souvent des rétrécissements inattendus (par exemple avant
l'opération de la cataracte).

Si l'on croit être en présence d'une inflammation phlegmoneuse du sac, on se rappellera, pour assurer le diagnostic, qu'il y a deux maladies qui présentent des
symptômes analogues : 1° le *furoncle*, qui n'est pas très
rare dans la région du sac lacrymal; 2° l'abcès *dentaire*,
qui peut présenter un tableau clinique simulant à s'y mé-
prendre celui de la dacryocystite.

(1) Chez Duguet et chez Lüer, à Paris; en Suisse, chez Hahnart
et Ziegler, à Zürich.

La suppuration autour des racines dentaires, en particulier autour des canines, peut entraîner un abcès dans la région du sac lacrymal et qui s'y ouvre de la même manière que le phlegmon du sac. En ce qui concerne le furoncle, il se laisse reconnaître facilement, car l'œil ne larmoyait pas auparavant et parce que l'injection, quelquefois assez pénible à cause du gonflement de la région du point lacrymal, passe cependant facilement et complètement.

L'abcès dentaire se reconnaîtra par la pression sur la rangée des racines dentaires supérieures, où la douleur à la pression et le gonflement ne font pas défaut.

L'érysipèle se différenciera vite, si on tient compte de la sensibilité à la pression et du gonflement de la région du sac.

[Il y a quelquefois un aspect érysipélateux, d'autant que le streptocoque est ici aussi le microbe le plus souvent en jeu. De plus, il y a souvent des érysipèles à répétition au cours des dacryocystites. A. T.]

Le diagnostic est plus difficile lorsque l'inflammation est produite par des lésions tuberculeuses ou syphilitiques des os de la région du sac et du canal lacrymal. L'examen de l'état général, l'état des ganglions sous-maxillaires, enfin le cathétérisme, montrant les os dénudés, éclairciront la difficulté.

Si le malade a déjà été sondé, surtout en pleine inflammation, on doit penser que peut-être l'os est devenu ma-

---

Planche III. — **Fistule lacrymale à droite, ectasie du sac lacrymal à gauche, épicanthus des deux côtés.**

Une larme perle au niveau de la fistule du côté droit. La fistule gauche n'arrive plus dans le sac ; il y a à l'œil droit un peu de rougeur ciliaire à cause d'une légère kératite (invisible dans le dessin). — Le malade, âgé de vingt-neuf ans, souffre, déjà depuis l'âge de treize ans, de larmoiement. En 1884, il vint à la clinique pour une dacryocystite, fut incisé et sondé, mais la suppuration ne fut pas complètement supprimée. On voyait à droite la cicatrice d'une incision qu'on lui avait faite dans une autre clinique pour une dacryocystite. Actuellement, le rétrécissement est infranchissable de chaque côté. Le 12 juin 1897, nous procédâmes à l'extirpation bilatérale du sac lacrymal.

lade à la suite du sondage. L'os n'est pas enflammé en effet dans les simples rétrécissements lacrymaux, même quand ils ont eu une dacryocystite pour suite. Enfin, mentionnons le *carcinome* et le *sarcome du maxillaire supérieur* qui poussent dans la région du sac lacrymal et au-dessous d'elle, et peuvent produire une tuméfaction qui ressemble jusqu'à un certain point à celle du phlegmon du sac.

On doit enfin se rappeler que le carcinome et le sarcome du maxillaire supérieur se propagent dans la région du sac ou un peu au-dessous et provoquent un gonflement qui peut ressembler dans une certaine mesure à celui de la dacryocystite phlegmoneuse. Pour éviter l'erreur dangereuse qui ferait confondre une affection lacrymale avec une tumeur maligne, le médecin doit tenir compte du gonflement diffus descendant au-dessous du sac, en pareil cas, et de la perméabilité généralement conservée du canal.

La sensibilité de la région à la pression est bien moindre que dans le phlegmon du sac.

L'ectasie à froid du sac lacrymal (Pl. III) pourrait être confondue avec un *kyste dermoïde* de l'orbite (Pl. XXI et figure 3) ou avec une cavité kystique *d'origine* osseuse et dépendant des cellules ethmoïdales (figure 4). Nous en reparlerons avec la description de ces affections orbitaires.

[Rappelons, en cas d'*ulcération*, le diagnostic d'une fistule à bords enflammés, avec les empyèmes du *sinus frontal,* les *ethmoïdites,* le lupus, la *tuberculose osseuse* de la région et des régions juxta-lacrymales, enfin le *chancre* et les *ostéo-périostites gommeuses* syphilitiques.

S'il y a une *dilatation* simple du sac, d'ailleurs de consistance fort variable, on pensera aux *tumeurs* des régions voisines, aux *kystes sébacés, dermoïdes* et *huileux* de cette région, aux *ostéo-périostites* de diverse nature et non encore ouvertes à l'extérieur.

Chez le *nouveau-né*, on a souvent confondu la dacryocystite congénitale avec une *conjonctivite purulente* ou *catarrhale*. A. T.]

Le *pronostic* du rétrécissement lacrymal est toujours sérieux, surtout parce qu'on ne sait jamais, même dans les cas qui paraissent simples, si le traitement arrivera à son but ou restera infructueux.

L'importance de la maladie ne réside pas seulement aussi dans le larmoiement, la conjonctivite et la blépharite, quelque désagréables qu'ils soient, mais dans le grand danger que court la cornée, et par suite la vision. Dans les trois quarts des cas de kératite à hypopion, qui lèsent si souvent la vue, et qui font souvent perdre l'œil, le rétrécissement est la cause de l'infection cornéenne. Le pronostic est meilleur chez les sujets que nous voyons au début de leur mal et chez lesquels la sonde, conduite par une main inexpérimentée, n'a pas fait de fausses routes. Même avec un traitement minutieux, le résultat est d'autant plus mauvais que la maladie est plus ancienne, le contenu du sac à tendance plus purulente, le sac déjà plus distendu et les strictures plus résistantes et plus nombreuses. Lorsque le sac lacrymal a perdu son élasticité à la suite d'une ectasie considérable, la restitution d'une perméabilité satisfaisante du canal lacrymal ne peut que difficilement supprimer le larmoiement, car le mécanisme de l'écoulement lacrymal reste détruit. Le sac lacrymal normal aspire en effet les larmes dans le canal, parce que la paroi antérieure est attirée en avant, à la fermeture des paupières, par l'adhérence du ligament palpébral interne dépendant de l'orbiculaire. La paroi antérieure revient ensuite en arrière par son élasticité et pousse le contenu dans le canal lacrymal. Ce mécanisme n'existe plus lorsquela paroi antérieure reste distendue.

Par contre, le pronostic est tout à fait favorable, quand il s'agit de ces oblitérations qu'on rencontre de temps à autre chez les *nouveau-nés*, et résultant d'une communication encore non établie avec la fosse nasale et qui disparaissent avec son établissement.

[La dacryocystite chez les *nouveau-nés* est le plus souvent unilatérale, quoique parfois bilatérale. Elle survient quelquefois en même temps qu'une rhinite intense. Son pronostic est ordinairement favorable, et la guérison survient souvent sans cathétérisme ; toutefois certains cas, qui ne relèvent probablement pas de l'état fœtal du canal lacrymo-nasal, peuvent être aussi prolongés et nécessiter les mêmes soins qu'une dacryocystite chez un adulte. Lorsque la dacryocystite se prolongera par trop chez un nouveau-né, on devra alors la traiter de la même manière que chez l'adulte afin d'éviter la chronicité. La pathogénie et le pronostic des dacryocystites chez les nouveau-nés ne sont donc pas uniformes. En plus des dacryocystites glaireuses et purulentes, on observe parfois des phlegmons périsacculaires et même des fistules congénitales parfois très rebelles. sans parler des arrêts de développement (imperforation, etc.). A. T.]

Quoiqu'il existe quelquefois un assez violent catarrhe du sac à tendance purulente, la guérison spontanée de la maladie est la règle après quelques semaines, si le médecin ne l'aggrave pas par le cathétérisme.

Le *traitement* des affections lacrymales que nous venons d'exposer doit remplir deux indications principales : 1° lutter contre le rétrécissement du canal lacrymal ; 2° débarrasser les voies lacrymales des germes infectieux qui y entretiennent la sécrétion pathologique. Dans bien des cas, il suffira de remplir la seconde indication et de traiter seulement le catarrhe du sac et du canal lacrymal. Ce sont les cas où il persiste encore un certain degré de perméabilité du canal, mais où le mucus et le gonflement provoquent seulement une oblitération temporaire. Dans ces cas, qui généralement ne durent pas trop longtemps, nous employons les injections médicamenteuses. Avec la seringue mentionnée plus haut, on fera tous les jours ou tous les deux jours une injection de 5 à 10 centimètres cubes pour désinfecter ou modifier le catarrhe. Les solutions de sublimé à 1/5000e (jusqu'à 1/1000e, qui est aussi fort bien supporté) sont recommandables pour remplir la première indication.

Le protargol de 5 à 10 0/0 est également très recommandable au point de vue de l'action désinfectante.

Le nitrate d'argent à 1 p. 100 ou une solution faible de sulfate de zinc suffisent pour la seconde.

On doit souvent, dans ces cas et dans tous les autres, instituer le traitement nasal et lutter contre les catarrhes et les inflammations de cette région par les moyens appropriés (douche nasale, cautérisation, etc.). J'ai vu des cas qui avaient résisté à tous les sondages rester guéris à la suite de la cautérisation des fosses nasales.

Lorsqu'il s'agit d'une lésion nasale d'origine syphilitique (néoformations, etc.), qui gêne le cours des larmes, on doit instituer immédiatement ou renforcer le traitement général correspondant.

Les injections médicamenteuses devraient être toujours employées pendant quelque temps, lorsque dès le début tout écoulement par le nez fait défaut. Car parfois il se produit peu à peu après quelques injections. De plus une désinfection préalable et aussi complète que possible du sac lacrymal est indiquée, surtout si l'on traite les rétrécissements du canal par des sondages. Le danger est en effet de répandre dans tout le canal avec la sonde les germes pathogènes inclus dans le sac lacrymal, et d'aggraver ainsi la situation.

Dans beaucoup de cas, on doit en venir au sondage, pour faire céder les rétrécissements. Toutefois j'ai la conviction que cette méthode (d'autres confrères peuvent être sur ce point d'un autre avis) est recommandable seulement dans les cas encore récents où la sonde passe assez facilement. Lorsque les strictures sont déjà solides et nombreuses, le sondage ne réussit qu'en employant une force considérable, surtout dans les cas où le sac est déjà dilaté ; on fera bien d'épargner au malade ce supplice, encore douloureux malgré la cocaïne, d'autant plus que les malades qui ne guérissent pas en effraient beaucoup d'autres qui seraient curables, par le récit des souffrances résultant des « terribles » sondages, et ne se présentent que lorsqu'ils y sont forcés par les complications.

Les sondages sont particulièrement recommandables et ne sont pas trop pénibles pour le patient, si on réussit encore à injecter dans le canal quelques gouttes d'une solution de cocaïne à 5 p. 100, tandis que la cocaïne ne sert pas à grand'chose lorsqu'il y a un rétrécissement infranchissable, car elle n'arrive pas au point voulu.

Quant à la technique si importante du sondage, voici ce que je recommande après une longue expérience :

Le sondage doit toujours être pratiqué de préférence par le canalicule supérieur, plutôt que par l'inférieur, parce que le passage de la sonde, lorsqu'il est nécessaire de la faire pénétrer dans le canal lacrymal, tiraille beaucoup plus le canalicule inférieur que le canalicule supérieur. Cette déformation peut entraîner l'oblitération fort regrettable de l'abouchement du canalicule dans le sac, ce qui est une terminaison pas très rare du sondage et ce qui empêche désormais toute pénétration de la sonde dans le sac. Si on sectionne le canalicule supérieur pour procéder par là au sondage, l'oblitération peut également se produire ou apparaître bientôt.

[On évitera les sections trop larges pour le canalicule inférieur, et on se bornera à une *sphinctérotomie oblique* du point lacrymal. Les sondes *olivaires* sont très recommandables, après avoir fait précéder leur introduction de la dilatation du point et du canalicule au stylet conique. A. T.]

La section du canalicule supérieur avec le couteau lacrymal n'est pas beaucoup plus difficile que celle du canalicule inférieur. Celui qu'effraie la moindre difficulté fera mieux de renoncer au traitement par les sondes. Car il est encore plus difficile de conduire bien convenablement la sonde dans le canal lacrymal. Cette pratique n'a du reste de sens que si elle est conduite par une main prudente et bien exercée. Sans cela il y a plus à y perdre qu'à y gagner. Le traitement par les sondes doit à mon avis être réservé aux spécialistes et est égal comme difficulté aux grandes opérations oculaires.

Le sondage est sans aucun doute plus facile et plus efficace, si l'on attend quelques jours après la section avant de passer la sonde, tout en maintenant l'incision ouverte. Il est encore bien plus facile d'introduire la sonde, parce que la sensibilité de la petite plaie a disparu. Le sondage est aussi facilité pour les premières fois par la cocaïnisation du sac, surtout si un peu de la solution arrive à traverser le canal lacrymal. Pour le cathétérisme il est indispensable de suivre les règles suivantes : On prendra pour le premier sondage une sonde pas trop mince, celle de Bowman n° 3 ou 4, qui suffira généralement. Avant de redresser la sonde et de la pousser dans le canal, on doit être bien sûr que son bout touche la paroi nasale du sac lacrymal, ce qu'on reconnaît à la résistance osseuse. Il ne faut jamais employer une grande force pour pousser la sonde dans le canal lacrymal. Si la sonde ne va pas plus loin, on la laisse en place pendant un quart d'heure et on cherche à aller plus loin, deux ou trois jours après, par un nouveau cathétérisme. On peut ainsi souvent avancer sans forcer beaucoup et finalement arriver à introduire dans tout le canal la sonde n° 3 ou 4. On constatera alors par une injection si la sonde est véritablement arrivée dans le nez. Pour cela, on emploiera la sonde creuse de Wecker, qui servira également à injecter le canal pour tous es sondages ultérieurs; on videra, en retirant peu à peu la canule, le ballon de caoutchouc rempli d'une solution de sublimé à 1/5000. S'il arrive que la sonde ne passe qu'avec violence et est très difficile à retirer, on fera mieux, à mon avis, de renoncer à des sondages ultérieurs, qui du reste sont souvent impossibles, ne donnent aucune guérison durable, parce que les strictures se reforment toujours et parce que les ennuis de ces sondages ne sont point en rapport avec leurs avantages. Si après quelques sondages le liquide de la petite seringue de verre, injecté *avant* le sondage, ne coule pas, il vaudra mieux renoncer au traitement par les sondes. Quoique les sondes à demeure donnent alors de meilleurs résultats, je n'ai pas observé dans ces cas des résultats définitifs, et après leur ablation, j'ai observé la récidive.

Lorsque le sac est la source d'une sécrétion constante dans les cas anciens, le mieux est de pratiquer l'extirpation du sac. Si la sécrétion est peu abondante, on le désinfectera et on le nettoiera du mieux possible par des injections répétées ; les canalicules seront oblitérés par des cautérisations avec le fil de platine qu'on y enfonce et qu'on fait rougir en faisant passer le courant.

Lorsqu'il y a une forte ectasie du sac, son extirpation est d'emblée le meilleur moyen, parce que la restitution de la perméabilité du canal ne fait pas cesser le larmoiement et laisse persister le danger pour la cornée.

[Les divers modes de curettage, de cautérisation chimique et la destruction du sac au cautère olivaire peuvent donner souvent aussi, dans les cas rebelles, de très bons résultats. A. T.]

Dans la dacryocystite, on commencera par le traitement de tout abcès : des cataplasmes, puis souvent l'incision. Lorsque l'inflammation est tombée, il y a lieu de procéder à un sondage prudent, et, en cas d'insuccès, à l'extirpation du sac.

Chez les *nouveau-nés*, on se bornera avec avantage à faire régulièrement presser sur le sac, jusqu'à ce que la communication avec le nez soit complètement rétablie, ce qui peut mettre quelques semaines à se produire. On fait en plus instiller tous les jours une solution de sulfate de zinc à 1/2 p. 100 pour modifier le catarrhe conjonctival.

[Les instillations de nitrate d'argent à 1 0/0 sont souvent plus actives. Mais, comme, même après plusieurs mois, il y a des cas, rares il est vrai, où la dacryocystite s'éternise, on devra sans crainte en venir, alors seulement, au cathétérisme et au traitement habituel de l'adulte. A. T.]

Mes opinions thérapeutiques brièvement exposées ci-dessus s'écartent de l'opinion générale, car elles font une bien petite place au sondage. J'y suis néanmoins arrivé après vingt ans d'observation patiente et suivie des malades. Lorsqu'ils ne viennent plus se faire traiter, on ne doit pas croire qu'ils soient guéris. Dans les cas *récents*, exécuté *convenablement* et avec *ménagements,* le sondage donne des résultats très bons et très durables. Mais je dois faire observer que l'on torture aussi par ce moyen les malades dans les cas invétérés. Il m'est arrivé qu'un malade à qui j'avais extirpé complètement les deux sacs lacrymaux a été sondé pendant quelque temps par un collègue qui ignorait l'opération qui avait été faite. Le malade l'avait consulté pour une autre affection oculaire, et, comme ses yeux larmoyaient naturellement encore un peu, il fut soumis au sondage, qui ne s'effectua alors, comme il est facile de le supposer, qu'en déployant une force considérable. Mais il a fallu que la sonde passât, et même plusieurs fois !

[Il existe enfin des cas où les voies lacrymales sont parfaitement perméables et larges, où l'orbiculaire fonctionne bien, et où il faut admettre une *hypersécrétion* lacrymale, due, soit à une névrose (goitre exophtalmique, tabes, hystérie, etc.), soit à une lésion glandulaire encore peu connue, soit à une influence nerveuse encore assez indéterminée. Ces cas ne guérissent jamais complètement par le cathétérisme, mais, après insuccès du traitement médical et de la dilatation, sont justiciables de l'*extirpation de la glande lacrymale palpébrale*, qui donne d'excellents résultats. On se rappellera donc dans la pratique que le larmoiement ne résulte pas toujours d'une lésion des voies lacrymales. A. T.]

TROISIÈME PARTIE

MALADIES DES PAUPIÈRES

---

1. — Inflammations.

[A côté des inflammations, on peut observer l'*œdème* simple des paupières. Il est extrêmement fréquent, vu la laxité des tissus palpébraux. On aura à diagnostiquer des *œdèmes* de nature très variée: 1° œdèmes *traumatiques*, par coups, contusions, piqûres d'insectes, brûlures, etc.; 2° œdèmes *inflammatoires*, par lésion infectieuse des paupières, de l'orbite, de la conjonctive, des voies lacrymales, du globe oculaire, parfois du reste de la face ou même des gencives; 3° œdèmes *aigus*, *congestifs*, survenant brusquement et d'évolution rapide et bénigne ; 4° œdème par *infiltration chronique* non inflammatoire (cardiaques, brightiques, etc.). Ces derniers cas doivent toujours appeler l'attention sur l'état des urines, du cœur, des vaisseaux, du poumon et des divers viscères.

On ne confondra pas l'œdème des paupières avec les diverses tumeurs, la blépharoptose, la dermatolysie palpébrale (Voy. page 126), les hernies graisseuses orbitaires, enfin l'*éléphantiasis*, sorte d'œdème inflammatoire chronique, le plus souvent consécutif à des érysipèles à répétition et où les paupières acquièrent quelquefois un volume monstrueux.

Il survient parfois, surtout chez les neuro-arthritiques, des *œdèmes aigus* de la conjonctive bulbaire, apparaissant dans l'espace de quelques heures, donnant un *chémosis* quelquefois assez marqué pour que la cornée apparaisse au fond d'une sorte d'entonnoir conjonctival et que les bords des paupières n'arrivent pas au contact. Tous ces phénomènes inquiétants, qui ne doivent pas être confondus avec une *conjonctivite purulente* ou avec une *ténonite*, disparaissent en quelques jours avec des simples lavages aseptiques. A. T.]

La peau des paupières est atteinte de diverses maladies, comme le reste du territoire cutané, soit isolément, soit comme manifestation de la syphilis et d'une dermatose généralisée.

Parmi les inflammations aiguës nous trouvons représentés les processus, tels que l'érysipèle, l'herpès zoster, la variole, le furoncle, la pustule maligne charbonneuse ; parmi les processus à évolution chronique, en particulier l'*eczéma* dans ses diverses variétés et la *séborrhée*.

L'*érysipèle* et l'herpès *zoster* des paupières et de leur pourtour peuvent être quelquefois confondus. Un examen plus soigné conduit vite au diagnostic précis. Dans l'herpès zoster, la rougeur inflammatoire de la peau se termine exactement sur la ligne médiane du visage (Pl. XX), parce que la maladie est limitée à l'étendue des branches du trijumeau, dont l'affection engendre l'herpès. Le plus souvent c'est la première branche qui est atteinte, bien plus rarement la seconde, très rarement la troisième.

Dans la maladie de la première branche du nerf, nous observons l'affection sur la peau du front jusqu'à la ligne médiane, sur la partie latérale du nez (à cause du territoire innervé par le naso-ciliaire) et plus haut sur le cuir chevelu, aussi loin que le trijumeau s'y étend. L'érysipèle ne se maintient naturellement pas dans ces limites. Quant à la formation de vésicules, nous trouvons dans l'érysipèle de grandes vésicules, dans l'herpès zoster de petites vésicules réparties en groupes correspondant aux terminaisons nerveuses par la peau enflammée.

Elles ont d'abord un contenu transparent, mais qui devient bientôt purulent ; elles se dessèchent et se couvrent de croûtes, qui prennent ordinairement une couleur sombre et presque noire à cause de la matière colorante du sang qui s'y mêle (Pl. XX) et donnent pendant plusieurs jours au processus un aspect caractéristique. A cause de la distribution irrégulière des groupes de vésicules, ces croûtes prennent une apparence de carte géographique, de même que leurs cicatrices qui, légèrement enfoncées, d'abord rougeâtres, puis blanchâtres, permettent de reconnaître plusieurs années après le processus originel. Ces cicatrices prouvent que l'éruption des vésicules pénètre dans le chorion, ce qui n'est pas le cas dans l'érysipèle et dans l'herpès fébrile.

Dans le zona ophtalmique comme dans celui des autres régions du corps (par exemple dans le domaine des nerfs intercostaux, dans le zona en ceinture), il existe de violentes et caractéristiques douleurs névralgiques, surtout dans la période qui précède ou qui accompagne l'éruption, de même que dans la période de guérison, en sorte que les malades sont encore parfois incommodés par des douleurs dans la branche lésée du trijumeau pendant plusieurs semaines après. Dans des cas très nombreux, il survient aussi à la période de guérison une anesthésie dans le territoire qui a été malade. Très souvent la cornée participe au processus morbide, ce que nous aurons l'occasion de retrouver en traitant des affections cornéennes.

Le *traitement* du zona ophtalmique a d'abord pour but, sous le rapport de l'affection cutanée, la guérison régulière des croûtes que l'on traitera pour le mieux en les saupoudrant d'une poudre faite d'oxyde de zinc et de poudre de riz ou en les recouvrant de vaseline. On emploiera les courants continus contre les douleurs névralgiques.

[Un traitement général antinévralgique et étiologique (car le zona survient souvent chez des sujets en très mauvais état de santé, cardiaques, tuberculeux, névropathes, etc.) devra toujours être fait simultanément. Les injections de *dionine* à la tempe, et même sur l'émergence des nerfs malades, nous ont donné des résultats analgésiques remarquables. A. T.]

L'*eczéma* joue un grand rôle au niveau des paupières. Dans sa forme *sèche*, il apparaît à la surface des paupières et de leur pourtour sous la forme de l'eczéma squameux : la peau est alors un peu rouge et paraît rugueuse ; le malade se plaint de démangeaisons. Un badigeonnage prudent avec l'huile de cade, qui toutefois ne doit pas pénétrer entre les paupières, ou l'emploi d'une pommade à l'ichtyol à 5 p. 100, sont généralement bientôt suivis de guérison.

L'eczéma *humide* atteint bien plus souvent que le pré-

Pʟᴀɴᴄʜᴇ IV *a*. — **Syphilide papuleuse** (d'après Mracek).
b. — **Blépharite eczémateuse.**

Coexistant avec une légère kératite eczémateuse (d'où la rougeur ciliaire du globe) et avec de l'eczéma de l'oreille. Le patient s'est fait percer les oreilles parce qu'il souffrait depuis quelque temps d'une inflammation eczémateuse de l'œil, mais il lui survint alors de l'eczéma de l'oreille et une inflammation du lobule. Au milieu de la paupière inférieure, lacune ciliaire à la suite d'eczéma ancien ; à la paupière supérieure, ulcères eczémateux récents.

cédent la surface des paupières, de même que les bords
palpébraux, et provoque au niveau de ces derniers l'affection qui porte aussi le nom de *blépharite ulcéreuse*. L'eczéma de la surface palpébrale est généralement en coexistence avec l'eczéma de même ordre des régions voisines,
du cuir chevelu, des oreilles, etc., et doit être traité de la
même manière par la propreté et la pommade de Hebra.
La blépharite eczémateuse est généralement accompagnée
du processus précédent, mais de temps à autre elle se développe seule, et présente facilement une grande ténacité.
On la voit aussi suivre le catarrhe conjonctival et les
inflammations de la cornée, parce que la sécrétion conjonctivale et les larmes arrosent et infectent les bords
palpébraux. On la voit enfin comme localisation d'un état
eczémateux qui, comme nous le verrons plus tard, atteint
fréquemment la conjonctive et la cornée, notamment
chez les scrofuleux et les anémiques.

[On doit se demander si, dans certains cas, les lésions du bord
palpébral n'engendrent pas par infection directe des lésions cornéennes ou des pustules conjonctivales. Fukala et nous-même avons
signalé l'extrême fréquence des lésions cornéennes ulcératives sur
le grand diamètre horizontal et un peu au-dessous de lui, sur la
cornée de sujets atteints de blépharites impétigineuses : la lésion
forme même quelquefois une bande ulcérée et abcédée absolument
parallèle au bord ciliaire inférieur. Cette ulcération, nous l'avons
vue plusieurs fois en rapport direct avec le seul point malade du
bord ciliaire, lorsqu'il n'était pas entièrement atteint. Dans certains
cas, il n'y a qu'une coïncidence, mais dans les cas nombreux où
il y a une forme absolument spéciale de la lésion cornéenne que
la blépharite a précédée nettement, il est permis de croire à une
inoculation dont la lésion cornéenne est la *signature*. D'où nécessité de traiter simultanément la blépharite et la kératite secondaire.
A. T.]

Il s'agit surtout d'enfants qui sont atteints de cette
triade morbide, et chez eux nous pouvons bien souvent
observer le processus *simultanément* aux paupières, à la
conjonctive et à la cornée, et aussi de l'eczéma du nez, de
la bouche, des oreilles et du cuir chevelu. Au point de
vue clinique du moins, la relation de ces diverses manifestations eczémateuses est visible, suivant l'opinion assu-
rément vraie de Horner, tandis que la démonstration anatomique et microbienne de l'identité de ces diverses formes
d'inflammation (blépharite, conjonctivite et kératite eczé-

mateuse) est encore en question. Comme sur la conjonctive et sur la cornée, nous pouvons affirmer, après un examen minutieux des paupières, que la pustule a une forme ronde et aboutit bientôt à une perte de substance plus ou moins profonde, recouverte aux paupières comme sur tout le territoire cutané par une croûte, ce qui n'est naturellement pas le cas dans l'eczéma de la muqueuse conjonctivale ou de la cornée. Suivant l'acuité et l'intensité du processus, l'eczéma du bord palpébral peut se présenter sous des aspects divers. Tantôt nous voyons, sur un fond rouge et un peu gonflé, des pustules isolées, plates, rondes et jaunâtres entre les cils dont les pointes sont agglutinées en pinceau, ou des pustules traversées par un cil (Pl. IV). Bientôt il survient à la place de la pustule jaunâtre, la croûte eczémateuse bien connue ; si nous l'enlevons avec la pince à cils, il en sort une petite quantité de pus peu épais, et on remarque, après l'ablation, le petit ulcère arrondi. Souvent ces ulcérations forment une rangée côte à côte ou même se réunissent en partie. Dans les points où les ulcérations pénètrent profondément dans le chorion ou se creusent encore par une suppuration ultérieure, les cils finissent par perdre leurs bulbes et il survient alors des lacunes caractéristiques de l'eczéma dans la rangée des cils (Pl. IV *b*, VI *a* et XXIII *b*). Lorsque l'eczéma pustuleux est très violent, par exemple chez les enfants très scrofuleux, ou dans la rougeole, etc., les quatre bords palpébraux peuvent être atteints. Les paupières sont alors gonflées, leurs bords épaissis et rouges, couverts en entier de croûtes jaunâtres, en particulier à la racine des cils qui émergent des croûtes et s'agglutinent en pinceaux. Si l'on examine la paupière supérieure sous les cils, on voit partout des points purulents encore recouverts d'épiderme sous les croûtes.

Si l'on arrache les croûtes, une partie des cils s'en va avec elles : le bord ciliaire est suintant et saignant, couvert d'ulcères et de petits abcès profonds.

Lorsque le processus traîne en longueur, les cils se perdent de plus en plus ou subissent des déviations à cause des cicatrices qui suivent les ulcérations ; se tournant en dedans, ils érodent la cornée (trichiasis). Le bord palpébral est le siège d'un épaississement chronique et il y reste longtemps encore de l'eczéma squameux qui ennuie et défigure le malade. Finalement l'*entropion* ou l'*ectropion* peuvent se produire, le premier à la suite des cicatrices de la partie interne du bord palpébral, le dernier par les cicatrices qui se produisent finalement sur la surface extérieure des paupières, à la suite de l'humidité continuelle dont l'essuyage fréquent favorise l'éversion de la paupière inférieure.

Une forme importante de cet eczéma s'observe à la suite du rétrécissement des voies lacrymales. Le catarrhe conjonctival chronique de causes variées peut aussi aboutir finalement à l'eczéma palpébral.

Au point de vue clinique, l'eczéma des paupières est dans beaucoup de cas, surtout chez les enfants, une des maladies dépendant du défaut de soin et de propreté. Dans quelques cas, en particulier dans la forme chronique, une prédisposition spéciale peut s'y joindre. Dans les autres cas, des conditions affaiblissant l'état général favorisent la maladie : ces conditions sont, surtout chez les enfants, la scrofule, l'anémie et d'autres maladies comme la rougeole, la coqueluche, etc.

Diagnostic de l'eczéma des paupières. — Il ne présente pas de grandes difficultés ; nous parlerons, avec la blépharite squameuse ou séborrhée des paupières, de la différence qu'il y a avec cette affection. Le *pronostic* est favorable pour les cas aigus. L'eczéma des adultes est d'un pronostic très peu favorable, mais la maladie est fort rare.

Traitement. — Il doit être général et local et s'inspirer rigoureusement des conditions étiologiques. La plus grande propreté, les fortifiants de l'état général, sont à mettre en première ligne. On supprimera le plus possible les lésions déterminantes, comme le rétrécissement lacrymal et le catarrhe de la conjonctive.

L'eczéma des parties voisines doit être traité énergiquement. Les croûtes seront d'abord ramollies, puis enlevées principalement avec la pommade d'Hebra ou le précipité blanc à 1 p. 100, qu'il faut étendre sur des morceaux de toile. Les plaies seront ensuite recouvertes du même onguent ou badigeonnées au nitrate d'argent à 2 p. 100, quelquefois même légèrement touchées au crayon mitigé. On laisse en place l'escarre jusqu'à ce qu'elle s'enlève facilement, puis on recommence les badigeonnages tant qu'il existe des ulcérations.

Chez les enfants qui ont l'habitude de porter les mains à leurs yeux, les yeux doivent être oints de pommade et bandés. On peut aussi recommander pour une désinfection plus profonde un pansement humide au sublimé, surtout lorsqu'il y a aussi de l'eczéma cornéen. L'ouate est constamment mouillée avec la solution à 1/5000. On s'aperçoit de suite que le pansement humide au sublimé, qui chez quelques rares individus provoque de l'eczéma, chez les autres n'en détermine nullement.

L'épilation des cils est recommandable dans l'eczéma chronique des adultes.

On peut l'unir au badigeonnage du bord ciliaire à la teinture d'iode, à condition qu'il n'en glisse pas sur la conjonctive. Ces badigeonnages sont avantageux aussi dans tous les cas où le processus a provoqué l'épaississement chronique et la rougeur des bords palpébraux. On doit aussi faire des badigeonnages soigneux à l'huile de cade, dans les cas où la forme squameuse a suivi la forme humide.

[Nous ne pouvons entrer ici dans les nombreuses considérations que provoque l'étude de la nature des blépharites. Des recherches nouvelles sont encore nécessaires pour bien délimiter la nosographie dermatologique (1) des nombreuses affections cutanées groupées sous le nom vague de blépharites, qui siègent au niveau du bord ciliaire. A. T.]

On confond souvent avec l'eczéma la *séborrhée* des bords palpébraux (Horner), que l'on nomme également blépharite squameuse; toutefois la différenciation est facile, si l'on tient compte des signes suivants.

La séborrhée palpébrale apparaît très souvent comme complication de la même affection du cuir chevelu, où les

---

PLANCHE V. — **Orgelet meibomien** ou **interne**.

Siégeant dans le tiers temporal de la paupière inférieure droite, et datant de quatre jours. Il existe depuis longtemps un léger catarrhe conjonctival, d'où provient l'hyperémie conjonctivale qui est visible. Évolution : évacuation spontanée du pus à travers la conjonctive. Traitement du catarrhe pour éviter la récidive de l'affection palpébrale.

(1) A. TERSON, *La classification dermatologique des blépharites ciliaires. Cong. de Madrid et Annales d'oculistique*, 1903.

croûtes dans les cheveux et notamment les squames sèches et la sécrétion grasse incommodent les malades.

Peu à peu la chute des cils, les démangeaisons, la sensibilité excessive de l'œil à la chaleur rayonnante et au travail prolongé conduisent finalement le malade chez le médecin, particulièrement lorsqu'un catarrhe conjonctival secondaire et des orgelets augmentent les désagréments, ce qui est souvent le cas. Les bords ciliaires rouges, épaissis si le cas est invétéré, offrent d'une manière plus ou moins nette le symptôme principal de la maladie : les squames qui siègent entre les cils ont souvent la forme d'une poudre fine et blanche, soit parfois ressemblants à du son, dans quelques cas rares mélangés à une sécrétion grasse et réunis sous forme de croûtes ; il en résulte une certaine ressemblance avec l'eczéma. Mais si l'on enlève les croûtes avec la pince à cils, on ne trouve sous elles aucune ulcération, et la peau lisse est recouverte d'un épiderme mince. L'état des cils est caractéristique : plus le processus dure de temps, plus ils deviennent rares, courts, et minces, et plus l'œil perd ainsi son ornement principal.

Enfin, sur les bords palpébraux, rougis, épaissis, et qui rougissent encore plus et d'une façon disgracieuse à la moindre irritation ou congestion, il reste à peine quelques cils minces et peu pigmentés. Au contraire de l'eczéma, où les lacunes ciliaires alternent avec des cils normalement développés, on a, à cause de la raréfaction des poils, la preuve certaine qu'il s'agit d'une maladie de peau qui se passe particulièrement dans les régions pileuses et détruit finalement les poils.

Dans cette forme de blépharite très répandue, la prédisposition *familiale* joue un grand rôle. La maladie survient déjà souvent dans la jeunesse et se poursuit chez beaucoup de sujets pendant toute la vie. Quoique l'opinion qui en ferait une maladie microbienne soit encore incertaine, il y a lieu de présumer que l'affection est transmissible.

Diagnostic.— La maladie pourrait, en plus de l'eczéma, être confondue avec la phtiriase, c'est-à-dire avec l'implantation de poux dans les cils. Généralement il s'agit du pou du pubis; plus rarement le pou de la tête est en cause. La confusion serait encore possible avec le molluscum contagiosum (Pl. VI *b*), mais seulement si les nodules sont très petits et si l'examen était trop superficiel (Voy. p. 115.

Pronostic. — La maladie a une importance assez grande, non seulement parce qu'elle déforme l'œil et parce qu'elle compromet ses fonctions, mais aussi parce qu'une fois les cils perdus, les catarrhes conjonctivaux consécutifs sont plus difficiles à guérir.

A leur suite, à un âge avancé, l'ectropion et des affections cornéennes peuvent se produire et entraîner d'autres désordres. La maladie n'est curable que pendant la jeunesse. Plus tard, elle est ordinairement très améliorée ou éteinte pendant un temps, puis elle reparaît lorsque les circonstances la réveillent : chaleur rayonnante, travail nocturne, etc.

Traitement. — Il doit être aussi tenace que la maladie l'est elle-même. Tout d'abord on doit traiter les autres régions pileuses qui sont le siège de la séborrhée : dans ce but, les lavages phéniqués à 5 p. 100, le soufre précipité à des doses de 2 p. 100 dans l'alcool et l'eau de Cologne à parties égales, sont à recommander, de même que l'emploi des pommades soufrées. On se trouvera bien aussi du nettoyage prudent et journalier des paupières, tous les matins avec une toile fine, après onction le soir avec un onguent de turbith minéral ou de précipité blanc à 0,05 dans la vaseline et la lanoline à parties égales, soigneusement appliqué de suite avant de se coucher. Les onguents aggravent la maladie, si on les laisse rancir. En hiver, on doit laver les yeux avec de l'eau chaude. On doit songer à appliquer ces remèdes au moins quelques mois, dans les cas invétérés ; on utilise aussi les badigeonnages à la teinture d'iode.

Planche VI

a. **Blépharite eczémateuse** ancienne avec lacunes interciliaires nombreuses sur une paupière ; sur l'autre, il existe seulement la forme squameuse de l'eczéma.

b. **Molluscum contagiosum** et **orgelet externe,** chez une jeune fille de dix-sept ans. Les nodules, tous de petit volume, sont nombreux dans le voisinage de l'œil ; on en trouve aussi quelques-uns sur le visage et la partie supérieure du corps ; toutefois ils ne sont pas encore descendus plus bas. Les nodules présentent l'orifice central caractéristique. Un peu en dedans du milieu de la paupière inférieure, il y a un orgelet externe qui coexiste par hasard avec l'autre affection.

[*L'ichtyose*, le *pemphigus*, l'*érythème polymorphe*, le *psoriasis*, la *sclérodermie* peuvent siéger aussi aux paupières. Rappelons les éruptions de la *rougeole*, de la *variole*, de la *vaccine* et de la *varicelle*.

Il existe des blépharites *faviques* et *trichophytiques*.

La *chromhidrose* se présente quelquefois aux paupières et leur donne une coloration bleuâtre anormale.

Le *lupus*, l'*actinomycose*, la *lèpre*, la *morve* et le *mycosis fongoïde* s'observent également aux paupières. A. T.]

Les *glandes des paupières* deviennent souvent le siège d'inflammations. Il entre en effet en ligne de compte : 1° près de 600 glandes sébacées, accompagnant les cils des deux paupières, glandes ciliaires ou de Zeiss ; 2° les glandes acineuses de Meibomius qui s'étendent au loin dans les tarses, et qui s'ouvrent côte à côte sur le bord palpébral : elles ne sont que des glandes sébacées volumineuses qui s'ouvrent sur la partie libre du bord palpébral et l'enduisent d'une sécrétion qui empêche les larmes de couler trop facilement.

C'est l'inflammation *suppurée* des glandes du bord palpébral qui constitue l'*orgelet*, ou plus exactement l'*orgelet externe* (Pl. VI, *b* à la paupière inférieure vers sa partie médiane et nasale), tandis que la suppuration d'une ou de plusieurs glandes de Meibomius entraîne ce qu'on appelle l'*orgelet interne* (Pl. V), qui est une affection relativement sérieuse, parce que l'inflammation et la douleur qu'elle cause sont assez marquées.

Le tissu ambiant est alors tellement rouge et gonflé qu'au premier coup d'œil on peut penser à un érysipèle ou à une ophtalmie blennorragique. Les paupières et la conjonctive sont œdémateuses, surtout lorsque le foyer siège vers la commissure externe. Mais, si l'on tâte la paupière, on trouve bientôt le point enflammé et très douloureux à la pression, et de temps en temps il y a sur le bord palpébral un petit point jaunâtre et purulent qui lui correspond. C'est là l'orifice des glandes de Meibomius enflammées. Chez les individus peu sensibles, on réussit à voir la partie interne de la paupière, et par suite le foyer purulent qui transparaît à travers la conjonctive.

Il se forme en effet assez vite un petit abcès qui s'ouvre plus souvent en dedans sur la conjonctive qu'en dehors au niveau de la peau. Ordinairement, les douleurs diminuent rapidement après la perforation et le gonflement disparaît complètement.

L'orgelet interne et l'orgelet externe, surtout ce dernier, peuvent, pendant des semaines et des mois, paraître et disparaître tantôt sur l'une, tantôt sur l'autre des quatre paupières.

La séborrhée, et le catarrhe conjonctival chronique favorisent ce processus. Mais la cause fondamentale est la présence et la permanence de *cocci pyogenes*. J'ai pu en effet observer que l'inoculation de cultures virulentes de staphylocoques dorés dans le sac conjonctival provoquait des orgelets.

On peut avec juste raison considérer, avec Horner, ces deux inflammations des glandes, comme de l'*acné*, et mettre aussi en parallèle avec cette affection le chalazion que nous allons étudier.

Les deux variétés d'orgelet n'entraînent pas de désordres durables et leur *traitement* est assez simple. Ici encore, on emploiera un traitement consistant en des cataplasmes composés d'une bouillie de farine de graine de lin ; d'une part les douleurs sont diminuées, et d'autre part le processus est raccourci, l'abcès arrivant rapidement alors à l'ouverture spontanée ou opératoire. Cette dernière doit être faite, perpendiculairement au bord palpébral, dès qu'un foyer purulent apparaît visiblement sous la conjonctive à la face interne de la paupière.

D'après mon expérience, il est fort important, pour éviter la reproduction des orgelets, d'instiller tous les jours sur la conjonctive, pour la désinfecter, quelques gouttes de sulfate de zinc (sulfate de zinc 0,1 pour 20 grammes d'une solution de sublimé à 1 p. 5000 ou à 1 p. 1000). La séborrhée concomitante doit être traitée de même.

Comme on le voit ci-dessus, le *chalazion* a quelque ana-

PLANCHE VII

a. **Chalazions** à la paupière supérieure d'un jeune homme, et datant de deux mois. Guérison par incision interne et curage.

b. **Chalazions** multiples à l'œil droit d'une jeune femme, et développés peu à peu dans l'espace de six mois.

c. **Paupière inférieure** du même œil vue par sa face interne. La conjonctive montre une prolifération ressemblant à des granulations. Curettage interne. Guérison.

logic avec l'orgelet. Généralement cette affection palpébrale a une marche lente et sans phénomènes inflammatoires bien visibles; toutefois il survient de temps à autre,
au début ou plus tard, quelques symptômes d'inflammation. Après des mois ou des semaines, il se forme un nodule
qui peut atteindre le volume de la moitié d'un pois ou
d'une cerise (Pl. VII, *a*). Il n'est pas rare d'en voir se former plusieurs, de préférence à la paupière supérieure
(Pl. VII, *b*). La peau n'est pas enflammée au commencement, et, qu'il s'agisse d'un ou de plusieurs chalazions,
elle est toujours mobile au-dessus de la nodosité qui, au
contraire, se meut avec le tarse. A la partie interne de la
paupière, la conjonctive est rouge et gonflée, quelquefois
végétante, comme si des granulations s'y développaient
(Pl. VII, *c*). C'est particulièrement le cas, lorsque la perforation se prépare ou a déjà eu lieu. Très souvent, on voit
transparaître sous la conjonctive le contenu du chalazion,
d'aspect grisâtre. L'examen anatomique montre que le
foyer gît tout entier dans le tarse, le distendant violemment et provenant par suite d'une ou de plusieurs glandes
de Meibomius. Le contenu du chalazion se compose d'une
masse granuleuse molle, gris rougeâtre, dont le centre
est souvent plus ou moins liquéfié. L'enveloppe du nodule
est formée par le tissu dense du tarse. L'examen histologique fait voir que le chalazion se développe d'abord par
la prolifération de l'épithélium des acini meibomiens et
qu'il se produit une infiltration inflammatoire progressive
du tarse autour de ces acini. Pendant que les glandes disparaissent dans cette néoformation, il se produit une prolifération de petites cellules, un tissu de granulome contenant aussi des cellules géantes : il s'ensuit que l'ensemble
simule une néoformation tuberculeuse, quoique le chalazion n'ait rien de commun avec la tuberculose. Cette
inflammation chronique des glandes de Meibomius est
peut-être bien plus en rapport avec un autre bacille, que
j'y ai rencontré souvent, mais en petit nombre, et qui se
colorait difficilement. Peut-être est-il identique à celui que
Deyl y a aussi décrit depuis.

En faveur de la nature microbienne du chalazion plaide
aussi ce fait que j'ai observé depuis bien des années et que
je puis de plus en plus confirmer; cette affection des paupières est toujours précédée d'un catarrhe conjonctival, à
tendance chronique, mais qui est souvent peu accentué, et

le meilleur moyen pour s'opposer à la réapparition des chalazions est de soigner de son mieux le catarrhe par l'emploi de la solution de zinc déjà mentionnée pour les orgelets. Nous savons aussi que des germes pathogènes colonisent facilement dans le sac conjonctival au cours du catarrhe.

Les chalazions doivent être opérés dès qu'ils ont acquis une certaine grosseur : les petits doivent plutôt être laissés tranquilles. On fera une grande incision verticale partant près du bord palpébral sur la conjonctive. Les masses granulomateuses seront alors expulsées avec la curette tranchante. La capsule résistante est abandonnée à elle-même, et tout gonflement a disparu une à deux semaines après l'intervention. Un chalazion bien curetté ne récidive pas. Si le nodule siège sous la peau et même tend à la perforer, en l'envahissant et en l'enflammant, on peut aussi le curetter par une incision cutanée, cette fois horizontale et parallèle au bord ciliaire. On ne traitera jamais les chalazions par la cautérisation du côté de la conjonctive : les cicatrices consécutives peuvent entraîner le trichiasis et l'entropion.

[Deux malades sont venus nous consulter, l'un pour un trichiasis, l'autre pour un symblépharon, le tout dû à des *cautérisations post-opératoires* intempestives, qu'on devra ordinairement éviter aussi bien après le curage qu'après l'ablation.

L'*ablation* du chalazion peut s'imposer lorsqu'il s'agit de très volumineux chalazions pointant *sous la peau*. On n'enlève que toute la partie saillante et on curette le fond laissé en place. Du côté de la conjonctive qui doit être toujours scrupuleusement ménagée, on

---

PLANCHE VIII. — **Blépharochalasis.**

Le sujet, âgé de trente et un ans, est un jeune homme d'ailleurs très bien portant, sans sucre ni albumine dans ses urines, et se plaignant depuis onze ans de son affection oculaire, qui le défigure, surtout à cause de la rougeur de l'enflure palpébrale. On voit sur la peau rougie les veines dilatées. Comme dans le cas suivant (Pl. IX), il y a un épicanthus, de sorte que le sillon cutané de la paupière supérieure se cache derrière l'épicanthus, plus nettement du côté droit que du côté gauche. Le traitement opératoire donna un très bon résultat. L'excision comprit seulement une étroite bande de peau et d'orbiculaire, puis le bord inférieur de la plaie fut solidement uni par huit points de suture au bord supérieur du tarse.

se bornera au curettage dans la très grande majorité des cas. Ce n'est qu'en présence d'un chalazion charnu et résistant qu'on enlèverait avec les ciseaux la masse dure et solide, après avoir incisé la conjonctive dont on n'enlèvera aucun fragment. A. T.]

2. — Déformations et déviations palpébrales.

Parmi les anomalies congénitales des paupières, il nous faut signaler la *ptose congénitale*, c'est-à-dire la chute des paupières supérieures par paralysie ou développement insuffisant du releveur. La paralysie *acquise* survient généralement d'un seul côté, en particulier souvent à un faible degré, à la suite d'une *paralysie unilatérale du grand sympathique*, qui *rétrécit la pupille* du même côté et se manifeste souvent aussi par une réplétion inégale des vaisseaux de chaque moitié du visage. La ptose est alors produite par la paralysie du muscle lisse de Müller, qui élève la paupière en s'unissant au releveur palpébral. Si la ptose reconnaît aussi pour cause la paralysie de l'oculo-moteur (et par suite du releveur palpébral), elle est plus accentuée, et la pupille du même côté est ordinairement plus *dilatée*.

Une autre variété d'anomalies congénitales des paupières est l'*épicanthus* (Pl. III et IX), repli cutané arqué qui entoure l'angle interne de l'œil et le recouvre en partie. Ce repli est habituel dans la race mongole et chez beaucoup de nouveau-nés de la race caucasique : chez ces derniers il disparaît par le développement du dos du nez, en sorte que ce n'est que chez les adultes que cette anomalie conduit quelquefois à une opération. D'après mon expérience, l'excision directe des replis est le meilleur procédé ; l'excision d'un lambeau elliptique sur le dos du nez est moins sûre...

[et peut donner un effet plus disgracieux avec cicatrice à tendance kéloïdienne. On observe aussi des replis cutanés rappelant l'épicanthus à la suite d'effondrement syphilitique des os du nez, et de lésions cicatricielles ; on a observé encore l'épicanthus unilatéral. A. T.].

L'origine des affections appelées *ptose adipeuse* et *blépharochalasis* (Pl. VIII et IX) est peut-être aussi congénitale. Dans ces deux lésions, toutes deux siégeant à la paupière supérieure, il s'agit en réalité d'une union insuf-fisante de la peau avec le bord supérieur du tarse et avec le tendon du releveur de la paupière supérieure; il s'en-suit que la peau ne suit pas le mouvement d'élévation de la paupière. Comme elle est de plus anormalement flasque et qu'elle s'allonge toujours, elle forme une poche qui pend au-devant du bord palpébral. Dans la forme de blé-pharochalasis décrite par Fuchs, la peau est très amincie et un peu rouge à ce niveau.

[Nous avons observé plusieurs cas semblables à des degrés va-riables de développement et nous préférons à toute autre la déno-mination de *Dermatolysie palpébrale* (Alibert) qui exprime bien l'aspect de la peau des paupières et ne prête à aucune confusion (1). On ne confondra pas cette singulière affection avec la distension sénile de la peau dés paupières, la hernie graisseuse orbitaire, les divers œdèmes, l'éléphantiasis et la neurofibromatose. La pathogé-

---

PLANCHE IX. — **Blépharochalasis à un stade avancé, ptosis (d'origine congénitale), épicanthus.**

Le sujet, âgé de vingt-six ans, était tout à fait défiguré par ces lésions. On ne peut pas affirmer d'une façon absolue l'origine con-génitale de la blépharoptose, mais elle est probable. Les rides carac-téristiques de la peau du front lui sont consécutives. L'épicanthus est en partie congénital, en partie provoqué par la blépharochalasis. Derrière les replis de l'épicanthus se trouvent des excavations pro-fondes des plus disgracieuses. La peau des paupières supérieures est flasque, pendante et plissée. A la paupière supérieure, on re-marque quelques sillons verticaux. Le gonflement des paupières, qui est visible dans le cas précédent, a existé aussi autrefois. La maladie est survenue spontanément à l'âge de six ans, époque où les paupières se gonflèrent fortement et rougirent. A treize ans, le gonflement et l'hyperémie disparurent, et peu à peu l'état actuel se produisit. Le traitement opératoire donna un très bon résultat. L'excision comprit une plus grande quantité de peau que dans le cas précédent, surtout vers la partie nasale de la paupière supé-rieure, ceci dans le but de corriger l'épicanthus. Les sutures furent placées en sorte qu'elles passaient d'abord par le bord inférieur de la plaie, puis ressortaient dans le bord supérieur du tarse et le ten-don du releveur, environ à 5 millimètres plus haut, et prenaient enfin le bord supérieur de la plaie. Huit points de suture de chaque côté. L'élévation des paupières s'effectua plus tard réellement mieux et l'effet cosmétique de l'opération fut très bon.

(1) A. TERSON, *Dermatolysie palpébrale, Soc. fr. d'opht.*, 1904.

nie de cette sorte de trophonévrose est encore incomplètement élucidée. A. T.].

Ces deux formes d'anomalies doivent être opérées [lorsqu'elles sont très marquées], non seulement par l'excision de la peau qui est en cause, mais encore par la suture de la peau au bord supérieur du tarse (opération de Hotz).

Le médecin a, bien plus souvent que des maladies précédentes, à s'occuper de l'inversion des paupières en dedans et en dehors.

L'*ectropion*, dont le degré le plus léger porte le nom d'*éversion* du bord ciliaire, survient dans la variété *sénile*, par le relâchement de la peau de la paupière et du tarse, dans la variété *cicatricielle*, à la suite du raccourcissement de la peau de la paupière par des cicatrices. Celui-ci peut être consécutif à des cicatrices résultant soit de caries du rebord orbitaire, de cautérisations, de brûlures, de néoplasies, etc., soit à la suite des excoriations cutanées répétées et de l'eczéma causés par l'humidité et l'essuyage constants, que le rétrécissement lacrymal et le catarrhe chronique entraînent à leur suite.

L'ectropion *paralytique* survient à la suite de la paralysie de l'orbiculaire, innervé par le facial, et surtout à la suite du relâchement de la paupière inférieure, tandis que la paupière supérieure est attirée en haut par l'action prépondérante du releveur de la paupière supérieure et du muscle lisse de Müller.

[Nous appelons ces cas des *ptoses* de la paupière inférieure. A. T.].

Il résulte de ces deux raisons et par l'absence d'élévation de la paupière inférieure que l'œil reste ouvert (*lagophtalmos*, mauvaise et ancienne expression, parce qu'on croyait autrefois que les lièvres dormaient les yeux ouverts), même pendant le sommeil : un léger catarrhe conjonctival [et quelquefois un ulcère cornéen inférieur] sont les suites de cet état des paupières.

[On n'hésitera point, dans les cas où la cornée se prend, à pratiquer à côté des points lacrymaux un avivement en arrière des cils et deux points de suture de façon à créer une tarsorrhaphie partielle *interne* (A. Person), préférable à la tarsorrhaphie médiane qui masque la cornée et gêne la vision, et à la tarsorrhaphie externe qui ne relève pas suffisamment la partie interne de la paupière inférieure et le point lacrymal. A. T.]

Un autre aspect du même genre résulte de la protrusion du globe en avant à la suite des tumeurs orbitaires, de la maladie de Basedow, etc.

Chez les jeunes sujets [atteints de kératite], on peut quelquefois observer un *ectropion spastique*, dû à la contraction anormale des faisceaux palpébraux du muscle orbiculaire. Il disparaît par la remise en place de la paupière, suivie de pansement occlusif [au besoin de tarsorraphie médiane, en cas de récidive]. Les autres formes d'ectropion doivent être traitées opératoirement, en diminuant l'allongement palpébral, en particulier par l'excision d'un coin du tarse et de la conjonctive (procédés de Kühnt ou sa modification par Dimmer). La suture de Snellen suffit pour les cas légers, ainsi que le conseil d'essuyer l'œil de bas en haut au lieu de le faire de haut en bas.

[Dans l'ectropion *sénile*, les résections de la conjonctive *tarsienne* seule, combinées à la résection d'un triangle *cutané* sans atteindre la commissure (A. Terson) et après rétablissement des voies lacrymales, nous ont donné d'excellents et définitifs résultats sur plus de trente malades.

L'ectropion des *jeunes* sujets, avec rétrécissement sténodermique de la peau lisse et tendue, peut aller jusqu'à nécessiter une autoplastie (Panas), mais la résection conjonctivale ou le procédé en vanne (Truc) suffisent souvent.

L'ectropion cicatriciel est presque toujours justiciable d'une tarsorraphie *totale*, suivie de blépharoplastie. A. T.]

L'*entropion*, surtout à la paupière inférieure, peut être aussi le résultat d'une contraction spastique du muscle.

Cette variété se développe généralement au niveau des paupières des vieillards, surtout lorsque le globe est petit, profondément situé, ou fait même défaut, et qu'il y a du blépharospasme. En écartant la paupière, quelquefois avec fixation par du taffetas adhésif, ou la suture de Gaillard, on corrige cet ectropion généralement temporaire.

[On peut faire utilement une résection cutanée en losange horizontal avec suture immédiate. A. T.]

L'*entropion cicatriciel* présente de plus grandes difficultés thérapeutiques ; ce raccourcissement cicatriciel de la conjonctive est causé par le trachome, la diphtérie, et les brûlures (parfois aussi par des cautérisations trop fortes).

Cette forme est justiciable ordinairement d'une opération.

Les corrosions et les brûlures ou même des ulcérations entraînent l'union des paupières au globe de l'œil, état connu sous le nom de *symblépharon*.

Les bords ciliaires peuvent quelquefois s'unir (*ankyloblépharon*). On désigne sous le nom de *blépharophimosis* le raccourcissement apparent de la fente palpébrale au niveau de la commissure externe : cet état est entraîné par la superposition d'un pli cutané vertical au-devant de la commissure externe, qui est normale derrière lui et bien visible si on détruit le pli en tirant fortement la peau des paupières du côté de la tempe.

[Il y a là une sorte d'épicanthus externe. A. T.]

Si la fente palpébrale est au contraire réellement rétrécie au niveau de la commissure externe par l'adhérence des bords ciliaires entre eux, il est préférable de comprendre la lésion sous le nom plus juste d'ankyloblépharon de l'angle externe.

[Le *système pileux* des paupières et du sourcil présente parfois des anomalies, des maladies et des déviations. A côté de l'agénésie, de l'alopécie (syphilis, sénilité, blépharites, etc.), de l'hypertrichose, il y a parfois du trichiasis total ou partiel, souvent lié à l'entropion et au symblépharon. Le trichiasis provient de causes diverses, traumatiques ou spontanées, dont la plus fréquente est la conjonctivite granuleuse (trachome). Ces diverses altérations nécessitent, l'épilation n'étant qu'un palliatif, un traitement chirurgical qui comprend un grand nombre de procédés (1). A. T.]

3. — Traumatismes des paupières.

Les traumatismes sont fréquents aux paupières. Leur peau étant reliée au plan profond d'une manière assez lâche et étant du reste elle-même fort extensible, il se produit assez souvent à ce niveau des épanchements sanguins abondants, et ces ecchymoses donnent aux paupières de

____

(1) Voy. A. Terson, *Chirurgie oculaire* (*Opérations sur les paupières*). Paris, 1904.

l'œdème et une coloration allant du rouge vif au bleu et au noir. Le gonflement est surtout prononcé quand il s'y ajoute encore de l'emphysème, c'est-à-dire lorsqu'à la suite d'une fracture ou d'une fissure des os de l'orbite du côté du nez ou des cavités périorbitaires qui en dépendent (sinus frontal, etc.), il pénètre de l'air dans les tissus, lorsque le malade se mouche. La paroi de l'orbite qui se fracture notamment avec la plus grande facilité est la paroi interne, si mince, formant la cloison séparant l'orbite des fosses nasales et constituée par la lame papyracée de l'ethmoïde. Les paupières insufflées donnent alors la sensation d'un poumon gonflé d'air. Quelquefois le globe est aussi en légère exophtalmie. Tous ces symptômes, plus alarmants en apparence que graves en réalité, donnent au malade un « œil poché » sans grand dommage. Par contre, l'ecchymose palpébrale consécutive à une *fracture de la base du crâne* (Pl. X) a une grande importance. Dans ce grave traumatisme, le sang peut s'avancer parfois (mais non toujours) jusque sous les paupières : l'ecchymose qui se produit à la partie inférieure de la conjonctive bulbaire et surtout à la paupière inférieure. et quelquefois aussi à la supérieure, est un des symptômes importants de la fracture.

[On devrait appeler ecchymose d'origine *externe* l'ecchymose traumatique directe, et ecchymose d'origine *interne* les autres variétés, spontanées ou par traumatisme crânien. A. T.]

Les coupures peuvent entraîner des dégâts persistants, comme par exemple celles qui détachent toute la paupière supérieure ou qui traversent verticalement toute une paupière, lorsqu'elles ne sont pas suturées soigneusement et

---

PLANCHE X. — **Ecchymose palpébrale à la suite de fracture du crâne.**

La paupière supérieure est ici plus atteinte que l'inférieure, qui généralement est prise de préférence. Le malade était un jeune homme de vingt-quatre ans qui a sauté, quatre jours auparavant, d'un tramway électrique encore en marche, et est tombé sur l'occiput. Il resta vingt-quatre heures sans connaissance et se plaignit ensuite pendant longtemps de céphalalgie, mais sans autre lésion. Guérison sans altérations persistantes, après quelques semaines de repos, en partie au lit.

de bonne heure. Les blessures doivent être réunies exactement jusqu'au bord libre. Le détachement de la paupière inférieure à son extrémité interne, accident dont nous avons déjà parlé oblitère ordinairement et d'une manière définitive le canalicule inférieur, quelque soin qu'on apporte à la suture. Cependant le dommage n'est pas très considérable, car le canalicule supérieur absorbe ordinairement assez bien les larmes.

[Toutefois le larmoiement n'est pas supprimé complètement. A. T.]

Lorsque des grains de poudre s'enkystent en grand nombre dans la peau des paupières à la suite d'une plaie par arme à feu, et défigurent considérablement le malade, on les supprimera plus tard pour le mieux en les brûlant avec le thermocautère.

4. — Tumeurs des paupières.

a. *Tumeurs bénignes.* — Nous devons y ranger le *xanthelasma*, qui forme des taches jaunâtres, un peu saillantes, à croissance très lente, situées ordinairement des deux côtés et symétriquement au-dessus de l'angle interne de l'œil, chez les sujets âgés (en particulier chez les femmes). Ces plaques doivent être quelquefois excisées, lorsqu'elles défigurent les malades.

Le *molluscum contagiosum* (Pl. VI, *b*) a une assez grande importance, parce qu'il peut se développer en foyers nombreux et atteindre la grosseur de la moitié d'un pois ou d'une cerise chez certains malades et aussi chez les personnes de leur entourage. La réalité de la contagion, je l'ai démontrée, il y a déjà douze ans, par une inoculation sur moi-même (une des premières inoculations suivies de succès). Il fallut six mois pour que la lésion d'inoculation, prise à un enfant, se développât nettement. On a aussi observé de véritables épidémics sur les enfants des écoles. Lorsque les nodules de molluscum, qui atteignent de préférence la peau délicate des paupières et de leur voisinage, sont encore peu développés, on peut les confondre avec le *milium*. Mais ce dernier, qui est un petit kyste sébacé des glandes cutanées, est privé de la petite ombilication centrale des nodules de molluscum, qui laissent passer leur contenu, sous forme d'une bouillie blanchâtre. L'examen microscopique montre dans ces masses blanchâtres des corps arrondis, très brillants, dont la présence assure le diagnostic.

On fait disparaître ces nodules avec le thermocautère, la curette tranchante.

Le *fibrome* (molluscum simple), les verrues, les cornes cutanées sont des productions rares.

Il en est de même des *angiomes* (télangiectasies, angiomes caverneux) ; ces derniers, généralement congénitaux, doivent être opérés le plus tôt possible.

[Les lipomes et le névrome plexiforme ont aussi été observés.
Les kystes *transparents* du bord libre sont assez fréquents.
Enfin on observe des kystes *dermoïdes* du sourcil ou de la paupière même. A. T.]

b. *Tumeurs malignes.* — Nous signalerons le carcinome et le sarcome : le premier se développe surtout au bord libre des paupières ; le second, souvent pigmenté, dans le tarse et son voisinage.

[On peut noter aussi le lymphadénome. A. T.]

QUATRIÈME PARTIE

MALADIES DE LA CONJONCTIVE

I. — Inflammations généralisées.

1. — Conjonctivite catarrhale simple.

Le catarrhe conjonctival simple peut revêtir une forme aiguë et une forme chronique. Dans le premier cas les phénomènes inflammatoires sont plus accentués et atteignent aussi la conjonctive bulbaire, tandis qu'en général le catarrhe dans sa forme chronique n'atteint que la conjonctive palpébrale.

Nous trouvons en première ligne, comme symptômes objectifs : la sécrétion anormale de mucus ou de pus, la rougeur conjonctivale, le gonflement de la conjonctive qui se manifeste au niveau du tarse par un aspect rugueux, la formation de replis, surtout dans la région où la conjonctive palpébrale se réfléchit sur le globe (cul-de-sac), et le gonflement du repli semi-lunaire juxtacaronculaire. Lorsque le catarrhe est purulent, l'œdème de la conjonctive bulbaire et un degré plus ou moins accentué d'œdème palpébral apparaissent.

Les symptômes subjectifs consistent dans l'agglutination des cils au réveil, les démangeaisons, la cuisson, la sensation de sable dans l'œil, le trouble apporté à la vision par la sécrétion lorsqu'elle s'étend sur la cornée. Ce trouble visuel toutefois est ordinairement passager et disparaît si l'on essuie l'œil. Ce n'est que si les mucosités s'amassent sous forme d'une couche mince sur la cornée, que le patient aperçoit des cercles colorés autour des lumières, analogues à ceux qu'on observe dans le glaucome. La photophobie, le blépharospasme et les douleurs sont peu marqués tant que la cornée ne participe pas à l'inflammation. Le malade ouvre plus facilement les yeux, souvent tous deux atteints, que dans les inflammations cornéennes. A une période plus avancée, des complications peuvent survenir, en particulier dans la forme chronique, l'inflammation du bord ciliaire et de la cornée ; cette dernière complication se présente surtout chez les sujets âgés, sous forme d'un ulcère marginal, souvent appelé ulcère catarrhal, ou sous forme d'un ulcère suppuré.

On trouve souvent dans le catarrhe des microbes pathogènes, qui provoquent la maladie, et aussi d'autres qui cultivent seulement dans la sécrétion catarrhale du cul-de-sac. Nous connaissons jusqu'à présent comme micrococoques engendrant les conjonctivites : 1° le *gonocoque* (Voir *conjonctive blennorragique*) ; 2° le *pneumocoque* de Frænkel-Weichselbaum, qui entraîne un catarrhe bénin, pas absolument contagieux, et plus fréquent chez les enfants que chez les adultes ; 3° le *streptocoque*, qui provoque quelquefois un simple catarrhe, d'autres fois une inflammation pseudo-membraneuse ou diphtérique. On doit encore faire de nouvelles recherches pour savoir si les staphylocoques, qui se trouvent souvent dans le cul-de-sac conjonctival, provoquent ou non des conjonctivites.

Comme bacilles pouvant engendrer des conjonctivites, nous connaissons : 1° les *bacilles diphtériques* (Voy. *conjonctive diphtérique*) ; 2° le *bacille de Koch-Weeks*, qui quelquefois provoque chez les enfants et l'adulte une vive inflammation contagieuse ; 3° le *diplobacille* de Morax-Axenfeld, qui entraîne une conjonctivite assez fréquente, mais à évolution traînante.

C'est dans la conjonctivite catarrhale simple que l'on observe bien ce fait, tout au moins en l'état actuel de nos connaissances, que dans les mêmes formes cliniques nous trouvons des bactéries d'espèces différentes, et que souvent dans des formes cliniques différentes nous trouvons des bactéries de même espèce (Bach).

Diverses conditions provoquent ou du moins favorisent et entretiennent le catarrhe ; en particulier, le séjour dans des lieux où l'air, mal renouvelé, est rempli de poussière, de fumée et d'impuretés ; les excès alcooliques, la blépharite, le rétrécissement des voies lacrymales, la pénétration de corps étrangers dans le cul-de-sac conjonctival, etc.

Le *diagnostic* se déduit facilement des symptômes précédents. Les complications cornéennes s'annoncent par la rougeur ciliaire et la lésion des couches superficielles de la cornée.

Le *pronostic* est bénin chez les jeunes sujets. Chez les sujets âgés et chez les malades, qui ne peuvent se soustraire aux influences malfaisantes, la guérison peut rencontrer de grandes difficultés.

Le *traitement* doit lutter d'abord contre les causes nocives. Localement, les astringents seront appliqués, soit directement au pinceau par le médecin, soit par le patient, en collyres à instiller et en pommades. Pour les badigeonnages, lorsque la sécrétion est abondante et purulente, on emploie la solution de nitrate d'argent à 2 p. 100. Quand la sécrétion est moins abondante, la solution à 1 p. 100 suffit. En instillation, on emploie le sulfate de zinc à 0,05 à 0,01 p. 10 d'eau récemment distillée ou pour 10 d'une solution de sublimé à 1/10000e. Cette dernière solution demeure plus longtemps privée de germes.

[Les recherches microbiennes ont conduit peu à peu à diverses mesures destinées à conserver les collyres dans un état moins impur qu'autrefois. Nous employons des collyres *aseptisés* par la *chaleur*, soit en ampoules, soit dans un flacon compte-gouttes spécial en verre soufflé ; on emploie aussi des collyres *antiseptisés* dans un flacon compte-gouttes contenant la solution de l'alcaloïde ou du topique avec adjonction d'un *antiseptique* (sublimé, aldéhyde formique, acide salicylique, etc.). Nous avons utilisé, comme cela avait été recommandé déjà à diverses reprises, des solutions préparées en y ajoutant 1 centigramme d'acide salicylique pour 15 grammes de la solution. Elles restent pendant des mois tout au moins privées de ces flocons, si fréquents sans cela dans les collyres.

Il y a aussi des collyres huileux dont la conservation paraît très prolongée.

Ces divers procédés ont réalisé un réel progrès et ont chacun des applications suivant les circonstances (opérations, traumatismes, malade se soignant lui-même, cabinet, clinique, etc.).

Il est important dans la pratique d'appliquer le collyre sans contamination. Si l'on se sert d'une pipette compte-gouttes adaptée à un flacon, on aura soin de ne pas effleurer avec sa pointe la peau du malade, et de faire tomber les gouttes directement dans le cul-de-sac conjonctival inférieur, la paupière inférieure étant attirée en avant et en bas et maintenue près d'une minute dans cette position, le malade regardant en haut. Il est bon d'aseptiser de temps à autre le compte-gouttes par l'ébullition, ou les flacons compte-gouttes par l'autoclave ou la tyndallisation, enfin de changer assez souvent le collyre, surtout pour la cocaïne, dont le pouvoir anesthésique diminue du reste à la longue. A. T.]

L'acétate de plomb à 0,1-0,2 p. 10 d'eau distillée ou d'onguent amylo-glycérique est recommandable, tant qu'il n'y a aucune lésion cornéenne. S'il en était autrement, le plomb pourrait entraîner des incrustations cornéennes et retarder la guérison de l'ulcération de la cornée. Dans le catarrhe chronique rebelle, on doit alterner les remèdes et employer le sulfate de cuivre, le tanin, l'alun à 5 p. 100. Les gouttes seront instillées une ou deux fois par jour avec des compte-gouttes, les pommades appliquées une fois par jour avec une baguette de verre.

[Dans la pratique, on recommandera, pour mettre la pommade, un simple cure-oreille que le malade trouvera partout, qu'il aseptisera facilement à l'eau bouillante, qui ne se cassera pas comme un agitateur, qui mesurera à peu près la quantité de pommade à mettre et qui reste toujours plus propre que le pinceau graissé qui s'enduit de poussière, laisse des poils dans l'œil et est à peu près impossible à aseptiser, une fois graissé. Quant aux baguettes de papier, elles sont souvent malpropres, ayant été roulées entre les doigts, et leur pointe peut érafler la cornée.

On conserve facilement les pommades dans des tubes en étain que nous avons fait munir d'une spatule métallique. La vaseline seule est un mauvais excipient pour les pommades oculaires. La lanoline ayant le précieux avantage d'absorber de l'eau et d'être miscible aux larmes, nous conseillons toujours, depuis plusieurs années, pour *toutes* les pommades ophtalmiques, la lanoline additionnée d'un tiers d'huile de vaseline, comme excipient général auquel on ajoute la dose nécessaire du médicament. Ces pommades ainsi obtenues sont aussi moins irritantes que celles à la vaseline simple. A. T.]

L'atropine est tout à fait inutile, tant qu'il n'y a aucune complication cornéenne.

2. — Catarrhe ou conjonctivite folliculaire.

La conjonctivite folliculaire est un catarrhe chronique à évolution d'autant plus traînante que les follicules sont plus nombreux et plus gros ; ces follicules se trouvent sur la conjonctive palpébrale, surtout dans les culs-de-sac, et y sont isolés ou rangés en chapelets (Pl. XIV, *a*). Ces follicules, comme on les appelle, ont un volume de 1 à 3 millimètres, sont gris rougeâtres, ou même translucides, s'ils sont assez volumineux. On observe presque exclusivement cette forme de catarrhe chez les jeunes sujets, souvent chez les écoliers, chez lesquels la maladie provoque quelquefois un clignotement fréquent (nyctitation), et une sensation de fatigue pendant le travail, mais d'autres fois n'entraîne presque pas de gêne. La sécrétion est peu abondante ou même nulle.

Le *diagnostic* est souvent difficile avec le trachome. Dans cette dernière maladie, on trouve en général plus de follicules dans le cul-de-sac supérieur, tandis qu'il y en a davantage dans le cul-de-sac inférieur, s'il s'agit de conjonctivite folliculaire.

[Il faut remarquer que la conjonctivite folliculaire n'étant pas une affection tarsienne, les follicules se trouvent dans les culs-de-sac et sont surtout bien visibles dans le cul-de-sac inférieur. On ne sera assuré de l'état *exact* du cul-de-sac supérieur, qui peut être chargé lui aussi de follicules, que si on enroule la paupière sur une pince, de façon à le mettre à nu, au lieu de se contenter de l'inspection du tarse. A. T.]

Au point de vue du *pronostic*, la maladie a toujours une assez longue durée. Mais elle peut disparaître sans laisser de traces.

Le *traitement* le meilleur se composera d'instillations plombiques et particulièrement de pommade plombique (acétate de plomb 0,1 ou 0,2 pour 10 d'eau distillée ou d'onguent amylo-glycérique).

[Les instillations de nitrate d'argent à 1 0/0, 1/150 sont parfois d'un effet assez rapide, ainsi que celles de sulfate de cuivre à dose très faible, 1/300. Les cautérisations au cristal d'alun aideront aussi à la guérison de cette affection traînante. A. T.]

3. — Conjonctivite blennorragique.

La conjonctivite blennorragique résulte de l'inoculation du gonocoque de Neisser dans le cul-de-sac conjonctival et survient à tout âge ; elle est surtout fréquente chez le nouveau-né, parce que les sécrétions vaginales de la mère atteignent facilement les yeux de l'enfant pendant l'accouchement. Parfois aussi ce sont les doigts souillés des sécrétions génitales qui infectent d'abord les yeux du nouveau-né. Dans les autres âges de la vie, ce sont les parties génitales (de temps à autre chez les petites filles atteintes d'un écoulement vaginal virulent) ou la même affection oculaire chez un autre sujet, qui sont l'origine de la contagion.

[La maladie survient aussi chez la femme, quoique un peu moins souvent que chez l'homme, et avec un caractère aussi grave. Il peut y avoir une contagion par inoculation de la sécrétion vaginale infectée, mais souvent aussi la malade n'a pas de blennorragie vaginale et s'est infecté l'œil avec ses doigts souillés (en soignant un nouveau-né atteint d'ophtalmie, en manipulant des linges tachés de pus blennorragique, etc.). Chez les petites filles, on trouve au contraire, ordinairement et simultanément, une vulvite sécrétante, le plus souvent blennorragique. A. T.]

Enfin, les médecins et les gardes-malades sont fort exposés au danger de l'inoculation.

La maladie est une des plus importantes affections oculaires, puisqu'elle est la cause de la cécité chez un tiers des aveugles, et que seule l'ophtalmie variolique, dans les pays où la vaccination est insuffisante, produit encore un plus grand nombre d'aveugles.

C'est surtout l'ophtalmie blennorragique des nouveaunés qui conduit si souvent à la cécité ; elle ne peut disparaître, malgré l'enseignement donné aux sages-femmes et aux médecins et malgré les progrès du traitement, parce que la négligence des parents et des accoucheuses les empêche de confier le malade assez tôt au médecin, et, parce que, malgré les améliorations apportées au traitement, il s'agit d'une maladie qui est et reste dangereuse. On doit souhaiter vivement que la prophylaxie si efficace par la méthode de Crédé devienne d'un usage aussi répandu que

---

Planche XI

a. **Dermoïde** chez un enfant d'un an, lésion datant de la naissance, mais grossissant peu à peu lentement.

b. **Dermoïde** chez un jeune homme de vingt et un ans. On y voit les poils caractéristiques qui se trouvent souvent sur ces tumeurs dermoïdes. Ici encore la néoplasie n'a qu'un peu grossi depuis la naissance. L'ablation laissa une petite tache grise à la place où la tumeur s'implantait sur la cornée.

possible, surtout chez les pauvres et les insouciants. C'est en effet dans cette catégorie de la population que nous trouvons le plus grand nombre de cas d'ophtalmie virulente du nouveau-né.

L'ophtalmie purulente ou blennorragique des nouveau-nés apparaît ordinairement le troisième jour après l'accouchement, si l'infection s'est produite pendant son cours : elle se manifeste bientôt par le gonflement et la rougeur des paupières et l'écoulement hors de la fente palpébrale d'un liquide séro-sanguinolent, analogue à du jus de viande. Les deux yeux se prennent bientôt l'un après l'autre. L'examen de la conjonctive la montre, dans ce premier stade, gonflée, rouge, et sa surface est légèrement luisante. Le chémosis bulbaire manque en règle générale chez le nouveau-né.

[Dans l'ensemble, l'intensité du chémosis est en rapport avec la gravité de l'ophtalmie chez l'adulte. Le terrain, chez le nouveau-né, est moins favorable au développement de l'ophtalmie, de plus, dans la blennorragie oculaire de l'adulte, le gonocoque originel provient d'une blennorragie beaucoup plus récente en général, et par suite beaucoup plus virulente que les sécrétions vaginales des accouchées, même lorsqu'elles ont eu autrefois une véritable blennorragie. Toutefois le pus d'une ophtalmie gonococcique assez peu intense chez un nouveau-né peut donner une ophtalmie destructive par inoculation à l'adulte. A. T.]

Après quelques jours de rougeur et de gonflement des paupières et de la conjonctive, pendant lesquels la sécrétion commence à contenir quelques filaments de pus, le tableau clinique change, parce que les paupières se dégonflent un peu et que leur peau recommence à se plisser légèrement. La conjonctive se ramollit aussi et se plisse quelque peu, mais la rougeur devient de plus en plus sombre, la muqueuse présente un aspect rugueux et dépoli, analogue à celui du velours, et forme des replis volumineux dans les culs-de-sac. En même temps survient une sécrétion parfois assez considérable de pus jaune et épais. Le pus coule au niveau des commissures (Pl. XII), et s'amasse aussi en partie dans tous les replis et recoins du sac conjonctival. Cette période, véritablement blennorragique, peut se prolonger des semaines entières, et c'est alors que la cornée court un grand danger, surtout lorsque le pus n'est pas enlevé avec la plus grande assiduité.

Lorsque la suppuration attaque la cornée, cette membrane présente en son milieu ou un peu au-dessous, tout d'abord une petite tache grise, qui ordinairement s'agrandit rapidement, devient jaunâtre et s'ulcère à sa surface : il s'ensuit un ulcère suppuré qui s'étend vite aussi bien en surface qu'en profondeur, et montre bientôt une tendance à la perforation. Si la perforation se produit, la suppuration peut se propager à l'intérieur de l'œil, provoquer une violente inflammation du segment antérieur et même la panophtalmie.

[Toutefois la rareté des panophtalmies, des dacryoadénites et surtout des dacryocystites est à noter.]

Lorsque la cornée tout entière est ulcérée, le cristallin est facilement expulsé. Si la perforation est plus petite, il s'y produit un enclavement irien plus ou moins développé, entraînant avec lui le danger d'un staphylome de volume variable. Lorsque l'ulcère est central et tout petit, la perforation peut ne laisser qu'une taie centrale, mais le cristallin est souvent également lésé. En effet, pendant le temps qu'il est au contact de la perforation ulcéreuse, ses cellules sous-capsulaires antérieures prolifèrent facilement et il se produit une cataracte sous-capsulaire polaire antérieure (Pl. XXXIV, *a*).

[Probablement par dialyse toxique. A. T.]

L'opacité cornéenne peut être plus tard d'un volume moindre que celle du cristallin. Les ulcères cornéens dus au processus entraînent souvent de larges taches blanches (leucomes) qui altèrent considérablement la vision.

L'inflammation revêt, chez les enfants plus âgés et chez les adultes, un caractère un peu différent et même encore plus intense.

Le gonflement des paupières et de la conjonctive et l'infiltration de la muqueuse sont beaucoup plus accentués, et il s'y ajoute surtout un œdème inflammatoire des plus marqués sur la conjonctive du globe : ce gonflement entoure le limbe de larges plis et vient encore faire courir

---

Planche XII. — **Ophtalmie purulente chez un nouveau-né.**

à la cornée de nouveaux dangers. Le pus s'accumule en effet entre ces plis et attaque alors facilement la cornée. Il s'ensuit que, chez les adultes bien plus que chez les nouveau-nés, il se produit des ulcérations marginales, et l'on peut être tout à coup surpris par une vaste perforation, qui s'est formée sans qu'on y ait pris garde, au-dessous des replis conjonctivaux péricornéens. Ces ulcères marginaux peuvent aussi donner lieu à une vaste et rapide infiltration de la cornée, et entraîner sa fonte purulente. Quelquefois il se développe aussi une ulcération purulente centrale.

La conjonctive des paupières, surtout celle des paupières supérieures, peut être assez fortement infiltrée pour offrir l'aspect gris jaunâtre de mauvaise nature qu'on retrouvera dans la diphtérie. C'est surtout dans ces cas que la cornée est le plus exposée.

Le *diagnostic* de l'ophtalmie blennorragique nécessite l'examen microscopique des sécrétions et la mise en évidence du gonocoque, quoique, dans la majorité des cas, surtout chez l'adulte, la violence du processus montre bientôt au médecin la nature virulente du mal. Cependant les nouveau-nés sont atteints assez souvent, de même que les adultes, d'un catarrhe purulent, mais sans virulence, et ce catarrhe peut, s'il est accentué, simuler une ophtalmie blennorragique de faible intensité. En outre il est désirable que chez le nouveau-né le diagnostic soit déjà établi à un moment où l'acuité du processus est encore modérée, de façon à pouvoir instituer la prophylaxie pour l'autre œil. Dans la pratique courante, il suffit de colorer la sécrétion sur une lamelle de verre avec une solution faible de fuchsine : elle montre les gonocoques sous forme de diplocoques, groupés de préférence autour des noyaux des cellules du pus. La culture serait nécessaire pour démontrer d'une façon absolue la nature du microbe.

[Mais on connaît ses grandes difficultés. En tout cas, on pourra constater par la coloration sur lamelles : 1º l'absence ou la présence du gonocoque ; 2º l'absence ou la présence d'autres microbes, bacille de Weeks, bacille diphtérique, pneumocoques, streptocoques, etc. On évitera la confusion de l'ophtalmie grave avec la simple conjonctivite catarrhale rhumato-blennorragique et avec la dacryocystite congénitale. A. T.]

Le *pronostic* de la maladie est différent pour l'adulte et

le nouveau-né, et il est bien moins mauvais chez ce dernier ; à condition que le nouveau-né soit apporté au médecin en temps utile et que ce dernier soit en état d'appliquer convenablement le traitement, l'œil peut ne pas se perdre. Toutefois, il peut encore exister deux conditions générales défectueuses. Lorsque l'enfant est hérédo-syphilitique ou fort affaibli par une autre maladie générale, l'affection oculaire peut prendre une mauvaise tournure, malgré le traitement le plus minutieux. Chez les malades plus âgés, le pronostic est toujours fort douteux et la cornée peut se perdre en partie ou en totalité, malgré le traitement le plus rigoureux et le plus convenable. Nous avons ici affaire en effet à une des affections les plus graves qui puissent atteindre l'œil. J'ai vu souvent déjà les deux yeux se perdre chez l'adulte, malgré une thérapeutique énergique et précise.

La prophylaxie joue un rôle fort important dans le *traitement* de la blennorragie oculaire. Chez le nouveauné, la méthode de Crédé préserve à peu près complètement de la maladie, et même chez l'adulte qui remarque qu'il lui a sauté dans l'œil une sécrétion gonococcique, elle peut rendre service.

On instille dans ce but une goutte de la solution de nitrate d'argent à 2 p. 100, chez le nouveau-né, immédiatement après qu'on l'a nettoyé par un bain. Toute autre mesure est inutile pour protéger contre l'infection.

L'efficacité de ce procédé démontre qu'il suffit d'une très faible quantité du sel d'argent pour empêcher le développement des gonocoques, et comme aucun autre médicament ne produit le même effet, il en résulte que le nitrate d'argent est le topique le plus efficace contre le gonocoque.

On doit aussi appeler sur le danger de la contagion oculaire, l'attention des sujets atteints de blennorragie, et des personnes qui les soignent ou entourent les malades atteints d'ophtalmie. Chez les adultes qui n'ont qu'un œil pris, on doit, dès que le diagnostic est établi, protéger aussi complètement que possible l'autre l'œil de la contagion, particulièrement avec un pansement collodionné. On le composera en plaçant une rondelle d'ouate sur l'œil, et par-dessus un morceau de toile coupé convenablement qui sera collé tout autour à la peau avec du collodion et sera encore complètement recouvert de collodion. Les premiers jours, on soulèvera un côté de ce pansement

pour vérifier si l'œil n'était pas déjà infecté et n'est pas par suite devenu malade. Chez les nouveau-nés, ce mode de protection du second œil est généralement assez malaisé à exécuter et les deux yeux sont ordinairement infectés en même temps.

Lorsque la maladie est déclarée, on devra en première ligne et pendant tout le temps de la maladie, s'appliquer à chasser constamment la sécrétion du cul-de-sac, à combattre en second lieu le gonflement inflammatoire, et finalement à restreindre et à supprimer la sécrétion. Dans ce but, le mieux est d'employer de petites compresses de toile bien refroidies avec des morceaux de glace et qu'on place sur l'œil malade, en les changeant souvent, tandis qu'on enlève en même temps et régulièrement la sécrétion avec des tampons. Avant de replacer la compresse sur les glaçons, on la lave avec une solution à 1 p. 100 de permanganate de potasse, souvent renouvelée, et avec laquelle le médecin lavera à fond l'œil toutes les fois qu'il l'examine. Les compresses glacées doivent être au début employées nuit et jour, jusqu'à ce que l'inflammation ait diminué, et plus tard on devra encore nettoyer l'œil aussi pendant la nuit.

Lorsqu'il y a beaucoup de sécrétion, la garde-malade doit entr'ouvrir les paupières tous les quarts d'heure, pour évacuer le pus, mais elle ne peut elle-même en aucune façon nettoyer le cul-de-sac. Seul le médecin peut et doit le faire, de une à trois fois, ou même plus souvent, dans la journée, suivant la gravité des cas.

[Le nettoyage des culs-de-sac et la désinfection régulière de cette région, que les cautérisations n'atteignent pas toujours, se feront pour le mieux, en s'abstenant des irrigations avec une seringue dont les éclaboussures sont si dangereuses pour le médecin et souvent pour l'autre œil du malade, s'il n'est pas encore inoculé. Des irrigations du cul-de-sac, avec des canules de diverses formes, des affusions, peuvent être faites avec du permanganate de potasse ou de chaux de 1/2000ᵉ à 1/5000ᵉ, un demi-litre chaque fois, deux ou trois fois dans les vingt-quatre heures. Comme nous l'avons recommandé (1), on emploiera toujours concurremment la cautérisation au nitrate, au lieu de s'en tenir au permanganate seul. Ce traitement *combiné* nous a toujours paru, chez l'adulte et chez le nou-

(1) A. TERSON, *Archives d'Ophtalmologie*, sept. 1892.

veau-né, plus efficace et plus *rapide* que les cautérisations ou le permanganate seuls. On nettoiera de plus les yeux le plus souvent possible à l'eau boriquée ou bouillie froide. **A. T.]**

Pour supprimer la sécrétion, le nitrate d'argent s'est jusqu'à présent montré le meilleur moyen. Comme une trop forte cautérisation pourrait être dangereuse pour la cornée, on doit ordinairement n'employer que la solution à 2 p. 100 et ne s'adresser au crayon mitigé que lorsqu'il y a un gonflement extraordinaire de la muqueuse, comme cela se produit chez les sujets qui ont été abandonnés à eux-mêmes. Plus la sécrétion purulente est abondante, plus ce moyen doit être employé énergiquement : ainsi, chez les adultes, le badigeonnage doit être ordinairement pratiqué deux fois par jour, dès que l'escarre est tombée, ce qui arrive d'autant plus vite que la sécrétion est plus abondante. Mais la règle fondamentale pour la cautérisation est de ne pas l'employer trop tôt avant l'arrivée de la sécrétion purulente, par suite de ne pas la pratiquer au début de la maladie, mais de la commencer au stade de blennorrhée, par conséquent à la seconde période. Tant que la conjonctive est tendue et présente des dépôts fibrineux et par places un aspect de mauvaise nature, la cautérisation est nuisible.

Pour les badigeonnages, on placera les enfants comme nous l'avons déjà indiqué (Voy. Ex. clinique). Chez les enfants comme chez les adultes, chaque paupière sera retournée séparément et badigeonnée abondamment avec la solution argentique, mais toujours de façon à ne pas atteindre la cornée. On doit particulièrement veiller à badigeonner à fond les replis des culs-de-sac qui présentent le gonflement le plus intense. Lorsqu'on a obtenu l'escarre désirée, on badigeonne avec de l'eau. Lorsqu'on a employé exceptionnellement le crayon mitigé, on doit neutraliser avec de l'eau salée, pour que l'excès de nitrate n'atteigne pas et ne lèse pas la cornée, lorsqu'on remet les paupières en place.

[On s'attachera à bien retourner les paupières avec les doigts, de façon à faire faire hernie au cul-de-sac, chose facile chez le *nouveau-né* qui contracte ses paupières : la hernie des culs-de-sac protège la cornée contre l'action du nitrate d'argent. On évitera les cautérisations avec le pinceau et même le crayon, passés sous les paupières *non retournées.*

Chez l'*adulte,* l'enroulement des culs-de-sac à la pince et la protection de la cornée avec un fragment d'ouate hydrophile, monté sur un stylet et mouillé d'eau salée, sont parfois utiles. Les scarifications, l'excision et la cautérisation *ignée* du chémosis bulbaire sont souvent indiquées et permettent de sauver des yeux sans cela irrémédiablement perdus, mais on ne fera ces interventions qu'*après* la cautérisation au nitrate. Si la cornée se prend, il vaut mieux perforer le fond de l'ulcère que le laisser s'ouvrir seul ; d'autres fois une paracentèse latérale pourra être utile. L'ésérine en solution huileuse est le collyre le plus souvent indiqué dans ces cas-là, même lorsque la perforation s'est produite.

Ce n'est qu'en luttant constamment, pied à pied pour ainsi dire, que l'on peut arriver à des résultats quelquefois inespérés, ou même guérir, comme cela nous est arrivé chez plusieurs adultes, l'ophtalmie sans aucune altération cornéenne. L'intelligence et le dévouement de la personne ou de la garde-malade chargée nuit et jour de soigner le sujet atteint sont des facteurs importants de succès. A. T.]

On doit encore attendre pour savoir si le protargol, d'effet beaucoup plus doux, peut être aussi utile dans cette maladie.

Si la cornée devient malade, il n'y a pas pour cela de contre-indication à l'emploi du nitrate. Au contraire, la cautérisation doit être faite plus abondamment et plus soigneusement encore. Elle constitue encore le seul moyen de lutter dans ces cas contre l'affection cornéenne, et elle doit être accompagnée d'un nettoyage aussi complet que possible de la sécrétion du cul-de-sac.

Chez les adultes, il est indiqué, surtout dans les cas intenses, de fendre la commissure externe d'un coup de ciseaux. Les paupières sont alors retournées et nettoyées plus facilement. Elles sont moins fortement tendues sur le globe, et exercent par suite une pression moins dangereuse.

4. — Conjonctivite diphtérique.

L'inflammation due au bacille de Klebs-Löffler provoque du côté de l'œil des lésions de degré variable et d'apparence diverse. Tantôt nous trouvons le tableau de la vraie diphtérie, avec phénomènes inflammatoires très accentués, gonflement des paupières, infiltration profonde de la conjonctive, qui prend une teinte gris jaunâtre de mauvaise nature et se nécrose par places ; tantôt le processus est celui d'une inflammation croupale, à exsudation limitée à la surface conjonctivale ; la fausse membrane fibrineuse, avec quelques rares éléments cellulaires, est gris blanchâtre ou gris jaunâtre, et se laisse enlever plus ou moins facilement : elle se reforme en effet constamment après un certain temps, après un jour dans quelques cas, sans que la muqueuse présente pour cela une lésion profonde. Elle saigne à peine après la suppression de la fausse membrane.

La conjonctive bulbaire reste généralement indemne de toute formation de fausses membranes. Aussi bien dans la variété croupale que dans la variété diphtérique, l'aspect peut varier suivant l'intensité et l'extension du mal. Dans la conjonctivite diphtérique intense, l'infiltration de la muqueuse gagne aussi celle du globe et intéresse facilement la cornée : il s'ensuit que dans ces cas le processus est extrêmement dangereux pour l'œil et que la cécité peut survenir par fonte de la cornée. De plus, la peau du pourtour de l'œil peut être atteinte de diphtérie (Pl. XIII) : les ganglions des parties voisines sont gonflés et il y a souvent de la fièvre, avec une prostration générale intense. La nécrose de la conjonctive peut être telle que la muqueuse ressemble à un morceau de caoutchouc gris jaunâtre. Lorsque cette infiltration diphtérique diminue, remplacée après dix à quatorze jours par une sécrétion séro-sanguine et peu à peu par du pus qui sort de la fente palpébrale, on voit à la place les pertes de substance conjonctivale, lacunes qui guérissent peu à peu sans doute, mais avec formation de cicatrices quelquefois assez fortes pour entraîner l'entropion par leur rétraction. Plus l'inflammation diphtérique ou croupale est intense, plus il se produit de pus à la seconde période, dont on a pu dire qu'elle était le stade de blennorrée de la maladie.

Le *diagnostic* offre un peu moins de difficultés depuis que nous connaissons le bacille diphtérique. Les recherches bactériologiques ont, dans ces derniers temps, affirmé l'origine diphtérique de la conjonctivite croupale, et la clinique l'a aussi confirmé ; car la conjonctivite croupale peut entraîner la diphtérie de la gorge chez le malade lui-même ou chez d'autres.

[Pour le *diagnostic*, on doit penser à plusieurs affections qui peuvent parfaitement rappeler la conjonctivite à fausses membranes :
1º Le *chancre induré* de la conjonctive, qui siège souvent dans

le cul-de-sac ou la face interne des paupières, et se recouvre *très fréquemment* d'une fausse membrane; il y a aussi une adénite considérable ;

2° La *conjonctivite des enfants scrofuleux* et impétigineux, où des fausses membranes *non adhérentes* se trouvent souvent en abondance au milieu d'une sécrétion muco-purulente; tout cela disparaît après deux ou trois nitratations à 1/50 ;

3° Une conjonctivite purulente *blennorragique* à forme infiltrée, presque lardacée.

La *contagiosité* des cas est probablement au moins aussi grande pour les cas à streptocoques purs ou associés que pour ceux à bacilles diphtériques purs. Il n'y a pas de raison pour isoler l'un et ne pas isoler l'autre. Les voies lacrymales et une rhinite peuvent transporter la maladie d'un œil à l'autre (ce que nous avons appelé la marche en V), malgré une protection constante de l'œil non malade au début. A. T.]

L'examen bactériologique a aussi démontré que la conjonctivite pseudo-membraneuse superficielle, aussi bien que la forme profonde et nécrosante, peuvent être encore causées par d'autres micro-organismes, tels que le staphylocoque, le pneumocoque, et, par-dessus tout, le streptocoque. Dans la majorité des cas, à côté du bacille diphtérique, nous lui trouvons associés d'autres microbes, notamment le staphylocoque et le streptocoque. On doit recommander pour la mise en évidence du bacille diphtérique la méthode de coloration de Neisser. Comme, de temps à autre, on rencontre dans l'ophtalmie purulente des nouveau-nés des dépôts fibrineux et des plaques qui paraissent diphtériques, l'examen bactériologique est fort important dans ces cas-là.

[Au point de vue pathogénique, il en a été, si l'on en croit du moins les nombreux travaux bactériologiques récents, pour la conjonctivite croupale et diphtérique comme pour la phtisie caséeuse et la granulie.

De même que Bretonneau et Trousseau n'admettaient pas une différence pathogénique absolue entre les angines à fausses membranes et la diphtérie grave, tandis que de Græfe s'attachait à créer deux formes, l'une grave, diphtérique, l'autre bénigne, croupale, de conjonctivites pseudo-membraneuses à pathogénie tranchée, de même Virchow lutta contre l'identité pathogénique de la tuberculose, identité soutenue par Laënnec. Cependant on observait de temps à autres ces cas mixtes de transition où la conjonctivite d'aspect bénigne devenait rapidement grave, ou se compliquait d'accidents généraux et même mortels, indiscutablement diphtériques. Aussi, le terme de *conjonctivite à fausses membranes* doit-il être employé pour les deux formes, en se bornant à enregistrer leur apparence clinique et en attendant les résultats de l'examen bactériologique. Ce dernier a montré le bacille dans la plupart des cas, seul ou associé (Morelli, Sourdille) : les cas à streptocoques sont les plus graves et les moins accessibles au traitement, peut-être ceux auxquels est dû l'ancien type diphtérique de Græfe (Morax).

Il peut exister concurremment le bacille de Weeks (Morax), les staphylocoques et d'autres microbes.

On observe aussi le bacille pseudo-diphtérique ou atténué (Moritz, A. Terson).

Le pneumocoque (Morax) donne des fausses membranes très légères.

Le gonocoque (Sourdille) donne parfois aussi des fausses membranes et une variété clinique des plus redoutables.

L'étiologie et la contagion sont identiques à celles des affections pseudo-membraneuses en général ; les cas graves paraissent plus fréquents chez le jeune sujet, à l'inverse de la conjonctivite blennorragique. Quelquefois la fausse membrane siège sur la conjonctive bulbaire elle-même (Terson père). Enfin la maladie peut revêtir une sorte de forme chronique, de même qu'une forme suraiguë. A. T.]

Le *pronostic* de la maladie résulte de l'intensité de l'inflammation ; il s'est amélioré récemment, grâce à la sérothérapie, à condition que les streptocoques n'aient pas le rôle prépondérant.

Ce sont en effet ces microbes qui semblent en réalité les plus dangereux pour la cornée. Lorsque la cornée est largement ulcérée, le sérum n'a pas d'influence pour la conserver.

Il s'ensuit donc qu'au point de vue du *traitement*, on doit, aussitôt que possible, pratiquer une injection sous-cutanée de sérum antidiphtérique de Behring-Roux. Toutefois les cas légers peuvent être traités par la simple

---

PLANCHE XIII

a. **Diphtérie conjonctivale** chez un petit garçon. Le gonflement inflammatoire et la rougeur de la paupière supérieure sont plus intenses que dans le cas précédent. La peau de la paupière inférieure et de l'angle interne est ulcérée par places par la sécrétion oculaire et infiltrée de pus.

b. La paupière supérieure du même malade montre, une fois retournée, l'infiltration diphtérique envahissant profondément la conjonctive, qui présente une couleur gris jaunâtre de mauvaise nature.

désinfection locale. A la période de purulence, les badigeonnages à la solution de nitrate à 1 ou 2 p. 100 sont indiqués. Les applications froides sont recommandables tout au plus au début de la maladie, mais plus tard, dans la forme profondément infiltrée, les applications chaudes sont préférables. Les malades doivent être isolés convenablement à cause de l'extrême contagiosité du processus et de son danger pour l'entourage.

[En France, le nitrate n'est pas recommandé par tous les ophtalmologistes ; on a même redouté dans ces cas son action escarotique. Après ablation régulière de la fausse membrane au pinceau coupé court, les onctions iodoformées, le violet de méthyle, les irrigations chaudes au permanganate, le jus de citron, les applications de glycérine salicylée, phéniquée ou citrique, sont les topiques locaux les plus indiqués, en plus du traitement des ulcérations cornéennes et de la sérothérapie antidiphtérique.

Les autres sérothérapies (streptococcique, gonococcique, etc.) demandent encore de nouvelles recherches, pour être recommandées dans la pratique. A. T.]

5. — Conjonctivite trachomateuse.

Cette inflammation oculaire, également appelée ophtalmie égyptienne ou conjonctivite granuleuse, est d'origine infectieuse et par suite est contagieuse, surtout quand elle s'accompagne de sécrétion : celle-ci a souvent un caractère purulent, notamment quand le processus a une marche aiguë. Mais le plus généralement la maladie a une marche traînante, dure des années, attaque dans la majorité des cas les deux yeux à cause de sa nature contagieuse, a ordinairement une évolution chronique et ne présente que peu ou pas de sécrétion. Il n'est même pas rare que le trachome soit si insidieux dans ses débuts qu'il reste inaperçu pendant longtemps. Lorsque la maladie s'est développée nettement, la conjonctive du tarse et des culs-de-sac offre une surface inégale, rugueuse, et est épaissie en même temps dans son parenchyme. Les rugosités sont de deux ordres : 1° les *papilles* qui existent déjà normalement sur la conjonctive tarsienne, et qui, à chaque catarrhe conjonctival chronique, donnent à la surface de la muqueuse un aspect velouté, et deviennent de plus en plus hautes, au point de constituer des proliférations à gros grains, quelquefois aussi gros que ceux des framboises. Ces proliférations sont plus développées au niveau de la conjonctive tarsale supérieure que dans celle de la paupière inférieure; 2° dans les culs-de-sac, la conjonctive offre le développement de *granulations* analogues à des follicules, granulations gris rougeâtres, translucides, qui couvrent la surface de la conjonctive de grains arrondis, et peuvent constituer des rangées assez fortes pour transformer les replis des culs-de-sac en bourrelets épais et tendus. On voit moins facilement les granulations de la conjonctive tarsale, parce qu'elles sont plus petites, moins nombreuses et souvent incluses au milieu du tissu papillaire gonflé de la conjonctive. Mais on les aperçoit néanmoins souvent comme de petites taches rondes, claires ou jaunâtres.

[L'affection est très exceptionnellement indéfiniment monoculaire. Les vieillards peuvent être atteints de trachome aigu, à marche rapide et très végétante. **A. T.**]

Un autre trait caractéristique de la maladie est l'état de la cornée qui présente peu à peu, dans la plupart des cas, l'aspect du pannus trachomateux (Pl. XXVIII, *a*), constitué par un voile vasculaire gris rougeâtre, finement bosselé, qui s'étend ordinairement peu à peu sur la cornée, en partant de son bord supérieur, et se termine en bas par une ligne presque horizontale. Les vaisseaux du pannus se relient à ceux de la conjonctive et se ramifient dans le tissu du pannus, abondant en cellules; le pannus reste pendant longtemps superficiel et situé seulement entre l'épithélium cornéen et la couche la plus antérieure de la substance propre de la cornée (membrane de Bowman). Mais plus tard, il peut détruire cette membrane et pénétrer plus profondément. Le tissu du pannus est tout à fait analogue au tissu infiltré de la conjonctive trachomateuse et constitue une affection cornéenne de même genre que celle de la conjonctive. Il ne s'agit donc pas seulement d'un pannus né du frottement des paupières sur la cornée. La lésion cornéenne est facilement l'origine d'une altération plus ou moins forte de la vue, pouvant aller jusqu'à la cécité.

Un trait bien caractéristique du processus est la tendance ultérieure à la formation des cicatrices qui se produisent sur la conjonctive tarsienne, sous forme de réseaux cicatriciels devenant toujours plus étendus et d'aspect blanchâtre ; au niveau des culs-de-sac la cicatrisation est représentée par le simple amincissement luisant et uniforme et le rétrécissement de la conjonctive transformée en tissu conjonctif cicatriciel. Les rétractions de cet ordre conduisent facilement à l'entropion palpébral, d'autant plus que le tarse lui-même, envahi par le processus, s'atrophie peu à peu. Le frottement des cils déviés par l'entropion atteint la cornée et ajoute de nouvelles lésions ; un pannus résultant du frottement vient renforcer le pannus trachomateux lui-même, et les *ulcérations cornéennes* ont une plus grande tendance à apparaître.

Aussi, comme le trachome incommode les patients pendant de longues années et en rend beaucoup aveugles, tandis que la majorité est pendant très longtemps incapable de travailler, il constitue pour les contrées où il est endémique un véritable fléau.

Par bonheur, il n'existe pas partout au même degré, étant plus fréquent en Arabie, en Égypte, dans les régions basses de l'Europe (Belgique, Hollande, Hongrie, pays sous-danubiens, Italie), tandis que les régions élevées en restent en grande partie indemnes. Dans les pays à trachome, c'est surtout la population pauvre qui est frappée.

Les symptômes subjectifs gênants sont d'abord essentiellement ceux du catarrhe. Certains malades se plaignent aussi de la chute de la paupière supérieure, qui leur donne un aspect caractéristique déjà au stade de début du trachome. Plus la cornée se prend, plus les malades se plaignent, à cause de l'apparition de toutes les souffrances qu'entraînent les kératites. Enfin la vision s'altère lorsque le pannus s'étend au-devant de la pupille.

L'*évolution* est fort variable et dépend de l'intensité du processus, de sa tendance à faire des poussées aiguës ou à rester chronique, mais elle est particulièrement pénible à cause de la grande fréquence des récidives, même au moment où l'on croit la guérison très prochaine. Les récidives sont encore facilitées parce que les malades finissent souvent par perdre patience à cause de la longue durée des soins et se soustraient au traitement, qui doit être continué sans interruption jusqu'à la guérison. L'aspect clinique peut également varier, certains malades étant atteints surtout de la forme papillaire, certains de la forme folliculaire ; chez d'autres enfin les deux formes sont mêlées. Dans les périodes tardives apparaît souvent ce qu'on appelle le trachome cicatriciel avec ses suites graves : entropion et trichiasis, *xérosis* conjonctival, dégénérescence cicatricielle de la cornée, finalement disparition totale du cul-de-sac conjonctival par symblépharon.

[Le trachome engendre quelquefois la *dégénérescence hyaline* de la conjonctive et des paupières. A. T.]

D'un autre côté, un traitement convenable peut faire disparaître le pannus et rendre normale la conjonctive si elle n'est pas déjà trop cicatricielle.

L'*origine* du trachome est une infection par un agent que nous ne connaissons pas encore avec certitude, malgré les nombreuses recherches bactériologiques faites à ce sujet.

Du reste, l'infection nécessite encore, pour se produire, des conditions favorables : la cohabitation de nombreux sujets dans les milieux pauvres, l'air vicié, notamment dans les régions basses. On a pu, à ce dernier point de vue, faire l'intéressante remarque qu'en Suisse, malgré le nombre d'ouvriers italiens déjà atteints de trachome et vivant souvent en contact assez grand avec la population,

---

PLANCHE XIV

a. **Conjonctivite folliculaire** au niveau du cul-de-sac inférieur. Le malade, âgé de vingt-quatre ans, ne présente au niveau du cul-de-sac supérieur que très peu de follicules. Il est menuisier, et son séjour, à cause de son métier, dans une atmosphère poussiéreuse, a pu contribuer à établir sa maladie. On remarquera la rougeur conjonctivale caractéristique du catarrhe.

b. **Ecchymose sous-conjonctivale.** — L'épanchement sanguin sous la conjonctive résulte d'un léger traumatisme ; mais celui qui se forme au cours de la coqueluche peut présenter des caractères identiques.

PLANCHE XIV *bis*

a. **Trachome folliculaire** avec nombreuses granulations jaunâtres.

b. **Trachome papillaire** avec formations cicatricielles au début affectant la forme d'un réseau de lignes et de bandes grisâtres siégeant entre les papilles.

(Ces deux dessins sont dus au Pr Michel).

cette dernière restait à peu près complètement indemne de trachome. On a également, en Suisse et dans le Caucase, fait l'observation que la maladie a beaucoup plus de tendance à guérir sur les hautes montagnes que dans les régions plus basses.

Le *diagnostic* peut être fort difficile au début et la distinction presque impossible avec le catarrhe folliculaire bénin, à tel point que le diagnostic précis ne se déduit souvent que de l'évolution de la maladie. En général, les follicules du trachome sont plus nombreux dans le cul-de-sac supérieur, qui présente en outre bientôt, de même que le cul-de-sac inférieur, une infiltration plus intense et de couleur rouge jaunâtre. La maladie est fréquemment confondue avec la conjonctivite printanière, *avec laquelle elle n'a rien à voir;* dans la conjonctivite printanière, les végétations diffèrent de celles du trachome en ce qu'elles sont aplaties et légèrement pédiculées, sans compter que le reste de la conjonctive tarsienne offre le trouble laiteux spécial à la maladie. En outre, dans les cas où les végétations printanières entourent la cornée, la différenciation est simple. La formation de follicules ne s'observe pas du tout dans la conjonctivite printanière. La confusion est possible entre un trachome aigu et une conjonctivite blennorragique.

Le *pronostic* est fort sérieux, comme on l'a vu, et toujours incertain pour une guérison rapide, surtout lorsque les malades ne peuvent se soumettre à un traitement très long et vivent dans des conditions défavorables.

Le *traitement* doit être prolongé aussi longtemps que la maladie. Il comporte une partie médicamenteuse et une partie mécanique, voire même opératoire. Il est considérablement aidé par l'amélioration des conditions d'existence, surtout le séjour dans un air pur et, si possible, dans les montagnes. Parmi les médicaments, viennent en première ligne, le nitrate d'argent en solution à 2 p. 100 et le sulfate de cuivre (il est facile d'arrondir et de polir l'extrémité d'un cristal allongé avec un linge humide) en crayon ou en pommade. Ces deux topiques doivent être en règle générale appliqués une fois par jour, et la solution de nitrate dans tous les cas à violents phénomènes inflammatoires et sécrétion abondante. Plus cette dernière est marquée, plus énergique doit être l'emploi de cette cautérisation. Lorsque la sécrétion est supprimée, on remplace le nitrate par la pierre bleue, et on l'emploiera pendant des mois et des années, d'abord une fois par jour, puis plus rarement, pour toucher la conjonctive jusqu'à ce qu'elle soit dégonflée et complètement pâle et lisse. Dans une période ultérieure du traitement, on peut aussi quelquefois confier au malade lui-même le soin d'employer la *pommade* amyloglycérique à 1/2 ou 1 p. 100 de sulfate de cuivre. Certains apprennent à se passer eux-mêmes le crayon bleu. Lorsqu'il y a une récidive accompagnée de sécrétion, on reprendra toujours la solution de nitrate ; lorsque l'inflammation est extrêmement vive, on doit souvent employer seulement des instillations et des compresses imbibées d'une solution faible de sublimé.

[L'enroulement total des paupières (Sattler, Abadie, Darier) avec la pince est fréquemment indispensable pour traiter (scarifications, brossages, cautérisation ignée, etc.) le cul-de-sac, qui est trop souvent laissé de côté et constitue l'origine des récidives. Les plus petites interventions ont déjà (massage boriqué, cautérisations cupriques, etc.) un meilleur effet lorsque, dans les cas graves, on enroule *de temps en temps* la paupière après cocaïnisation, pour traiter le cul-de-sac directement, *à ciel ouvert*. Cette petite manœuvre, généralement bien supportée, doit être répétée assez souvent, si l'on veut se rendre réellement compte de l'*état* du cul-de-sac supérieur et obtenir des résultats *rapides*. De toutes façons on doit passer le crayon bleu aussi dans le cul-de-sac, en arrière du tarse renversé. A. T.]

Les granulations seront utilement attaquées par un traitement mécanique : on pourra en piquer et en vider quelques-unes ou un grand nombre, ou les exprimer avec la pince à rouleaux de Knapp ou de Kuhnt. La pince courbe de von Schrœder (de Saint-Pétersbourg) sert également fort bien pour l'expression et ses pinceaux métalliques ouvrent fort bien les granulations.

Il est bon que celui qui pratique une expression [ou un brossage] se munisse de lunettes protectrices, car les granulations exprimées projettent leur suc assez loin et peuvent provoquer l'infection de l'œil du chirurgien. De tels cas sont des plus réels (communication orale du Dr Natanson de Moscou).

[Il est bon d'ajouter que cet accident est heureusement arrivé dans bien des cas sans suites infectantes. A. T.]

On peut aussi détruire les granulations par la cautérisation ignée. Le procédé de Keining, qui consiste dans un frottage journalier avec un tampon d'ouate imbibé de sublimé à 1/2 000, unit la destruction mécanique à l'action du topique. Le traitement chirurgical, prôné de différents côtés, et qui consiste dans l'excision des culs-de-sac malades, peut accroître fâcheusement le rétrécissement conjonctival que comporte déjà la maladie, et est en général peu recommandable.

[Les scarifications profondes et le brossage des conjonctives palpébrales et des culs-de-sac enroulés complètement sur une pince ont donné, combinés à l'emploi des antiseptiques, de brillants résultats dans certains cas (Sattler, Abadie, Darier). Cette pratique renouvelée des anciens et qui a eu aussi une vogue éphémère, il y a deux siècles, s'applique aux cas de trachome très infiltré, peut donner des effets très heureux et hâter considérablement la guérison. Mais un assez grand nombre de cas n'en sont pas justiciables, et l'opération ne doit jamais dispenser d'un traitement par les topiques pour éviter les récidives.

La *péritomie* sanglante et avec excision est une fort utile ressource opératoire contre le pannus arrivé à un état stationnaire. Elle se fait très facilement avec les instillations à 1/20 et une bonne injection sous-conjonctivale de cocaïne à 1 p. 100 : l'anesthésie est satisfaisante si on attend le temps nécessaire (dix minutes au moins) avec ou sans instillations préalables d'extrait de capsules surrénales.

En plus du sulfate de cuivre, véritable spécifique, l'ichtyol en pommade (1/50, 1 p 100) donne souvent de bons résultats, peut être employé par le malade lui-même, remplacer ou aider pendant certaines périodes l'emploi du glycérolé de cuivre, surtout s'il se produit de petits ulcères cornéens. A. T.]

Les déviations palpébrales doivent être souvent, suivant le cas, traitées opératoirement.

Le pannus ne comporte guère de traitement particulier. S'il est extraordinairement épais, on pourrait le cautériser prudemment. Si des ulcérations cornéennes apparaissent, le sulfate de cuivre doit être remplacé par le nitrate d'argent.

La prophylaxie est très importante ; elle a pour objet de protéger contre de nouvelles infections. Dans ce but, le malade et son entourage doivent être mis au courant et les malades isolés aussi complètement que possible ; on a obtenu de bons résultats de cette façon de procéder, en particulier dans certaines agglomérations, l'armée, etc.

6. — Conjonctivite printanière.

(CATARRHE PRINTANIER).

Le catarrhe printanier présente un intérêt tout particulier en ce que, à l'exception de tout autre processus, sauf les taches de rousseur, il dépend absolument de la chaleur, à tel point qu'il peut ne pas se développer du tout dans les étés frais. Quoique quelquefois il se produise sur la conjonctive des néoformations en foyers, on doit le ranger cependant dans les affections conjonctivales diffuses, parce que dans sa forme intense il attaque toute la conjonctive.

Cette maladie, qui n'est pas très fréquente en certains endroits, atteint de préférence les jeunes sujets du sexe masculin et souvent pendant plusieurs années. Les malades ont fréquemment un aspect blafard et terreux. Les paupières supérieures sont souvent aussi légèrement abaissées, comme dans le trachome, ce qui donne au regard un aspect endormi. Dans beaucoup de cas, on voit dans l'ouverture palpébrale une injection jaune rougeâtre caractéristique, de chaque côté de la cornée (Pl. XV *d*). Les autres symptômes objectifs sont avant tout constitués par trois sortes de lésions particulières au processus :

1º Les *végétations de la région péri-cornéenne*, se composant d'épaississements bosselés à surface lisse, comme formés d'une cire blanc rosâtre, c'est-à-dire un peu translucides, et qui occupent de préférence les côtés nasal et temporal de la cornée, mais peuvent aussi la circonscrire en haut et en bas (Pl. XV *a* et *d*). Ils ne s'ulcèrent jamais.

2º Les *végétations en pavés de la conjonctive tarsienne*, ainsi nommées à cause de leur ressemblance avec les pavés des rues. Ces végétations sont très aplaties, de consistance dure, de couleur rose pâle et, si on examine de plus près, légèrement pédiculées (Pl. XV *g*).

Leur surface a souvent un léger reflet blanc bleuâtre. Cette coloration superficielle blanchâtre, déjà visible sur les deux variétés de végétations décrites plus haut, se trouve également répandue sur le reste de la conjonctive tarsale.

3º Un *trouble laiteux* répandu sur le reste de la conjonctive tarsale, et qui, à certains endroits, est très léger et ressemble à une mince escarre de nitrate d'argent, et à d'autres est plus épais, de façon à figurer une couche d'émail poli et d'un blanc bleuâtre (Pl. XV *c*).

Ces modifications de la muqueuse n'existent pas toujours simultanément. Parfois les végétations du limbe font défaut ; parfois les excroissances en pavés sont peu ou pas développées ; le trouble laiteux peut manquer de temps à autre. En outre, ces lésions peuvent avoir un développement extrêmement variable. Les végétations du limbe peuvent être assez fortes pour surmonter la cornée sur une certaine étendue et l'entourer complètement ; d'autres fois, peut-être lorsque les végétations du limbe n'existent pas, les végétations tarsales acquièrent un énorme développement et peuvent même, rarement du reste, occasionner par leur frottement sur la cornée de petites ulcérations superficielles. Dans d'autres cas, elles n'existent aussi que par places, en petits groupes, tandis que leur voisinage peut être comme émaillé et atteint du trouble laiteux.

Lorsque les végétations volumineuses du limbe viennent à rétrocéder, il persiste souvent, près du limbe, une opacité cornéenne de petite dimension, parallèle au bord cornéen, simulant une portion d'arc sénile et rappelant encore le processus, même s'il a disparu depuis plusieurs années.

Enfin, comme autre symptôme, il existe une *sécrétion* d'intensité variable, soit muqueuse, soit quelquefois légèrement purulente, qui forme souvent des filaments occupant les culs-de-sac et les parties voisines. Aussi les malades se plaignent-ils des symptômes subjectifs du catarrhe : piqûres, cuisson, brûlure, gêne pour le travail minutieux et agglutinations des cils au réveil.

Ces phénomènes pénibles s'exagèrent dès que le malade s'expose quelque temps à une température plus élevée. C'est même bien plutôt la chaleur que l'exposition au soleil qui les incommode, car ils souffrent moins s'ils vont sur des sommets élevés, bien que l'exposition au soleil soit encore plus intense.

Le *diagnostic* ne s'établit pas seulement sur les rapports de la maladie avec la température, mais encore sur un examen absolument attentif des lésions signalées précédemment. L'erreur la plus facile est la confusion avec le trachome (voir sa description) ou avec les pustules eczémateuses du limbe.

Toutefois, dans ce dernier cas, l'ulcération qui s'y produit toujours entraîne la conviction.

Dans quelques cas, où exceptionnellement la maladie se produit chez un sujet déjà âgé, la distinction avec un épithélioma au début est plus difficile et même l'examen microscopique des fragments excisés ne donne pas au premier coup d'œil la certitude. Non seulement les végétations du catarrhe printanier offrent aussi un développement considérable de l'épithélium, mais encore celui-ci forme des prolongements allongés, comme des bouchons, allant profondément dans le tissu sous-jacent, qui est aussi proliféré et paraît gonflé. De plus, l'examen microscopique ne permet de trouver aucun follicule.

Le *pronostic* est peu favorable, parce que nous ne sommes pas en état de supprimer l'influence étiologique de la chaleur estivale, et que d'autre part nous ne pouvons appliquer aucun traitement spécifique.

Quoique tous les moyens curatifs anciens et nouveaux

Planche XV. — **Conjonctivite printanière.**

a. Le malade est un paysan de vingt-quatre ans, d'ailleurs bien portant et vigoureux, et souffrant depuis six ans de catarrhe printanier. En hiver et même en été, lorsque le temps est frais, les phénomènes pénibles s'atténuent au point de disparaître presque complètement. Il existe une sécrétion assez abondante. La conjonctive de la paupière inférieure est atteinte du trouble laiteux ; celle de la paupière supérieure est normale. Végétations entourant circulairement la cornée, et la surmontant sur une étendue de un à deux millimètres de largeur.

b et *c*. Chez ce malade, âgé de dix-neuf ans, commis de magasin, l'affection a débuté en mai, il y a trois ans, et persiste tous les étés. Ici aussi il n'y a aucun follicule. A la paupière supérieure droite, on remarque les végétations en pavage ; à la paupière inférieure, on a représenté le trouble laiteux.

d. Chez ce garçon, âgé de quatorze ans, on voit particulièrement bien la coloration rouge jaunâtre typique au côté externe de la cornée, qui est elle-même également bordée d'une végétation très développée.

Planche XV *bis*

1. **Conjonctivite printanière.** — Volumineuses végétations en pavés sur la conjonctive de la paupière supérieure (Pr Michel).

2. **Rétrécissement conjonctival** à la suite de *Pemphigus* (Pr Michel).

aient déjà été employés, nous en sommes restés à une thérapeutique palliative du catarrhe : la pommade plombique à 1 p. 100, s'il n'y a aucune ulcération cornéenne, est très recommandable ; parfois on obtient de bons résultats par l'intromission dans l'œil, avec massage, de la pommade au précipité jaune à 1 ou 2 p. 100, ou par des instillations d'acide acétique dilué, 1 goutte dans 10 à 20 gouttes d'eau. La suppression des plus volumineuses végétations diminue les sensations pénibles.

[La *conjonctivite printanière* se développe chez des sujets qui sont le plus ordinairement sans diathèse appréciable : cependant nous en avons observé des cas typiques coexistant sur un terrain scrofuleux, avec des végétations adénoïdes naso-pharyngiennes. Michel a signalé une polyadénite ganglionnaire généralisée, pouvant être liée à l'hérédo-syphilis : toutefois nous avons plusieurs fois cherché cette polyadénite sans la rencontrer, excepté dans un cas.

La maladie survient exceptionnellement chez des sujets ayant dépassé trente ans.

Au point de vue anatomo-pathologique et clinique, c'est du *papillome* que se rapprochent le plus les *végétations* tarsiennes bien développées et même on peut voir des papillomes du bord ciliaire coexister avec elles (Mandonnet). Mais des recherches sont encore nécessaires pour établir la pathogénie de la maladie. Il s'agit en somme, dans quelques cas, d'une *tarso-conjonctivite* végétante, et les récidives, après ablation, sont la règle, parce qu'il faudrait littéralement enlever le tissu tarsien et sous-conjonctival, pour pouvoir supprimer l'origine même du mal. Aussi le traitement chirurgical du trachome échoue-t-il ici, et, dans la majorité des cas, les topiques modificateurs, dont aucun, même le protargol, n'est infaillible, la petite chirurgie, surtout par les scarifications, enfin le traitement général (arsenic, séjour dans l'air pur et à une altitude assez grande, eaux minérales arsenicales, traitement interne de la papillomatose généralisée, etc.), restent la conduite la meilleure à tenir, à l'heure actuelle, pour aider les végétations à suivre, après plusieurs années d'état stationnaire, leur marche décroissante naturelle. Quelques cas peuvent cependant être suivis pendant fort longtemps, sans paraître diminuer, surtout quand il s'agit de végétations tarsiennes. Nous avons exposé (1), avec de nouveaux cas et des examens histologiques, tout ce qui a trait à la maladie dans deux mémoires récents, auxquels nous renvoyons le lecteur. A. T.]

____

(1) A. Terson, *Les végétations conjonctivales, à recrudescence printanière* (*Gaz. des Hôp.*, 1898 et *Annales d'ocul.*, 1902).

II. — Inflammations localisées.

Tandis que les formes confluentes des conjonctivites s'étendent surtout sur la conjonctive palpébrale, nous voyons les inflammations en *foyer* atteindre de préférence la conjonctive bulbaire. Leur principal type est la conjonctivite du type suivant.

1. — Conjonctivite eczémateuse (phlycténulaire scrofuleuse).

Elle n'est pas seulement la plus fréquente des conjonctivites en foyer, mais encore la plus fréquente des inflammations conjonctivales en général. C'est Horner qui qualifia la maladie d'eczémateuse. Le caractère qui la rapproche des dermatoses se laisse particulièrement reconnaître lorsque nous la trouvons en relation clinique certaine avec l'eczéma des paupières, du visage et de la tête d'une part, et d'autre part, sur un terrain scrofuleux qui constitue une condition favorable pour motiver et réunir ces diverses manifestations eczémateuses.

Quand exceptionnellement la scrofule n'est pas en cause, nous trouvons du moins des conditions ayant affaibli la santé et la nutrition générale, soit que la simple anémie, soit que des maladies intercurrentes, comme la rougeole, la scarlatine, la coqueluche, l'aient produite. Le plus souvent nous trouvons la maladie au cours de la diathèse scrofuleuse, c'est-à-dire surtout dans la première enfance : elle est très rare dans la première année et aussi après la puberté. Les adultes qui en sont atteints en ont généralement souffert autrefois dans leur jeunesse.

Cette affection oculaire atteint aussi de préférence les enfants des miséreux, lorsqu'ils sont tenus peu proprement et que leur alimentation est mauvaise ou mal choisie. En plus de l'eczéma humide, nous leur trouvons en outre bien souvent des adénites sous-maxillaires et cervicales, des rhinites chroniques, qui dépendent de l'eczéma de la pituitaire et entraînent consécutivement celui de la lèvre supérieure. Cette dernière, de même que le nez, se gonfle et devient difforme lorsque la maladie est longue, et ces

deux difformités achèvent de donner à l'enfant un aspect
infiltré et bouffi caractéristique. Comme la cornée est souvent attaquée par un processus analogue, ce qui entraîne
un larmoiement, le pourtour de l'œil devient aussi eczémateux sous l'influence de cette imbibition continuelle.
L'eczéma cornéen entraîne aussi du blépharospasme et de
la photophobie, en sorte que les petits malades se couvrent
souvent les yeux avec leurs mains sales, se plongent la
tête dans les oreillers, et par toutes ces manœuvres provoquent l'apparition de nouvelles manifestations eczémateuses.

Quoique l'eczéma de la conjonctive et celui de la cornée
soient en rapport à ce point qu'ils apparaissent souvent
simultanément ou se succèdent, il est recommandable
d'entreprendre l'examen séparé des deux lésions, parce que
leur pronostic et leur traitement diffèrent complètement.

L'eczéma conjonctival provoque, comme l'aspect extérieur du malade l'annonce déjà, bien moins de douleurs
et de phénomènes inflammatoires, à moins que les efflorescences n'existent en grand nombre.

En règle générale, le malade peut encore ouvrir l'œil
malade, qui larmoie peu ou pas et n'a qu'une légère photophobie. Si les symptômes inflammatoires sont plus marqués, on doit toujours examiner avec le plus grand soin
la cornée, pour voir s'il n'y a pas de lésion eczémateuse.

Le processus atteint de préférence seulement la zone
péricornéenne, et spécialement le limbe conjonctival,
frontière qui termine la conjonctive du côté de la cornée.
C'est là que les pustules du limbe constituent la manifestation la plus fréquente de la maladie au niveau de la
conjonctive et de la cornée. Les parties conjonctivales qui
avoisinent la cornée sont d'autant plus rarement atteintes
qu'elles sont plus éloignées de la cornée. La conjonctive
des paupières et des culs-de-sac n'est jamais atteinte par
la maladie : nous ne trouvons quelquefois à leur niveau
qu'un simple catarrhe concomitant.

De même que leur siège, le volume des pustules eczémateuses est variable : elles sont d'autant plus volumineuses (3 à 4 millimètres) qu'elles sont moins nombreuses.
Le plus souvent, elles ont une dimension de 1 à 2 millimètres. Mais il existe aussi des éruptions, où nous ne
voyons que de très petites efflorescences, visibles comme
de petites surélévations en examinant minutieusement et

en faisant miroiter la région, et qui semblent du sable répandu sur la conjonctive (et sur la cornée). Comme chaque pustule, grande ou petite, entraîne, surtout quand il y en a une nombreuse éruption, une rougeur assez étendue et aussi un gonflement assez considérable, il y a dans cette forme tous les symptômes du catarrhe; aussi la dénomination qui lui est appliquée (*catarrhe eczémateux*) est-elle parfaitement juste. Comme le gonflement atteint aussi les paupières et peut présenter l'aspect d'une violente inflammation, on parle aussi dans ces cas-là de *catarrhe* avec violent *gonflement palpébral*. Le catarrhe eczémateux peut du reste aussi accompagner une éruption de pustules de volume moyen et peu nombreuses.

La forme *arrondie* est la caractéristique des pustules eczémateuses (phlyctènes) : si nous en examinons attentivement une assez volumineuse, nous remarquons, lorsqu'elle est récente, qu'elle forme un petit monticule gris rougeâtre, sur lequel l'épithélium est lisse et conservé. La pustule est entourée d'une intense injection conjonctivale. Le lendemain, la petite élevure a déjà ordinairement perdu son sommet, et il y a à sa place une petite perte de substance, de couleur gris blanchâtre et à bords circulaires (Pl. XVII et XVIII *a*). Cet ulcère s'agrandit vite, parce que l'élevure se détruit à mesure. Sur les grosses pustules nous pouvons voir alors un petit ulcère arrondi qui est un peu plus haut que la surface conjonctivale. Mais bientôt la disparition totale de la néoformation aboutit à l'aplatissement complet de toute la surface malade, et, quoiqu'une zone d'injection l'entoure encore, l'ulcération plane guérit et se recouvre d'épithélium. En huit à quinze jours, les pustules les plus volumineuses guérissent. La pustule n'attaque jamais le tissu de la sclérotique, [mais va quelquefois jusqu'à l'épisclère. A. T.]

La cornée est fort souvent atteinte par le processus, tantôt seule, tantôt en même temps que la conjonctive, en sorte que sur un œil il n'y a quelquefois que la cornée, et sur l'autre seulement la conjonctive, d'atteintes. Plus les pustules sont nombreuses, plus la cornée risque d'être touchée, surtout par les petites élevures du volume d'un grain de sable.

Une autre caractéristique de l'eczéma de l'œil est la tendance à des récidives fréquentes, apparaissant par poussées aiguës ; il s'ensuit que des éruptions de date variable peuvent exister côte à côte, et que des cicatrices anciennes au niveau de la cornée d'un des yeux éclairent l'origine eczémateuse d'un processus souvent éteint depuis fort longtemps.

La participation si importante de la cornée a lieu de façon qu'indépendamment du processus conjonctival, des pustules se dressent sur la cornée, ou que l'eczéma du limbe envahit la cornée. Ceci arrive : 1° sous forme d'une irritation marginale simple dont nous reparlerons aux kératites ; 2° d'un ulcère en cupule ; 3° de la kératite fasciculaire ; 4° des pustules eczémateuses du limbe, et 5° d'un ulcère marginal (ulcère annulaire). Comme l'aspect du malade l'annonce déjà, l'eczéma conjonctival n'entraîne qu'assez peu de symptômes pénibles. Le médecin n'est guère consulté par le malade que pour une douleur assez cuisante au stade d'éruption, puis une sensation de corps étranger dans l'œil, et aussi l'agglutination des paupières au réveil.

Le *diagnostic* ne présente aucune difficulté pour qui sait que l'eczéma atteint surtout des sujets jeunes, tandis que l'*épithélioma* qui peut simuler une pustule au début, et survient aussi de préférence au limbe, n'atteint que des sujets déjà âgés. En outre, il existe une différence en ce que la végétation carcinomateuse ne subit pas l'ulcération rapide citée plus haut, qui abrège l'existence de la pustule, mais ne commence à s'ulcérer qu'après un long temps, pendant lequel toute la néoplasie offre l'aspect d'une néoformation résistante. Malheureusement j'ai vu quelquefois déjà l'épithélioma au début être pris pendant longtemps pour une pustule par le médecin de la famille, et être traité en conséquence : d'où la perte d'un temps précieux et une erreur dangereuse.

La *sclérite* récente, entraînant quelques élevures arrondies et étalées, du volume de 3 à 6 millimètres, peut être aussi confondue avec l'eczéma pustuleux. Tandis que dans la sclérite chronique, la coloration ardoisée de la sclérotique déjà anciennement atteinte nous met sur la voie, on doit, dans la sclérite récente, constater que le sommet du foyer est intact, et restera recouvert de son épithélium normal. En outre, le foyer de sclérite présente une coloration rouge plus bleuâtre [chou rouge A. T.], tandis que la pustule ne présente à son pourtour qu'une injection conjonctivale rouge et superficielle. Le bouton de sclérite occasionne ordinairement des douleurs bien plus violentes, aussi bien spontanément que surtout à la pression.

La pustule marginale du limbe ne peut être confondue avec la *conjonctivite printanière*, que si on se borne à un examen superficiel. Dans cette dernière affection en effet la néoformation ne s'ulcère jamais, quel que soit son volume. Dans les cas douteux, on se rappellera toujours que l'éruption solitaire et son ulcération ont une forme *arrondie*.

[On évitera aussi la confusion avec des lésions *syphilitiques*, papules et gommes. A. T.]

Au point de vue du *pronostic*, nous devons considérer que l'eczéma conjonctival pur et simple, que les pustules soient volumineuses ou petites, ne constitue qu'une affection sans danger, quoiqu'en somme assez désagréable à cause du temps qu'elle peut durer. Toutefois, elle a une certaine gravité, parce qu'elle démontre l'état de débilité ou de scrofule du sujet, et de plus il est toujours possible que la cornée se prenne inopinément, ce qui rend de suite l'affection plus sérieuse et peut constituer un danger pour la vision.

Le *traitement* de la conjonctivite eczémateuse est assez simple. On pourrait ne rien faire, mais il est préférable d'insuffler du calomel, parce que la guérison est accélérée et surtout parce que l'usage prolongé de cette médication provoque une guérison plus sûre, c'est-à-dire s'oppose davantage aux récidives. On atteindra ce but, si possible, en continuant les insufflations une quinzaine de jours après guérison.

Pour le traitement par le calomel on fera bien de s'inspirer des règles suivantes : le calomel n'est indiqué que s'il n'y a aucune altération cornéenne récente, et particulièrement lorsqu'il n'existe point de phénomènes inflammatoires intenses : aussi je ne le crois pas indiqué lorsqu'il existe un catarrhe avec gonflement. La poudre de calomel doit être non seulement tout à fait pure, mais aussi la plus fine possible ; le mieux est de la passer dans un petit sac de toile. Pour introduire le calomel, on se servira d'un pinceau à longs poils, que l'on secoue un peu préalablement, et on projette le calomel chaque jour à la même heure et seulement en petite quantité, soit directement sur la pustule, soit dans le cul-de-sac inférieur. Si le malade

prend en même temps à l'intérieur de l'iode à assez forte
dose, on ne doit pas employer concurremment le calomel,
car il provoquerait une violente cautérisation de la conjonctive. Il y a en effet de l'iode à ce niveau, de même que
sur la muqueuse du nez, et d'autres muqueuses (catarrhe
iodique du nez, de la conjonctive, etc.). Le calomel se
transforme alors en iodure ou biiodure de mercure, produits fort corrosifs. J'ai déjà vu résulter de cette combinaison des escarres telles que la conjonctive paraissait
atteinte d'une large lésion diphtérique.

[La pommade au bioxyde jaune de mercure à 2 et 3 p. 100 à la
lanoline et à l'huile de vaseline, a les mêmes indications et donne
des résultats aussi bons que le calomel, en l'appliquant une fois par
jour. A. T.]

Si l'eczéma conjonctival coexiste avec un fort catarrhe,
on fera bien de badigeonner la conjonctive palpébrale
avec la solution de nitrate à 1 ou 2 p. 100, et de réserver
le calomel pour le moment où la sécrétion sera supprimée.
Si le catarrhe est accompagné d'une rougeur, d'une
inflammation et d'un gonflement très vifs, on attendra un
peu avant d'employer le nitrate, et on modérera l'inflammation par les compresses chaudes imbibées d'eau blanche.
L'atropine est généralement tout à fait inutile dans la
conjonctivite eczémateuse, et elle n'a pas d'indication, à
cause du peu de phénomènes pénibles.
Dans l'eczéma conjonctival, le traitement local doit toujours être aidé par un traitement général qui consistera
à supprimer les conditions étiologiques défectueuses et à
renforcer du mieux possible la santé générale. Nous en
reparlerons bientôt au sujet de l'eczéma de la cornée.

[Pour le traitement *général*, il sera important de déterminer si le
sujet est ou non scrofuleux ; dans ce dernier cas, les aliments gras,
les préparations iodées, l'huile de foie de morue, l'arsenic, peuvent
être indiqués. Lorsque, au contraire, exceptionnellement, le sujet
est arthritique, les alcalins peuvent être utiles.
Le traitement *local* de l'eczéma des régions voisines (face, cuir
chevelu) est d'une importance extrême. Les cheveux seront coupés
courts et savonnés ; les croûtes seront ramollies par les cataplasmes
chauds ou à la rigueur des compresses d'eau de camomille ou bouillie chaude, après avoir été d'abord imbibées de glycérolé d'amidon
ou de glycérine neutre ; puis on recouvre les ulcérations bien lavées
avec des pommades à la lanoline unie à l'huile de vaseline avec

oxyde de zinc et acide salicylique (1 de chaque pour 100 d'excipient), ou à l'ichtyol à 2 p. 100, ou au précipité jaune, à 2 p. 50, ou au soufre à 1 p. 100. Lorsque les ulcérations tendent à guérir, on se borne à les laisser sécher sous des insufflations de poudre de sous-nitrate de bismuth et d'amidon. Dans les cas rebelles et très sécrétants, les badigeonnages cutanés au nitrate d'argent en solution à 1/50 peuvent être indiqués. A. T.]

Parmi les conjonctivites exanthématiques en foyer, nous trouverons, bien plus rarement que l'eczéma, les éruptions du pemphigus, de la variole, de l'acné ; plus rarement encore les syphilides maculaires ou papuleuses, ou les localisations du pityriasis, du psoriasis, de l'ichtyose, etc

2. — Pemphigus.

Le *pemphigus* aboutit lentement à cet état que l'on appelait autrefois « rétrécissement idiopathique de la conjonctive ». Il entraîne en effet peu à peu, en plusieurs années, une disparition totale du cul-de-sac conjonctival, d'où il résulte une adhérence totale des paupières au bulbe, et une opacité de la cornée par ulcération et leucomes. On voit rarement les vésicules, mais plutôt sur la muqueuse, des endroits grisâtres, paraissant recouverts d'un enduit gluant, privés d'épithélium, et finissant par se cicatriser, tandis qu'en d'autres endroits il se forme de nouvelles pertes de substance. De temps à autre, chez le même sujet, on peut voir le processus se présenter sous le même aspect au niveau de la muqueuse buccale, ou bien un pemphigus simultané de la peau confirme la nature de la maladie. Le processus est fort mauvais, car nous ne connaissons pour ces cas aucun remède efficace.

3. — Variole.

La *variole* est surtout dangereuse à cause des pustules qui entourent le bord inférieur de la cornée et provoquent facilement une kératite ; parce qu'à leur suite, comme à la suite des pustules eczémateuses, il peut survenir des lésions cornéennes graves, soit sous forme d'ulcères marginaux, soit sous forme d'infiltrations purulentes profondes, pouvant entraîner la perforation, le staphylome, l'iridochoroïdite suppurée et la panophtalmie. Ces complications, qu'on observe en général seulement lorsque la conjonctivite initiale est déjà disparue, sont la cause de la cécité si fréquente à la suite de la variole.

4. — Acné.

L'*acné* peut provoquer au niveau du limbe des efflorescences semblables à celles de l'eczéma. Toutefois, on ne les observe au niveau de l'œil que chez des malades fortement atteints d'acné rosacée. Il survient alors des infiltrations épaisses, grisâtres, légèrement surélevées, analogues à celles de l'eczéma, mais plus durables, et laissant des opacités plus marquées. Chez une femme, j'ai vu survenir ainsi une opacité presque totale des deux cornées.

5. — Variété spéciale de scléro-conjonctivite.

J'ai vu parfois au cours de la *sclérite* se produire sur la conjonctive de la région malade des élevures arrondies, un peu étalées, siégeant à une distance assez grande les unes des autres, et de 1 à 2 millimètres de volume ; ces élevures se différenciaient de celles de l'eczéma, en ce que leur pourtour ne présentait que peu ou pas de rougeur conjonctivale, et qu'elles ne s'ulcéraient pas, et persistaient pendant des jours et des semaines, pour s'éteindre ensuite lentement. L'examen microscopique y démontra une masse de tissu conjonctif jeune, muni d'un certain nombre de cellules. Les rapports de ces néoformations avec la sclérite ne sont pour moi qu'imparfaitement définis.

Aux inflammations conjonctivales en foyer appartiennent encore les *néoplasies infectieuses*, et en première ligne la *tuberculose*.

6. — Tuberculose.

La *tuberculose* conjonctivale apparaît constamment sous une forme chronique, soit conjointement avec le lupus de la face, soit primitivement, et de telle sorte que presque toujours les ganglions, d'abord le préauriculaire, puis les sous-maxillaires, éclairent par leur gonflement, et quelquefois leur caséification et leur suppuration, la nature grave de la maladie. Tantôt le processus paraît une affection absolument locale, c'est-à-dire qu'on ne trouve dans le reste de l'organisme aucune autre trace de tuberculose; tantôt le malade présente déjà d'autres symptômes d'infection tuberculeuse des articulations, des poumons, des ganglions, etc. Quelquefois le processus peut avoir le nez pour origine, envahir le sac lacrymal et finalement l'œil. Ici le tableau clinique est généralement celui d'un foyer plus ou moins étendu, sous forme d'une infiltration conjonctivale formée par les tubercules, tantôt sous une forme nodulaire, tantôt étalée en surface. La végétation tuberculeuse est entourée d'un simple tissu granuleux plus ou moins développé, qui contribue en réalité à accroître le foyer, et dans lequel, si on l'enlève, on ne rencontre ni tubercules ni bacilles. On doit les chercher dans la partie profonde de la végétation, et du reste, comme dans les autres formes chroniques de la tuberculose, on n'y trouve les bacilles qu'en très petit nombre.

Lorsque la néoplasie tuberculeuse est caséifiée, il s'y développe une ulcération ; aussi trouve-t-on alors sur la conjonctive un ulcère tuberculeux, à fond caséeux ou lardacé, entouré de granulations. Entre les ulcères qui sont souvent multiples au cours de l'extension du processus, on trouve quelquefois aussi des tubercules miliaires, et en outre de véritables follicules, analogues aux granulations trachomateuses, et qu'il ne faut pas confondre avec les tubercules. Lorsque le processus est de longue durée, toute la conjonctive supérieure et inférieure est envahie ; peu à peu le globe de l'œil est atteint lui-même et la cornée peut s'opacifier complètement à la suite d'un pannus de plus en plus épais. Comme il survient quelquefois sur divers endroits de la conjonctive des cicatrices blanchâtres, l'aspect peut rappeler absolument le trachome, surtout lorsque le processus est, quoique rarement, bilatéral.

Les souffrances des malades sont en général assez faibles et leur intensité dépend surtout du catarrhe qui accompagne la maladie. Toutefois les kératites consécutives amènent plus tard de nouvelles souffrances.

Le *diagnostic* s'établira d'après le gonflement des ganglions préauriculaires, la tendance du tissu à se transformer en un ulcère à fond lardacé, ce qui ne s'observe pas dans le trachome. Quelquefois, lorsque la néoformation tuberculeuse s'étend davantage dans le tarse et forme une nodosité arrondie en pleine paupière, cet aspect peut rappeler de très près le chalazion, à tel point que Baumgarten, à l'occasion d'un cas semblable, crut le chalazion d'origine tuberculeuse. Dans les cas douteux, le diagnostic comporte l'inoculation au lapin, car la recherche des bacilles n'aboutit pas toujours.

Le *pronostic* est toujours sérieux, la récidive pouvant suivre la meilleure intervention opératoire. La guérison est toujours possible, si le foyer est petit, en enlevant à fond toute la néoplasie, mais elle est toujours d'autant plus difficile que le processus se diffuse dans la conjonctive et les paupières. J'ai vu la cécité survenir aux deux yeux chez deux jeunes gens, venus bien tard se faire soigner, et chez lesquels il existait d'ailleurs une grande prédisposition à la tuberculose : chez une jeune femme, un œil se perdit complètement peu à peu, et peu s'en fallut pour l'autre œil que le même résultat n'eût lieu.

Le *traitement* doit en première ligne viser la suppression aussi complète que possible, et par une opération, du foyer malade, et l'iodoforme doit également être employé [à l'extérieur et à l'intérieur]. Ordinairement toutefois il n'arrive que bien peu au contact de la véritable lésion tuberculeuse. Au sujet de la tuberculine je n'ai observé, ni avec l'ancienne ni avec la nouvelle, aucune amélioration dans un cas qui coexistait avec du lupus ; le lupus facial lui-même ne fut pas amélioré.

Le traitement général est aussi important que le traitement local.

7. — Syphilis et lèpre.

Comme néoformations granulomateuses, nous trouvons encore (rarement) les *syphilomes* et les *lésions lépreuses*.

La *lèpre* forme des nodules jaunâtres, translucides, pauvres en vaisseaux, situés au voisinage du limbe, pénétrant aussi dans la profondeur de la sclérotique et pouvant en outre se développer sur la cornée. L'ulcération des nodosités entraîne de grands ravages. De plus les tubercules lépreux envahissent l'iris sous forme d'iritis et de cyclite, qui portent également le plus grand préjudice à l'œil.

8. — **Actinomycose, parasites.**

[L'*actinomycose* (Fuchs, Demicheri) pourrait donner des lésions conjonctivales simulant des granulations.

Parmi les affections *parasitaires*, signalons la *filaire* et les granulations causées par l'enkystement de poils de *chenilles*. A. T.]

III. — Traumatismes.

1. — **Corps étrangers.**

Les *corps étrangers* du cul-de-sac conjonctival ne sont pas rares, surtout lorsqu'ils sont petits, à la face interne de la paupière supérieure, un peu en arrière du bord libre, mais quelquefois aussi quand ils sont volumineux, dans le cul-de-sac supérieur, où ils peuvent séjourner un certain temps, s'entourer de végétations et provoquer une sécrétion catarrhale [généralement monoculaire]. On doit alors débarrasser la région de son corps étranger en la parcourant avec une sonde.

[Ou en retournant complètement la paupière avec une pince. A. T.]

De temps à autre on voit aussi, chez les gens de la campagne, des coques de graines (Pl. XVI, *a*) ou des ailes d'insectes de forme analogue s'attacher au limbe et s'appliquer à l'œil par leur concavité : l'adhérence est alors si solide que ces corps peuvent rester en place pendant des semaines et produire autour d'eux une vascularisation

---

PLANCHE XVI

a. **Enveloppe de graine** siégeant au niveau du limbe déjà depuis longtemps, comme le prouve la vascularisation cornéenne. La jeune paysanne qui en est atteinte ignore depuis combien de temps son œil héberge le corps étranger.

b. **Ptérygion**, ayant depuis quelques mois envahi peu à peu la cornée d'un vieillard. On voit nettement que le repli semi-lunaire est complètement étiré.

cornéenne et même des végétations. Quelquefois ces enveloppes de graines peuvent siéger en pleine cornée.

2. — Ecchymoses sous-conjonctivales.

On voit très souvent des *épanchements sanguins* sous la conjonctive (Pl. XIV, *b*), soit à la suite de traumatismes (écorchures, coupures, etc.), soit surtout au cours de la coqueluche, mais aussi chez les sujets âgés dont les vaisseaux sont devenus fragiles, et au cours d'un simple rhume. L'ecchymose sous-conjonctivale survient particulièrement chez les vieillards, qui finissent tôt ou tard par *l'apoplexie cérébrale* à la suite d'une artériosclérose généralisée avec ou sans néphrite interstitielle. Ces ecchymoses sous-conjonctivales ont alors une grande importance symptomatique.

Les plaies de la conjonctive doivent être promptement suturées.

3. — Brûlures.

Les *brûlures* par le plomb ou le fer en fusion, les cendres brûlantes, etc., les *corrosions* par les acides, les lessives alcalines, surtout par la chaux vive ou éteinte (mortier), sont parmi les affections fréquentes à soigner. Elles portent en général leur action corrosive sur le cul-de-sac inférieur et la partie inférieure de la cornée (Pl. XIX). Les endroits atteints paraissent d'abord, à cause de la nécrose des tissus, grisâtres ou blanc bleuâtre, et sont entourés d'une conjonctive un peu rouge et gonflée, présentant parfois de petites hémorragies. Sur la cornée, la lésion se présente aussi sous forme d'une surface blanchâtre dont l'épithélium tombe bientôt (Pl. XIX, *b*) et qui se transforme peu à peu en un ulcère plus ou moins profond. Des cicatrices opaques lui succèdent et gênent considérablement la vision, lorsque le centre de la cornée a été touché. La nécrose de la conjonctive provoque aussi finalement une cicatrice dense qui se rétracte de façon à entraîner quelquefois le rétrécissement de la conjonctive et du cul-de-sac conjonctival, puis l'adhérence des paupières au globe de l'œil (symblépharon).

Lorsque la cornée elle-même est corrodée, ses pertes de

substance se cicatrisent parfois en se recouvrant de la conjonctive qu'elles attirent : il se forme ainsi un *pseudoptérygion*.

Traitement. — Les brûlures par la chaux ou le mortier ont souvent des suites beaucoup plus graves qu'on ne le croit au premier abord et nécessitent un traitement minutieux. Les yeux ainsi atteints doivent être nettoyés de toute particule de chaux pour éviter une action plus profonde. D'après les récentes recherches et communications d'Andreœ, on peut employer une très grande quantité d'eau fraîche, tandis qu'autrefois on considérait que l'emploi de l'eau avait une influence nocive. On peut nettoyer aussi l'endroit malade avec un pinceau trempé dans l'huile, puis y verser une solution concentrée de sucre, le sucre formant avec la chaux une combinaison insoluble. Lorsque la brûlure résulte d'un acide ou d'un alcali, on emploie, pour nettoyer la plaie, des substances qui neutralisent l'agent nocif. Pour diminuer les douleurs et recouvrir le mieux possible le tissu corrodé, on emploiera une pommade de vaseline à l'atropine à 1 p. 100 : ces onctions empêchent dans une certaine mesure l'adhérence du globe aux paupières. Mais cette adhérence ne se laisse souvent arrêter par aucun moyen et conduit plus tard à une opération pour tâcher de supprimer ou de diminuer le symblépharon.

[Les onctions de pommade xéroformée (1/40) sont fort recommandables dans toutes les brûlures conjonctivales. Quant aux ins-

---

PLANCHE XVII. — **Eczéma conjonctival avec eczéma abondant sur le visage.**

La malade est une ouvrière de fabrique, âgée de quinze ans, fort mal nourrie, et d'un aspect bouffi. Elle souffre d'un catarrhe nasal chronique, d'eczéma du nez et du visage et d'un catarrhe eczémateux assez fortement sécrétant aux deux yeux. A droite, il existe une pustule marginale qui surplombe légèrement la cornée. A gauche, pustule isolée de la conjonctive bulbaire du côté temporal ; sur le bord correspondant de la cornée, il existe aussi une fine éruption eczémateuse (invisible dans le dessin). Traitement de l'eczéma facial : badigeonnages de la conjonctive au nitrate d'argent ; plus tard, insufflations de calomel. Cure de sudation. Après deux mois de traitement à la clinique, et après plusieurs récidives, la malade sort complètement guérie et sans aucune lésion oculaire.

tillations huileuses, on aura soin de ne les faire, s'il y a lieu, qu'avec
de l'huile fraîche et lavée à l'alcool pour éviter l'action irritante qui
résulterait sans cela de l'application. Sauf hernies iriennes et très
larges ulcérations, on évitera le bandeau compressif pour diminuer
la tendance au symblépharon et on mobilisera souvent les paupières.
A. T.]

IV. — Ptérygion.

Le ptérygion est formé par un repli triangulaire de la
conjonctive qui se développe du côté nasal ou temporal
au bout d'un certain nombre de mois ou d'années, envahit
la surface de la cornée, et peut finalement atteindre et cou-
vrir la zone pupillaire, ce qui dans ce dernier cas entraîne
une lésion persistante de la vision. Les points où le ptérygion adhère à la cornée restent en effet le siège d'une
opacité superficielle persistante.

Le ptérygion se développe au niveau de la fente palpébrale aux dépens d'une petite tache jaunâtre un peu surélevée, qui n'est point rare au côté nasal ou temporal de la
cornée, plutôt chez les sujets âgés que chez les jeunes, en
particulier chez les personnes qui doivent s'exposer constamment au vent et à la poussière.

La couleur jaunâtre de cette tache, couleur qui lui a
valu le nom de *pinguecula*, n'est cependant pas causée
par de la graisse, mais par une dégénérescence hyaline
compliquée d'une prolifération abondante des fibres élas-
tiques. Les conditions étiologiques qui provoquent la
progression de la pinguecula et de la conjonctive qui l'entoure, vers la cornée, ne sont pas encore tout à fait certaines.

On divise les ptérygions en progressifs et en station-
naires. Ces derniers ont une extrémité tout à fait aplatie,
ressemblant à un tendon : ils ne sont pas rouges, mais
lisses, minces, et ne provoquent guère de souffrances. Le
ptérygion progressif est gonflé (succulent), rouge ; sa
pointe ou sa tige centrale sont gonflées et gris rougeâtre.
Les grands ptérygions décèlent la traction qu'ils exercent
sur la conjonctive en étirant complètement et déplissant le
repli semi-lunaire qui est à côté de la caroncule (Pl. XVI, *b*).

Les suites du ptérygion sont : le catarrhe conjonctival
et ses ennuis, l'aspect disgracieux de la lésion, l'altéra-

tion visuelle qui finit par se produire lorsque la pupille est cachée, enfin la diplopie à la suite de la restriction de l'amplitude des mouvements du globe.

Le *traitement* consiste dans l'opération (les cautérisations n'ont généralement pas de bon résultat), qui doit être la suppression précise du ptérygion avec une réunion immédiate de la conjonctive. Mais l'opération la mieux conduite ne préserve pas toujours d'une récidive.

[Nous signalerons un type spécial de pinguecula avec ptérygion stationnaire. Il s'agit d'un triangle blanchâtre, dont la *base correspond à la cornée*, tandis que le sommet est dirigé vers les commissures. La lésion, constituée par des altérations analogues à celles de la pinguecula, n'empiète jamais sur la cornée, mais elle peut se développer assez pour pendre entre les paupières et est alors justiciable d'une simple excision avec suture.

Le ptérygion *progressif*, souvent à tournure *maligne*, nécessite au contraire le détachement total de la tête qui empiète sur la cornée et qui est la partie dangereuse par sa marche incessante et ses récidives. La cautérisation ignée et quelquefois l'ablation de cette partie avec ou sans transfixion, peuvent être utiles. Des sutures à la soie fine dont la fixité est assurée en prenant solidement l'épisclère sur la ligne médiane (A. Terson), réunissent les bords de la plaie du ptérygion quand la suture est indiquée. Dans certains cas, des autoplasties sont nécessaires. A. T.]

V. — Tumeurs.

a) La plus fréquente parmi les tumeurs *bénignes* est le *dermoïde* (Pl. XI *a* et *b*). Il peut siéger encore plus en

---

a. **Pustule eczémateuse du limbe** datant de trois jours, chez un enfant scrofuleux âgé de douze ans.

b. **Epithélioma de la conjonctive et de la cornée.** — Le malade, âgé de trente-six ans, a remarqué depuis trois ans la croissance lente et indolore de la néoplasie, qui n'a provoqué que dans ces derniers temps des picotements, des démangeaisons et une diminution de la vision. La tumeur n'est pas sensible à la pression. La cornée voisine est trouble, rugueuse, dépolie et épaissie ; le reste de la cornée est aussi trouble et fortement vascularisé, de sorte qu'on ne peut voir le fond de l'œil et que la vue se réduit à la perception des mouvements de la main à une faible distance. Enucléation. L'examen histologique démontre que la cornée est déjà fortement envahie par la néoplasie et que la tumeur a aussi déjà pénétré dans la sclérotique.

avant sur la cornée et avoir souvent un plus grand volume
que dans les deux cas représentés. C'est une néoplasie
congénitale dont la croissance lente incommode le porteur, surtout à cause de son aspect disgracieux ; elle survient ordinairement au niveau de la partie externe ou
inférieure du limbe, et n'est autre chose qu'un débris erra-
tique de la peau. Sa structure est identique à celle de la
peau, aussi possède-t-elle à sa surface quelques poils fins
ou grossiers et des glandes sébacées et sudoripares. La
tumeur est parfois accompagnée d'autres déformations
(colobome des paupières ou de l'iris, etc.).

L'ablation doit se faire avec beaucoup de prudence, afin
d'éviter une perforation cornéenne.

[Le *lipome sous-conjonctival* a lui aussi une origine congénitale
et peut coexister sur le même œil avec le dermoïde scléro-cornéen.
Une figure de Fuchs donne des deux affections coexistantes un
tableau identique à celui que nous avons observé chez un petit
garçon de onze ans. Dans un autre cas, chez le père d'un de nos
confrères, le lipome sous-conjonctival occupant en croissant tout
l'angle externe, s'avance sous forme d'une masse charnue d'aspect
ridé et cutané et adhère sur tout le quadrant inféro-externe de la
cornée ; cette partie est même munie de poils rudes. Toutefois, le
lipome sous-conjonctival est plus fréquent dans le sexe féminin, et
nous en avons vu cinq cas chez la femme et chez des petites filles.
Il faut signaler aussi l'*ostéome*.

Les *kystes* conjonctivaux peuvent occuper la conjonctive palpébrale et celle du cul-de-sac (glandes acino-tarsales et acineuses du
cul-de-sac), ou la conjonctive bulbaire. En dehors des cas traumatiques (par invagination d'un repli muqueux), les kystes peuvent se
présenter sous forme de *dilatations moniliformes* (en chapelet surtout sur la conjonctive bulbaire externe), formant plutôt des ectasies
que des kystes, et sous forme de kystes de *volume variable*, remplis
d'un liquide séreux paraissant lymphatique, et pouvant être aussi
gros qu'une noisette.

On voit aussi quelquefois des *nævi brunâtres* congénitaux très
pigmentés qui peuvent subir plus tard la dégénérescence épithé-
liomateuse. Nous avons observé ce fait chez un sujet dont la mère
était morte d'un cancer de l'estomac. A. T.]

Les polypes simples (petits fibromes) sont rares et siègent
de préférence dans l'angle interne. On y voit aussi quelquefois le papillome [et des angiomes].

b) Comme tumeurs *malignes*, nous signalerons particulièrement le *carcinome* (épithélioma) et le *sarcome*.

Ils prennent tous deux le plus souvent leur origine au

niveau du limbe. L'épithélioma constitue au début une petite bosselure, peu apparente, non pigmentée, étalée, ressemblant parfois à une pustule eczémateuse, restant pendant longtemps superficielle, aussi bien dans la conjonctive que sur la cornée, mais pouvant peu à peu former un nodule plus volumineux (Pl. XVII, *b*) qui envahit bientôt profondément les tissus. Tandis que le carcinome s'étend en largeur et particulièrement à la surface, le sarcome croît ordinairement rapidement en hauteur et forme une sorte de champignon qui recouvre seulement parfois la cornée sans la pénétrer. Cette néoplasie est généralement pigmentée.

Ces deux variétés de tumeurs sont fort malignes, surtout le sarcome : aussi une extirpation complète et aussi précoce que possible s'impose aussi bien pour conserver la vue que pour conserver la vie du malade. Si la tumeur a déjà pénétré profondément dans les membranes de l'œil, l'énucléation devra aussi être pratiquée.

[Il est juste de dire que cette pénétration (Lagrange) est très exceptionnelle au début, et que, même en faisant l'énucléation, on sera obligé de sacrifier une énorme quantité de conjonctive*qui est bien plus malade que le globe lui-même*. Les procédés partiels peuvent donner des résultats durables, et nous suivons depuis plus de cinq ans l'observation d'une femme atteinte d'un épithélioma du limbe, très pigmenté, et examiné histologiquement, chez laquelle la guérison persiste, après ablation, curettage et thermo-cautérisation, répétés deux fois à cause d'une récidive ; mais il y a plus de trois ans actuellement que cet œil, qui jouit d'une très bonne vision, ne garde de son épithélioma qu'une cicatrice blanchâtre. A côté de bien des cas sans récidives et avec des opérations en apparence aussi complètes, et même avec la cautérisation ignée, on observe des récidives, quelquefois très espacées.

Le sarcome est surtout dangereux par ses métastases ganglionnaires et viscérales, souvent indépendantes de l'extirpation du foyer primitif. A. T.]

CINQUIÈME PARTIE

MALADIES DE LA CORNÉE

I. — Inflammations généralisées.

Kératite parenchymateuse (interstitielle, diffuse).

Cette affection cornéenne, très importante, moins par sa fréquence qui est faible que par sa gravité, atteint presque toujours (90 p. 100) des enfants de cinq à seize ans. Comme l'évolution de la maladie ne saurait être mieux décrite que par Horner (1), nous lui empruntons ses propres termes : « Chez ces enfants, un léger trouble se produit à la périphérie de la cornée avec une faible injection du réseau péricornéen ; il couvre d'abord une partie limitée de la marge cornéenne, puis se prennent d'autres parties du pourtour de la cornée. L'opacité environne le centre sous forme de languettes : les parties de début de l'opacité, d'abord isolées, se réunissent, et tandis que le centre est encore libre, nous trouvons toute la zone périphérique opaque. Si nous écartons les paupières contractées convulsivement, nous observons que la surface de la cornée a une teinte mate, l'épithélium semble terni, guilloché (rarement même soulevé en vésicule), comme dans le glaucome ; à l'éclairage latéral, des opacités striées et en réseau se présentent dans les couches profondes de

---

(1) Horner, *Die Krankheiten des Auges im Kindesalter.* Gerhardt's Handb. der Kinderkrankeiten. 5 Bd. II Abt., p. 320.

la cornée. Peu à peu l'opacification entoure de toutes parts le centre, l'envahit, et y atteint son maximum d'intensité, de façon à diminuer considérablement la vision. A mesure que le centre est occupé, l'éclaircissement de la partie périphérique se produit peu à peu. L'opacité centrale se modifie, elle aussi, progressivement ; elle s'éclaircit, disparaît, et montre par places, au milieu de portions grisâtres, des endroits plus transparents.

L'évolution des vaisseaux est assez variable.

Tantôt l'opacité atteint le centre sans vascularisation anormale de la cornée, tantôt on ne trouve que quelques rares vaisseaux dans les couches profondes et surtout lorsque l'opacité centrale a duré quelque temps déjà. Dans quelques cas seulement le processus est accompagné d'une vascularisation très caractéristique allant de la sclérotique à la cornée. Des vaisseaux courts, se terminant vers le centre par une ligne nette, serrés les uns contre les autres, rétrécissent en quelque sorte l'aire cornéenne, en chassant l'opacité devant eux. Ils sont souvent si rapprochés et si nombreux qu'ils donnent l'impression d'une tache de sang.

Avec le processus d'envahissement centripète et la disparition de l'opacité centrale, l'affection cornéenne n'est pas cependant toujours terminée : on trouve tantôt en petit, tantôt en grand nombre, des taches grises de contours indécis et des nébulosités dans les couches moyennes et profondes de la cornée, et comme les parties centrales présentent aussi cet éclaircissement, il s'ensuit que la cornée tout entière présente un aspect tacheté. Ce stade secondaire est parfois considéré comme primitif et l'affection cornéenne décrite comme une kératite ponctuée : c'est que nous voyons souvent les malades pour la première fois, alors que l'envahissement centripète est terminé, et on s'explique ainsi facilement l'erreur.

Cette erreur est encore facilitée parce que la maladie se complique souvent d'iritis avec dépôts contre la face postérieure de la cornée, et les modifications consécutives qui ne sont pas rares dans les parties de la cornée au-devant des opacités, augmentent encore l'aspect ponctué. Près de 30 p. 100 des cas de kératite interstitielle sont déjà accompagnés de bonne heure de participation des membranes profondes de l'œil : un plus grand nombre encore ne se compliquent de cette manière que dans un stade plus tardif. Ordinairement l'iritis a le caractère de l'iritis séreuse avec dépôts abondants sur la face postérieure de la cornée et du ligament pectiné, légère exsudation pupillaire et variations, de la pression intra-oculaire, plutôt diminuée. Comme l'iritis séreuse est elle-même une affection du tractus uvéal, nous constaterons souvent, après éclaircissement de la cornée, des opacités du corps vitré, des foyers de choroïdite équatoriale, une papillite, la cataracte corticale polaire postérieure, tous caractères de la généralisation de la maladie qui est souvent appelée *kératite diffuse*, en raison de sa principale et très visible localisation, mais qui est en réalité souvent une *ophtalmie totale.*

En règle générale les deux yeux sont atteints, non pas tout à fait simultanément, mais après un intervalle de jours, de semaines et de mois.

J'ai pu le constater sur les deux yeux dans plus de 80 p. 100 des cas, quoique les malades considérassent naturellement assez souvent la maladie du second œil comme la preuve de l'insuffisance du traitement, et allassent demander des soins ailleurs. Il faut toujours recommander de présenter comme fort probable l'affection du second œil et de prévenir aussi de la très longue durée de la maladie. Ce n'est que dans des cas particulièrement favorables que la maladie évolue en six ou huit semaines : les nébulosités secondaires, les complications iriennes et leurs suites demandent une période de traitement durant des mois et des années. Même après un long temps de calme, de nouvelles poussées se produisent et la kératite récidive. Ce n'est que rarement que la récidive a le caractère complet de la première apparition ; avant tout, elle offre une participation beaucoup plus forte de la sclérotique, une véritable *sclérite* : l'opacification cornéenne n'est pas généralisée, mais se compose de taches et de nuages épars, ordinairement avec une vascularisation irrégulière dans les couches superficielles et profondes. »

La terminaison de la maladie est très variable au point de vue de la persistance des taches cornéennes. Alors que la cornée peut recouvrer une transparence parfaite, même après avoir été complètement opaque, dans d'autres cas, surtout lorsqu'il y a eu plusieurs récidives, il reste en général vers le centre de fines opacités nébuleuses qui compromettent pour toujours la vision. Dans presque tous les cas, il subsiste après l'inflammation de petits vaisseaux intra-cornéens, qui doivent, vu leur délicatesse, être généralement observés avec la loupe à l'éclairage latéral, et aussi avec le miroir ophtalmoscopique doublé d'un verre convexe.

On les a comparés aux brins d'un balai, à cause de leur très long trajet. On peut les retrouver encore vingt ans après la disparition de la kératite. Ils constituent par conséquent quelquefois un signe diagnostic important de la syphilis héréditaire. En effet, la syphilis héréditaire se trouve dans l'*étiologie* des deux tiers des cas : on doit donc, pour l'affirmer, rechercher ses stigmates, mâchoire supérieure aplatie, nez écrasé, cicatrices de rhagades aux coins de la bouche ; dents d'Hutchinson, caractérisées en ce qu'elles ont un bon revêtement d'émail et une apparence souvent très gracieuse, quoiqu'elles soient plus petites et que leur espace de séparation, surtout entre les incisives, paraisse très large. Les incisives supérieures, notamment

---

Planche XIX

a. Brûlure de la conjonctive et de la cornée par la chaux.

Un enfant de treize ans remplissait hier soir une bouteille avec de l'eau et de la chaux vive, lorsqu'elle éclata. On voit sur la peau de la paupière droite de petites écorchures, probablement dues aux éclats de verre. La conjonctive des paupières supérieure et inférieure est fortement avivée.

De plus, la conjonctive bulbaire jusqu'à la cornée, qui elle-même est atteinte dans sa partie inférieure, est mate et blanc bleuâtre. Guérison satisfaisante avec acuité visuelle presque normale, mais opacité cicatricielle assez épaisse à la partie inférieure de la cornée et léger rétrécissement cicatriciel du cul-de-sac inférieur.

b. Brûlure plus ancienne de la cornée et de la conjonctive par de la chaux.

C'est il y a sept jours que ce maçon, âgé de dix-huit ans, reçut dans l'œil gauche, en détrempant du mortier, de la chaux qui était éteinte depuis deux jours. Le dessin présente la partie corrodée de la conjonctive déjà en train de s'éliminer, et, sur la cornée, une perte de substance épithéliale correspondant à la région corrodée et bordée d'une ligne grisâtre.

Au milieu de la partie privée d'épithélium on voit une perte ronde de la substance cornéenne. Guérison avec petite cicatrice et bonne acuité visuelle.

les deux du milieu, sont de plus coniques, amincies du
côté de la surface coupante, et ont souvent à ce niveau une
petite échancrure arrondie. La seconde dentition compte
seule sous ce rapport. En outre on observe des affections
suppurées du palais ou leurs cicatrices étoilées, des per-
forations du voile ou sa soudure au pharynx. La surdité
n'est pas rare, surtout dans les stades ultérieurs de la
diathèse. Il est également important de constater le gonflement des ganglions cervicaux, l'épaississement du tibia
par la périostite chronique et des épanchements indolores
dans l'articulation du genou. L'interrogatoire apprend
aussi qu'il y a souvent une grande mortalité des enfants
dans la famille, des avortements, des enfants mort-nés, etc.

[Il arrive le *plus souvent*, comme on l'a soutenu (Parinaud), que
la kératite interstitielle est un accident de transition, c'est-à-dire
que les premiers-nés hérédo-syphilitiques succombent, tandis que
les suivants sont seulement atteints de kératite interstitielle et
d'autres stigmates hérédo-syphilitiques.

Toutefois nous avons vu plusieurs familles où le *premier-né* avait
eu la kératite interstitielle, tandis qu'un ou deux enfants naissaient
et mouraient après lui ; mais ces cas sont en effet exceptionnels.
A. T.]

Parfois déjà dans la période de guérison de la kératite,
lorsque le trouble des milieux réfringents est moins accentué, on arrivera à constater les mouchetures pointillées et
les taches blanches et sombres, ordinairement arrondies,
qui existent dans le fond de l'œil ; j'ai dessiné ces aspects
dans plusieurs planches de mon *Atlas manuel d'ophtalmoscopie* et je les considère comme des signes certains de
syphilis, tandis qu'aux périodes ultérieures de la maladie
il peut survenir encore de plus volumineux foyers de
choroïdites qui n'ont rien de caractéristique.

[Dans l'enquête étiologique, il faut se garder de deux écueils :
ou faire une enquête rapide, sans se préoccuper d'une foule de
causes sociales, que le ou la malade ignore, cache souvent ou évite
en tout cas de signaler d'emblée : une enquête de ce genre est souvent inutile, sans valeur scientifique et sans autorité pratique ; ou
bien affirmer la syphilis, sur des symptômes ou des dystrophies,
que d'autres infections peuvent donner ou simuler.

Enfin il y a des cas où faute de renseignements suffisants il ne
faut pas tirer de *conclusion étiologique* : cela n'empêchera pas le
malade de guérir presque toujours avec un traitement ioduré et

hydrargyrique, joint aux toniques, à une alimentation et à une hygiène absolument surveillées, toutes conditions qui activeront puissamment l'évolution naturelle, généralement heureuse, de la maladie.

L'enquête étiologique doit toujours être menée avec douceur et prudence ; le médecin ne doit point se transformer en inquisiteur, il ne doit pas jeter la tristesse et l'animosité de tous les instants dans le milieu où il est appelé, s'il découvre manifestement la syphilis chez les ascendants ou chez un seul. Son rôle doit se borner surtout à faire appliquer le traitement convenable, au lieu d'irriter ou de décourager les parents : ce n'est qu'en cas de refus du traitement spécifique que le médecin peut insister sur son utilité, ne fût-ce que dans l'intérêt des autres enfants à naître, et encore doit-il agir avec circonspection, et, en évitant toujours que le *sujet atteint* ne puisse soupçonner qu'il s'agit d'une affection héréditaire, se borner auprès des parents, *et s'il y a lieu*, à une enquête *absolument distincte* pour le mari et la femme, dans les cas où il la juge nécessaire, et sans éveiller le moindre soupçon.

Plus d'une fois nous avons vu, après un second mariage, les enfants naître hérédo-syphilitiques, alors que la femme nous avouait confidentiellement avoir été contaminée par son premier mari.

Il y a enfin des cas (en face de la grande majorité où la syphilis existe et de ceux où elle est niée avec entêtement, surtout si le médecin s'y prend trop brusquement ou d'une façon brutale et publique pour obtenir des aveux), où la syphilis n'est pas en jeu, et où la tuberculose, le rhumatisme peuvent jouer un rôle. Mais, même dans ces derniers cas, si le traitement correspondant à l'étiologie apparente n'amène pas de résultat, des cures hydrargyriques et iodées (c'est-à-dire une antisepsie générale) peuvent être indiquées ou alterner avec les autres traitements. La kératite parenchymateuse n'est pas rare chez les animaux, surtout dystrophiés ou en captivité. C'est le meilleur argument qu'on ait donné pour prouver que la syphilis n'est pas la cause unique. A. T.]

Le *diagnostic* se basera sur cette particularité que la kératite parenchymateuse ne suppure jamais. Elle se différencie ainsi complètement des inflammations eczémateuses de la cornée. La confusion avec un glaucome, exceptionnel, mais réel cependant quelquefois dans l'enfance, serait très dangereuse. Sans parler de l'aspect mat de la face antérieure de la cornée qui survient dans les deux affections, la kératite entraîne une opacité qui n'est pas partout également répartie, tandis que le léger trouble cornéen du glaucome est uniformément diffus et généralement moindre que celui de la kératite. L'examen de la tension, au besoin sous le chloroforme, fixe définitivement

Le *pronostic* est défavorable en tant que nous ne sommes point en état de supprimer la maladie par notre thérapeutique, ou même de préserver le second œil. Par contre, il est favorable en ce que dans beaucoup de cas la vision redevient excellente et que dans la majorité du moins elle est encore satisfaisante.

[Dans des cas exceptionnels, il se produit, non pas une suppuration véritable, mais une sorte de *nécrose* du centre de la cornée. Ce sont ces cas qu'on a justement appelés kératites parenchymateuses malignes, et qui peuvent se terminer par d'énormes leucomes. quelquefois même avec aplatissement de la cornée et adhérences irido-cornéennes. On doit même se demander s'il n'y a pas là un véritable processus gommeux.

La longueur de la maladie est en général d'autant moindre que le sujet est plus *jeune;* par contre, chez les sujets atteints soit pour la première fois, soit par récidive, à l'âge de vingt, vingt-cinq, et même trente ans, la maladie est souvent plus lente et plus tenace. C'est alors même que quelquefois la *sclérotique* antérieure est gravement atteinte, au point de conserver de larges taches sombres témoignant de l'amincissement cicatriciel de cette membrane. Enfin, soit à cause de l'anneau scléral cicatriciel autour de la cornée, soit par diminution de la résistance du tissu cornéen et de la membrane de Descemet, on peut voir survenir un *kératoglobe.* A. T.]

Traitement. — Il doit être avant tout et toujours tonique ; en second lieu, les préparations iodées sous une forme modérée, de façon que la digestion ne puisse pas en souffrir ; en troisième ligne, on doit employer prudemment le mercure, mais il est infiniment moins actif que dans les inflammations de la syphilis acquise.

[La kératite *parenchymateuse* dans la syphilis acquise, longtemps niée, a été l'objet d'observations actuellement assez nombreuses. On trouve quelques différences avec le tableau de la kératite hérédo-syphilitique : l'*unilatéralité* est fréquente, même chez des malades suivis pendant de longues années par le même observateur ; l'*iritis* paraît plus fréquente encore que dans l'hérédo-syphilis; enfin dans la très grande majorité des cas, les opacités arrivent lentement à se résorber, mais en ayant passé par une vascularisation bien *moins intense* que dans les cas héréditaires ; la vascularisation peut même être à peu près nulle.

On fera avec soin le diagnostic avec la kératite *neuro-paralytique* due à la *syphilis cérébro-spinale,* kératite où l'ulcération et la fonte cornéenne peuvent être rapides. L'*examen de la sensibilité cornéenne* sera donc généralement pratiqué dans les cas de kératite *parenchymateuse*, comme dans tous ceux de kératite *ulcéreuse* quelconque.

L'*iode* et les iodures sont, plus encore que le mercure, qu'on peut donner, suivant les cas, alternativement ou rarement en même temps, les vrais médicaments de la kératite parenchymateuse.

L'*iridectomie* et la *péritomie* seraient désastreuses à la période aiguë, contrarieraient la marche régulière et la vascularisation bienfaisante de la lésion, et sont par contre assez souvent indiquées dans les périodes tardives. La péritomie nous a permis une fois d'éclaircir complètement les cornées, chez un sujet auquel il était resté, depuis plus de dix ans, de petits et fins vaisseaux fort gênants pour la vision. On donnera la préférence à la péritomie *sanglante* avec excision, des plus simples à faire avec une injection sous-conjonctivale de cocaïne à 1 p. 100. A. T.]

Le traitement local doit d'abord combattre ces phénomènes inflammatoires par l'atropine et les lunettes fumées. Le bandeau est inutile. Plus tard viennent les applications chaudes, et enfin, après quelque temps, lorsqu'elles sont tolérées, les onctions au précipité jaune. Cette dernière préparation, bien divisée, doit être introduite dans l'œil tous les jours, ou seulement tous les deux jours, avec une baguette de verre, et bien répartie sur tout l'œil par un massage palpébral. Dans cette maladie elle n'est supportée souvent que fort tard, mais son long usage contribue réellement à éclaircir les opacités.

On observe très rarement la kératite parenchymateuse dans la syphilis *acquise*, ordinairement en coexistence avec l'iritis. On la trouve plus souvent chez les *rhumatisants*, et elle y constitue souvent une complication de la *sclérite*. En effet, la portion de cornée qui avoisine le foyer sclérotical se trouble sous forme de languettes opaques; ces opacités peuvent en totalité ou partiellement devenir longtemps après aussi blanches que la sclérotique (kératite sclérosante): il s'ensuit que la cornée perd sa bordure circulaire et paraît envahie par la sclérotique (Pl. XXIX, *b*).

La kératite parenchymateuse peut se voir chez des tuberculeux ou chez leurs descendants, elle est semblable à celle qui résulte de la syphilis héréditaire, mais elle ne suit pas l'évolution typique décrite plus haut. Elle affecte plutôt la forme traînante d'infiltrats nuageux, irréguliers ou arrondis et disséminés. Elle se combine parfois à la sclérite et à l'iritis.

De légères blessures peuvent entraîner aussi des infiltrations parenchymateuses de la cornée, qui disparaissent ordinairement vite, mais de temps à autre fort lentement et partiellement. Par suite, il est très important de soigner attentivement les plus petites érosions et les lésions par corps étranger (bandeau occlusif).

Dans l'irido-cyclite, il peut aussi se former quelquefois des infiltrations cornéennes profondes et diffuses.

II. — Kératites en foyers.

Ces formes inflammatoires sont bien plus fréquentes que les formes diffuses. — La plus fréquente est la forme suivante.

1. — Kératite eczémateuse
SOUVENT APPELÉE AUSSI **phlycténulaire** ET **scrofuleuse.**

Elle atteint la cornée, soit seule, soit comme complication d'une conjonctivite eczémateuse. Les conditions étiologiques sont tout à fait les mêmes que celles de l'eczéma conjonctival.

La lésion primitive de la cornée est, sous le rapport de la grosseur et du nombre des pustules, aussi variée d'aspect que celle de la conjonctive. Mais là encore le foyer isolé est arrondi.

Tandis que les toutes petites pustules guérissent en huit à dix jours sans vascularisation et sans laisser d'opacité définitive, après avoir formé une petite saillie grisâtre, vite transformée en une petite dépression superficielle, les grandes efflorescences entraînent une profonde perte de substance avec un fond grisâtre et infiltré guérissant lentement et se vascularisant le plus souvent; quelques vaisseaux sous-épithéliaux partant du bord cornéen voisin arrivent à l'ulcère. S'il ne survient alors aucune infection supplémentaire, l'ulcère se déterge et se recouvre d'épithélium, bien reconnaissable à ce qu'il miroite et ne se colore plus par la fluorescéine, tandis que sous ce revêtement protecteur la perte de substance cornéenne se remplit de tissu nouveau. Mais il n'atteint jamais la transparence du tissu normal. Il y reste pour toujours une tache, surtout quand le foyer a été central (Pl. XXIII, *b*), et dont la forme ronde atteste l'origine eczémateuse. Les grosses pustules peuvent pénétrer si profondément dans le tissu cornéen qu'il survient une perforation, quoique ordinairement la chambre antérieure ait déjà son contenu troublé et que l'iritis ait compliqué la maladie cornéenne. Les grosses pustules périphériques sont plus souvent perforantes que celles situées au centre, surtout quand il s'y ajoute de la suppuration. La perforation de cet ulcère a, comme toute perforation un peu large, un enclavement ou une adhérence de l'iris (Pl. XXIII, *a*) pour suite. Si la perforation est grande, l'iris peut faire hernie à travers

---

PLANCHE XX. — **Zona ophtalmique** (sixième jour de la maladie).

Le sujet, bien portant d'autre part, et âgé de quarante-huit ans, se plaignit, six jours avant le dessin, de légères douleurs et d'une sensation de corps étranger dans l'œil gauche. Le jour suivant, il se sentit mal à l'aise, abattu, frissonnant, et se mit au lit. Le lendemain, à son réveil, il avait une éruption de pustules sur le front et le nez avec une sensation de brûlure. L'œil gauche était de plus fortement enflammé, et le malade ne voyait plus distinctement de ce côté. Le médecin ordonna des applications d'eau blanche, grosse faute à cause de la kératite. Le trouble de la vision augmenta encore. A l'entrée à la clinique, les vésicules sont, comme le montre la planche, desséchées et croûteuses. Les paupières sont un peu œdémateuses, la conjonctive légèrement rouge et gonflée, sécrétante. La cornée est privée presque jusqu'au bord de son épithélium qui est trouble et grisâtre sur les points où il existe encore. Le tissu cornéen est le siège d'un trouble diffus, qui rend presque invisible la pupille moyennement dilatée. La sensibilité est diminuée dans le territoire de la première branche du trijumeau, et disparue sur la cornée, à l'exception de la partie marginale qui conserve un peu de sensibilité.

La perte de substance épithéliale diminua lentement en quinze jours sous le bandeau occlusif, et la cornée reprit un peu son aspect brillant. A la sortie du malade, six semaines après le début du mal, la sensibilité de la cornée est encore nulle dans beaucoup de ses parties, et sa surface est inégalement miroitante : son tissu est troublé par des taches diffuses et localisées, en sorte que la pupille est à peine perceptible. La cornée devint malade ici en même temps que la peau.

(prolapsus irien), et, s'il se forme par infection secondaire une vaste infiltration purulente de la cornée, la perte de substance correspondante peut être si étendue, qu'il s'ensuit un *staphylome cornéen*. C'est que l'iris qui doit servir de bouchon à la perforation ne peut supporter la pression intra-oculaire, malgré qu'il forme un tissu granuleux et se renforce de tissu conjonctif : un glaucome secondaire est constitué. Lentement la cicatrice bombe de plus en plus, et après des semaines et des mois, le staphylome est complet et forme une saillie hémisphérique gris blanchâtre ou gris bleuâtre qui défigure considérablement l'œil ordinairement aveugle.

Lorsque la maladie dure longtemps, il se forme sans cesse des efflorescences nouvelles de volume variable qui entraînent une vascularisation plus ou moins développée : il s'ensuit ce qu'on appelle le *pannus eczémateux* ou *scrofuleux* (Pl. XXIII) dans lequel de nombreux vaisseaux superficiels mêlés aux foyers pustuleux anciens et récents et à leurs taies forment un voile gris rougeâtre sur la cornée et altèrent la vision. Cet état peut même, s'il se prolonge longtemps, laisser persister une opacité généralisée, quoique en général peu épaisse, mais qui compromet définitivement la vision.

Le processus eczémateux atteint très souvent la cornée comme complication de l'eczéma conjonctival. Fréquemment les pustules siègent de telle façon qu'elles envahissent la cornée un peu au delà du limbe. Le territoire cornéen présente alors toujours à ce niveau une opacité grise et parfois munie de quelques vaisseaux. Il s'agit alors d'une simple irritation marginale. Toutefois, lorsqu'il y a de grosses pustules du limbe (de 1 à 2 millimètres), la partie qui appartient à la cornée peut donner un ulcère marginal en entonnoir, qui a une grande tendance à la perforation (Pl. XXIII, *a*).

Dans d'autres cas la pustule du limbe tend à s'étendre au loin sur la cornée ; elle constitue alors la pustule dite aussi kératite fasciculaire migratrice ou kératite scrofuleuse à *bandelette*. L'origine de cette migration est très peu élucidée. Le plus souvent nous ne voyons la maladie qu'à sa période d'état, qui, après une inflammation ayant duré des semaines et des mois, se présente ainsi. Une bande de fins vaisseaux large de 1 à 2 millimètres, peu profonde, va en ligne droite ou légèrement incurvée d'une partie quelconque du limbe, plus ou moins loin sur la cornée, et se termine par un renflement gris en forme de croissant ou de demi-lune. Si l'on suit quelque temps la maladie, on remarque que les vaisseaux poussent devant eux cette infiltration semi-lunaire dans la concavité de laquelle ils se terminent. Celle-ci chemine très lentement, ayant sa convexité dirigée vers le milieu de la cornée, en sorte qu'elle passe près du milieu de la cornée et occasionne en même temps des phénomènes irritatifs toujours assez vifs, si bien que les paupières restent contractées et que les enfants ont tendance à se cacher la figure dans les oreillers et à se retirer dans des coins obscurs. Si l'on peut suivre le début, on voit qu'il s'agit presque toujours d'une pustule marginale qui a été l'origine du processus.

On peut voir quelquefois se développer sur la même cornée plusieurs formations fasciculaires, ou une seulement sur chaque œil. Les pustules migratrices laissent sur toute l'étendue de leur trajet une opacité dont la forme caractéristique en bandelette permet de reconnaître, plusieurs années après, le processus originel. Ces opacités qui se développent avec prédilection dans le champ prépupillaire, entraînent très souvent des altérations visuelles définitives.

[L'éclaircissement de certaines taies de la cornée peut s'obtenir, après avoir épuisé l'effet des pommades, des insufflations et divers topiques irritants, par les injections sous-conjonctivales, et surtout la péritomie, ignée ou de préférence sanglante.

Toute intervention de voisinage éclaircit la cornée par le mécanisme de la péritomie partielle ou totale.

Quelquefois les taies translucides gênent plus que celles opaques, et on pourra être amené à les tatouer (de Wecker) ; on sera très réservé dans ces cas pour l'emploi de l'iridectomie soi-disant optique,

---

Planche XXI. — Corps étranger de la cornée et kyste dermoïde de l'orbite.

Il s'agit d'un Italien, âgé de dix-huit ans, marbrier, qui ne veut pas entendre parler de l'ablation de son kyste dermoïde ; hier, il lui a sauté quelque chose dans l'œil gauche en taillant la pierre. On voit actuellement dans la cornée, près du milieu, dans sa partie externe, une petite particule brunâtre entourée d'une zone jaunâtre. La voussure qui est au-dessus du sac lacrymal gauche existe dès son enfance et a fait peu de progrès dans ces dernières années.

souvent beaucoup moins utile qu'on ne pourrait le croire, et dont le malade se trouve parfois même gêné.

Un traitement rigoureux de la *rhinite* qui coïncide si souvent avec la lésion cornéenne et la réinfecte, est nécessaire pendant toute la durée de la maladie, et même après sa guérison, dans le but d'éviter les récidives. A. T.]

Les pustules du limbe peuvent en outre produire un processus marginal eczémateux, ou, ce qui est plus grave, une suppuration étendue du limbe, lorsqu'elles sont entassées sur un seul point. Cet ulcère peut entraîner une vaste infiltration de la partie voisine de la cornée et une large perforation.

Tandis que l'eczéma conjonctival n'entraîne que des symptômes irritatifs modérés, dans l'eczéma cornéen au contraire on observe des phénomènes subjectifs très accentués, tels que des douleurs, des démangeaisons ou des sensations de corps étranger dans l'œil, une impossibilité d'ouvrir convenablement l'œil à cause de la constriction palpébrale et du larmoiement. A cela s'ajoute l'affaiblissement visuel, dès que la maladie arrive au-devant de la pupille.

Pour le *diagnostic*, il faut avant tout tenir compte de la forme ronde de chaque pustule ou de la perte de substance qu'elle laisse, et de plus, dans beaucoup de cas, de la coexistence fréquente d'eczéma d'autres régions (Pl. XXII). On se basera aussi sur la rougeur ciliaire et l'examen minutieux des modifications dans le miroitement de la surface cornéenne. Lorsque des opacités anciennes et récentes sont accompagnées d'un abondant réseau vasculaire, la kératite peut rappeler la variété parenchymateuse. Mais cette dernière ne s'accompagne pas d'une perte de substance, et si, dans son stade tardif, on peut y remarquer des opacités arrondies, elles sont moins nettement délimitées que celles de l'eczéma, qui du reste offrent toujours une petite perte de substance à leur centre.

Ce qui domine le *pronostic*, c'est que l'eczéma cornéen prolonge la maladie par des poussées ultérieures et menace la vision. Si une grosse pustule gagne le milieu du champ cornéen prépupillaire, une lésion visuelle permanente en est le résultat, et le traitement le plus approprié n'est pas en état de faire complètement disparaître la tache.

Le résultat bon ou mauvais dépend souvent aussi des

conditions générales qui ont un effet bon ou mauvais sur l'état scrofuleux : alimentation, demeure, propreté, etc.

Le traitement doit être local et général. Le traitement général est basé sur les principes qui guident le traitement de la scrofule.

Lorsque les conditions d'existence sont mauvaises, par malpropreté, nourriture trop faible ou mal appropriée, le traitement dans une clinique est à obtenir du malade : il est surtout nécessaire pour régler l'alimentation dans laquelle l'usage du fer (saccharate de fer soluble) améliore l'appétit pour la viande et contribue réellement à fortifier l'état général. On doit aussi y ajouter des bains (quelquefois avec addition de sel), l'huile de foie de morue en hiver : dans les cas rebelles, une cure de sudation a un effet favorable.

Le traitement local comprend d'abord l'atropine (3 à 8 gouttes d'une solution stérilisée à 1 p. 100, ou plus souvent de vaseline à l'atropine), qui calme les souffrances. Elles sont déjà diminuées par l'emploi du bandeau occlusif, qui a aussi un effet important pour éloigner l'infection secondaire qui menace fortement ces yeux et qui entraîne l'infiltration suppurée de la perte de substance eczémateuse. Il doit être continué jusqu'à ce que les pertes de substance soient suffisamment recouvertes d'épithélium. Je recommande beaucoup de le composer d'ouate trempée dans du sublimé à 1/5000 et de l'arroser de temps à autre avec cette solution. Il est ainsi non seulement plus agréable, mais encore plus utile, notamment s'il y a en même temps du catarrhe. Celui-ci sera traité une fois par jour par la cautérisation au nitrate d'argent en solution de 1 à 2 p. 100. Il n'exclut pas du tout le bandeau.

Planche XXII. — **Eczéma bilatéral de la conjonctive et de la cornée, du cuir chevelu, du nez et de la bouche.**

Le petit malade, âgé de onze ans, souffre des yeux depuis deux ans : il est fluet, petit, pâle ; de chaque côté, il a une conjonctivite très sécrétante et en particulier un pannus eczémateux des deux cornées, qui sont couvertes d'infiltrations grandes et petites, de pustules récentes et de taies anciennes. Une pustule nouvelle est visible à gauche vers la partie nasale de la cornée et il y a à droite, à la partie inférieure de la cornée, une opacité arquée résultant d'une ancienne pustule migratrice. L'eczéma oculaire éclaire les relations des diverses manifestations morbides.

Dans les pustules qui présentent une infiltration purulente sous forme d'une opacité aréolée et plus ou moins envahissante, comme cela se produit souvent pour les pustules du limbe, le bandeau *compressif* est très recommandable ; le bandeau doit être pour cela placé de telle façon que chaque tour de bande est serré aussi fort que possible. Tandis que le bandeau occlusif ne doit jamais être serré, ici au contraire la compression énergique est nécessaire pour un bon résultat.

Alors qu'autrefois la pustule migratrice constituait un tourment pour le patient et pour le médecin, on peut actuellement obtenir des résultats thérapeutiques très heureux par la cautérisation. On la fera pour le mieux avec un crayon mitigé bien pointu, après avoir bien cocaïnisé et solidement maintenu le malade, de façon que la pointe puisse atteindre exactement la lésion progressive et seulement elle. On doit être bien aidé pour la circonstance. Si la progression du mal ne cède pas à une première application, on peut la répéter dès que le croissant migrateur est détruit ; la guérison est rapide, parce que les vaisseaux qui existent déjà favorisent la régénération du tissu. Une autre méthode un peu plus simple est le grattage (Mayweg et d'autres) où l'on enlève non seulement l'infiltration centrale progressive, mais aussi le faisceau vasculaire. On se servira ou d'une curette fine et tranchante ou d'un petit couteau approprié. Le raclage doit parfois être renouvelé dans des cas rebelles.

Il est important en outre, dans chaque cas de kératite eczémateuse, de saisir le moment précis où il faut commencer l'emploi des moyens irritants qui excitent la reconstitution du tissu. On y parvient en général complètement par la pommade au bioxyde jaune d'hydrargyre à 1 ou 2 p. 100, soigneusement triturée. On l'appliquera tous les deux jours, puis une fois par jour, et on la distribuera bien dans l'œil en massant la paupière. Elle est indiquée lorsque les phénomènes irritatifs diminuent, en particulier la rougeur ciliaire. Ordinairement les endroits ulcérés sont déjà détergés et la vascularisation est commencée. L'emploi de la pommade doit être continué fort longtemps, aussi bien pour éclaircir le plus possible les opacités formées que pour prévenir les récidives.

2. — Herpès cornéen.

Une autre forme de kératite à caractère dermatologique est constituée par l'herpès : nous trouvons en effet sur la cornée, aussi bien que l'herpès zoster, l'herpès fébrile, ce dernier étant toutefois de beaucoup le plus fréquent.

A. L'*herpès zoster* (Voy. pl. XX) produit des lésions cornéennes de diverse nature.

1° L'*éruption de vésicules* peut se produire aussi primitivement sur la cornée, en même temps que l'éruption

---

Planche XXIII

a. Perforation cornéenne et enclavement de l'iris à la suite d'une pustule suppurée de la cornée.

Il s'agit d'un petit scrofuleux âgé de dix ans, traité au dehors depuis quelques semaines et qui fut reçu à la clinique avec cette perforation récente. La forme ronde de la perforation démontre clairement qu'il s'agit d'un ulcère eczémateux, en dehors même de l'eczéma qui existe aussi dans l'autre œil. L'œil présente une rougeur ciliaire typique. La pupille est étirée vers le côté temporal à la suite de l'enclavement de l'iris dans la perforation. Après deux semaines d'occlusion, il se forma une cicatrice plate, un peu pigmentée : la déformation de la pupille persista. La vision redevint presque normale quelques semaines après.

b. Ancienne taie cornéenne à la suite d'un ulcère eczémateux de la cornée.

La forme ronde de la taie et l'état des cils qui manquent par places démontrent que les deux lésions sont la suite de l'eczéma. L'œil n'est actuellement le siège d'aucune inflammation.

Planche XXIII *bis*

a. **Ulcère à la suite de conjonctivite pustuleuse,** perforé après quelques jours : la perforation s'est oblitérée par la projection de l'iris dans l'ouverture, après issue de l'humeur aqueuse. Toutefois la chambre antérieure s'est reformée et la pression intraoculaire repousse en avant l'iris dans la plaie, en sorte qu'elle présente (comme dans le dessin *a* de la planche XXIII) une légère convexité.

b. **Cicatrice d'une perforation analogue à la précédente.** Au milieu de la taie cicatricielle grisâtre, le pigment de l'iris enclavé apparaît faiblement. On reconnaît l'enclavement et l'adhérence de l'iris (synéchie antérieure) à la déformation de la pupille (planches dues au Pr Michel).

cutanée (Pl. XX). On voit alors sur la cornée des groupes
de petites vésicules qui donnent lieu rapidement par leur
chute à une perte de substance irrégulière, mais superficielle : cette perte de substance se creuse parfois en s'ul-
cérant et même quelquefois donne lieu à une vaste
infiltration purulente de la cornée. En tous cas au moins
la cornée s'opacifie assez fortement sur tout le territoire
des vésicules, et une partie de cette opacité reste définitive
(Pl. XX). Dans certains cas, il s'y ajoute de l'*iritis*. [Cette
iritis qui existe parfois *sans* kératite, peut être extrêmement tenace. A. T.] Un symptôme capital s'observe dans
cette forme de kératite et dans les suivantes, dues également au zona : c'est la diminution ou la disparition de la
sensibilité : on fait le mieux cette épreuve avec la pointe
d'un morceau d'ouate étiré. Parfois l'insensibilité n'existe
que par places et l'on la localise dans ses divers sièges
par un examen rigoureux.

2° Il se produit des *opacités*, tantôt formées de fines
nébulosités, tantôt de petites taches rondes réunies, qui
peuvent occuper la perte superficielle du tissu cornéen et
subsister très longtemps sans disparaître ; finalement elles
s'éteignent complètement. Elles paraissent correspondre
directement à l'anesthésie qui existe généralement, ou à
la maladie du trijumeau qui est l'origine de l'herpès
zoster. Cette paralysie de la cinquième paire, de même
que celle d'une autre cause, entraîne parfois :

3° *La kératite neuroparalytique*, affection des plus
graves, parce qu'elle est provoquée surtout par l'inoculation de germes pyogènes qui donnent lieu à la formation
d'un vaste ulcère, surtout au milieu de la cornée, et à la
fonte purulente de cette dernière.

Le *traitement* comporte toujours le bandeau occlusif,
bien exactement fait et continué aussi longtemps que l'insensibilité existe encore, pour éviter la kératite neuro-
paralytique. Il est également très nécessaire pour les
pertes de substance de la cornée.

On fera le traitement général et, s'il y a lieu, l'électrisa-
tion du trijumeau.

[La tarsorraphie *partielle* est parfois indiquée, de même que dans
la kératite lagophtalmique.

La kératite neuroparalytique est remarquable par sa rapidité :
elle peut ne se produire qu'*après de longues années d'insensibilité*

cornéenne due à une lésion grave, et surtout intra-crânienne, du trijumeau. Dans un de nos cas d'origine syphilitique (1), un petit corps étranger a suffi à entraîner en quelques jours la fonte totale de la cornée. C'est le vrai mal perforant, la gangrène, la nécrose de la cornée ; *quelle que soit la pathogénie microbienne*, la lésion spéciale du *terrain* donne à la maladie son caractère destructif en masse. Quelquefois la maladie est, exceptionnellement, bilatérale et même dans le cas de *zona unilatéral* (A. Terson).

On examinera dans toute kératite, ulcéreuse ou même parenchymateuse, la sensibilité cornéenne. Elle peut être affaiblie, ou presque intacte dans certains cas de zona, et cependant le trijumeau paraît en cause. On doit alors se demander si le mal n'est pas produit par infection du nerf, plutôt que par paralysie, et du reste les deux mécanismes peuvent exister séparément, se combiner ou s'aider de l'action des microbes extérieurs. On examinera avec soin les cas frustes (zona à petites cicatrices passé inaperçu ou confondu avec une autre affection, érysipèle, etc.). Enfin on diagnostiquera avec soin la maladie, de la kératite par *lagophtalmie* qui peut cependant se produire sur le même œil : quelquefois la lésion du trijumeau, du facial et des nerfs des muscles de l'œil coexiste.

L'étiologie clinique comprend la revue précise de toute affection possible de l'intérieur du crâne et du système nerveux cérébrospinal, l'examen des urines, enfin une étude générale et viscérale aussi complète que possible. Nous rappellerons les cas dus aux fractures du crâne, à l'extirpation du ganglion de Gasser, aux tumeurs cérébrales et cérébelleuses, à la syphilis et à toutes les infections et intoxications généralisées. Quelquefois on ne peut déterminer aucune cause nette, surtout chez les vieillards (artériosclérose et atrophie du nerf possibles). Les causes occasionnelles (traumatisme, refroidissement, etc.) sont importantes à signaler pour la prophylaxie chez les sujets atteints d'insensibilité cornéenne. A. T.]

B. L'*herpès fébrile* de la cornée (Horner) est déjà important et intéressant parce qu'il nous montre indubitablement qu'il peut survenir sur la cornée des altérations tout à fait comparables aux processus cutanés de même nature, et où l'on peut exactement établir que les foyers ont une forme semblable, mais sont seulement beaucoup plus petits que les foyers cutanés.

Dans l'herpès fébrile, il faut tenir grand compte, au point de vue de la symptomatologie, de ce que les vésicules sont bien plus délicates, bien moins résistantes et par suite plus passagères que celles de l'éruption cutanée : il s'ensuit qu'on voit fort rarement les vésicules elles-mêmes,

(1) Fromageot, *La Kératite neuro-paralytique d'origine syphilitique*, Thèse de Paris, 1898.

mais bien plus souvent il faut déduire le caractère herpétique de la perte de substance qui a une forme typique et
qui les remplace, et aussi de l'ulcération herpétique et de
ses particularités ultérieures.

Dès qu'après un à deux jours les vésicules sont ouvertes,
on voit à la place qu'elles occupaient, pendant une à deux
semaines, comme si la cornée avait été égratignée avec la
pointe d'un éclat de bois. En même temps les symptômes
inflammatoires sont modérés et le voisinage de l'ulcération
comme l'ulcération elle-même sont légèrement opaques.
Ce n'est que huit ou quinze jours après le début de la
maladie que les limites des pertes de substance résultant
de la chute des vésicules apparaissent nettement, après
que le reste de l'enveloppe des vésicules attachées à leurs
bords a disparu et que les bords dévoilent leurs aspérités
caractéristiques et leur forme géographique. Mais il est
alors assez difficile de voir d'une façon précise les limites
souvent fort compliquées de l'ulcération herpétique. Elles
deviennent par contre très nettes, si on emploie la *méthode
de coloration* par la *fluorescéine*, méthode qu'on ne saurait assez recommander dans ce but. Après une instillation
de quelques gouttes d'une solution de cocaïne à 2 p. 100
(ce qui accentue aussi la coloration), on laisse tomber sur
la cornée une goutte d'une solution alcaline de fluorescéine
(fluorescéine 0,2; carbonate de soude 0,3; eau distillée
10 gr.) et on laisse l'œil fermé pendant une demi-minute.
Il est alors bien nettoyé avec la solution de sublimé à
1/5000, ce qui permet aux formes souvent si curieuses de
l'ulcère d'apparaître tout à coup (Pl. XXIV et XXV, *a*).
Parfois on voit plusieurs ulcérations. Généralement les
ulcérations herpétiques conservent tout à fait leur forme
de début. Exceptionnellement, elles poussent les jours
suivants quelques petits prolongements, parce que les
parties de l'éruption qui siègent plus profondément dans
le tissu ne perdent qu'alors leur revêtement. Un agrandissement quelconque de ces ulcérations peut toutefois être
le résultat d'une infection secondaire avec infiltration du
tissu ambiant, et même entraîner, quoique rarement, un
véritable ulcère suppuré (kératite à hypopion). Un des
caractères spéciaux de l'ulcération herpétique, c'est la
lenteur peu ordinaire de la guérison, qui réclame quatre
à huit semaines et même davantage, surtout parce que
cette forme d'ulcère n'entraîne qu'une vascularisation tar-

dive et peu marquée. Peut-être aussi cela dépend-il de ce que les fibres nerveuses sont atteintes dans l'herpès fébrile. On peut en effet se convaincre dans bien des cas que la sensibilité est très affaiblie dans une grande étendue de la cornée, quoique d'une façon moins accentuée que dans l'herpès zoster. La guérison a lieu de façon que, comme dans tous les autres ulcères cornéens, l'épithélium tapisse successivement les bords et le fond de l'ulcération ; alors celle-ci finit par miroiter et ne se colore plus par la fluorescéine, après quoi peu à peu la surface primitive se rétablit.

Mais il persiste toujours une taie plus ou moins visible, et qui conserve la forme de l'ulcération pendant de longues années (Pl. XXIV).

L'herpès cornéen n'a pas de rechutes comme l'eczéma, mais il récidive facilement sur le même œil ou se transporte sur l'autre, tant que le patient a le moindre processus fébrile. Cette fièvre n'a besoin d'être ni forte ni de longue durée : un simple rhume ou un court embarras gastrique suffisent. C'est surtout à la suite de l'influenza qu'on a eu l'occasion de voir cette maladie.

[Nous avons fait souvent depuis la grande épidémie de 1890 le diagnostic rétrospectif de la maladie, en constatant les *cicatrices* si caractéristiques et en broussailles (dendritiques) qu'elle avait laissées sur la cornée. A. T.]

Malgré la longue durée du processus, l'iris n'y parti-

PLANCHE XXIV. — **Herpès fébrile de la cornée.**

Ces dix-huit croquis représentent les formes diverses et le siège des ulcérations, herpétiques dans 13 cas que j'ai observés et dessinés pendant l'épidémie d'influenza de 1890-1891. (Elles se trouvent également dans le travail de mon assistant d'alors, le Dr Hagnauer : *Les fausses interprétations de l'herpès cornéen fébrile*, thèse de Zürich, 1891). Dans les numéros 1, 5, 6, 7, 13 et 17, on voit de vieilles taies résultant de poussées herpétiques anciennes, et que l'on peut reconnaître comme telles à leur aspect de carte géographique. Les figures 10 et 15 montrent les taies correspondant aux ulcères dessinés dans les figures 7, 9 et 12. Les figures 12 et 14 donnent un tableau de la conjonction de lésions herpétiques au début disséminées, et la figure 17, la progression de l'ulcère primitif. Dans les figures 11 et 12, la vascularisation commence à se développer, mais faiblement.

cipe généralement pas, comme c'est toutefois le cas, s'il survient une infection suppurative.

Le *diagnostic* est facile si l'on tient compte des caractères cités plus haut et si l'on emploie notamment la fluorescéine. Si une ulcération herpétique ne présente pas, par une rare exception, l'aspect caractéristique, en carte géographique, et une excavation en forme de baie, la lenteur de la guérison nous force à admettre le diagnostic d'herpès. Au début, l'endroit malade peut donner l'impression d'une égratignure traumatique, mais où les antécédents correspondants manquent. On affirme souvent plus difficilement la nature fébrile de la maladie, parce que lorsque les malades vont chez le médecin, ils ont souvent oublié la poussée fébrile fréquemment peu accentuée. Le diagnostic peut reposer quelquefois sur la constatation d'une tache antérieure d'herpès.

Le *pronostic* doit se baser d'abord sur la longue durée de l'affection et sur son siège central qui entraîne une altération visuelle inévitable et persistante. D'autre part, il a ceci de favorable qu'avec un traitement convenable l'ulcération ne s'agrandit pas. Mais il est défavorable, sous le rapport des réapparitions possibles de l'herpès, contre lesquelles il est assez difficile de faire grand'chose.

Le *traitement* est celui des ulcères cornéens et consiste essentiellement dans l'instillation modérée d'atropine combinée à l'application patiente du bandeau occlusif, jusqu'à ce que toute l'ulcération ait repris l'aspect miroitant. Car la tâche principale consiste à écarter toute souillure de l'ulcération, surtout toute infection nouvelle. En même temps il diminue les douleurs en immobilisant les paupières et favorise la régénération régulière du tissu détruit. Lorsque le revêtement épithélial est complet, on peut employer le précipité jaune qui est à utiliser pendant trois à quatre semaines.

Au début de la maladie, on peut obtenir de bons résultats en passant, après cocaïnisation, une ou deux fois sur l'ulcération une sonde munie d'ouate trempée dans du sublimé.

[La dionine et certains collyres *diffusibles*, bleu de méthylène, sont aussi très indiqués. Enfin un traitement général (purgations, calomel, quinine, hygiène, régime, etc.), est utile. A. T.]

3. — Kératite à hypopion ou ulcère suppuré de la cornée.

Toute perte de substance cornéenne, même minime, peut ouvrir la porte aux germes pyogènes, qui y produisent une inflammation purulente, étant donné qu'il existait d'abord matière à l'infection, et que de plus la cornée constitue un terrain favorable pour l'infection microbienne. C'est notamment le cas pour des sujets affaiblis par la maladie, des conditions d'alimentation défectueuses, ou la sénilité.

Les maladies en cause sont la rougeole, la scarlatine, le typhus, la coqueluche, la variole, etc. Les matières virulentes existent tout particulièrement lorsqu'il y a un catarrhe du sac lacrymal ou de la conjonctive. Les paysans, dont les mains sont toujours salies par de la terre, sont atteints peut-être plus souvent, pour cette raison, de la kératite suppurée, si l'on ajoute encore que leurs conditions d'alimentation sont loin d'être parfaites. J'ai bien souvent constaté chez ces malades une forte diminution de la teneur du sang en hémoglobine. Enfin il s'y ajoute que la chaleur du temps de la moisson constitue chez les paysans encore une condition qui favorise l'infection.

Généralement il s'agit de pertes de substance d'origine *traumatique,* parfois de simples et légères érosions épithéliales par le frottement d'une paille, de l'ongle, d'une branche d'arbre, qui ouvrent la porte à l'infection. De petits corps étrangers passagers peuvent aussi être particulièrement en cause. L'infection peut être encore produite directement par l'objet traumatisant, s'il est malpropre.

Tandis qu'une érosion ou une coupure cornéenne même fort étendues peuvent se recouvrir d'épithélium et guérir rapidement si elles restent aseptiques, elles deviennent, si au contraire l'infection s'y ajoute, d'abord grisâtres, puis leur pourtour prend une teinte gris jaunâtre, de mauvaise couleur : il se forme une infiltration, parce qu'une foule de leucocytes émigrent vers la plaie et épaississent considérablement le tissu.

La coloration jaunâtre manifeste la nature purulente de l'infiltration. Cette même infiltration peut aussi survenir quand un ulcère jusque-là simple s'infecte, par exemple dans l'eczéma ou dans l'herpès. Plus sont violentes l'inflammation et par suite l'immigration des leucocytes, plus le reste de la cornée se trouble d'une manière diffuse, présente une opacité délicate et uniforme, et un aspect terne de la surface. L'iritis survient en plus, lorsque le foyer purulent a pris un certain développement : l'humeur aqueuse se trouble, des synéchies se forment, un dépôt purulent s'amasse dans la chambre antérieure et forme dans le cul-de-sac inférieur de la chambre antérieure, d'abord une ligne jaune, puis un croissant (Pl. XXV, *b* et XXVI, *a*), qui grandit toujours ; c'est ainsi que cet hypopion peut remplir la moitié ou les trois quarts de la chambre antérieure. Cette iritis purulente provient de la pénétration des toxines sécrétées dans la chambre antérieure, comme le fait par exemple l'atropine, par les foyers microbiens de la cornée, toxines qui exercent alors leurs propriétés irritantes. Les microbes pathogènes eux-mêmes pénètrent beaucoup moins facilement. Ils ne le font que dans les cas où finalement une infiltration tout à fait profonde atteint la chambre antérieure. Il s'ensuit qu'en général l'hypopion est privé de microbes.

En même temps que les progrès de l'inflammation purulente s'accentuent, il se développe peu à peu un œdème inflammatoire de la conjonctive et aussi de l'œdème des paupières. Ce dernier notamment devient considérable et s'accompagne de l'œdème du tissu orbitaire qui entoure le globe, d'où protrusion, lorsque la suppuration, après avoir détruit une grande partie de la cornée et envahi largement l'iris, inocule la profondeur de l'œil et amène la panophtalmie (Pl. XXVII).

L'infiltration purulente de la cornée a en effet une grande tendance à l'ulcération destructive, en sorte que bientôt le foyer en général arrondi au début s'est creusé dans son milieu, et un ulcère est constitué avec son fond et ses bords infiltrés et gris jaunâtre. Alors apparaissent les phénomènes inflammatoires, et le patient se plaint de douleurs oculaires, de céphalalgie, de troubles de la vue, lorsque l'ulcère est au-devant de la pupille. Cependant il existe des ulcères dits torpides, qui entraînent peu de douleurs (peut-être par paralysie des nerfs sensitifs par les toxines) et qui sont malgré cela fort dangereux.

La forme la plus fréquente et la plus grave de kératite à hypopion est l'ulcère serpigineux (*ulcus serpens*), particulièrement malin, compromettant en général fortement la vision, parce qu'en se développant surtout dans la partie centrale de la cornée laissée libre par la fente palpébrale, il détruit la partie si nécessaire correspondant à la pupille. Cet ulcère s'étend rapidement de telle manière qu'il s'avance dans une ou plusieurs directions avec un rebord infiltré jaunâtre et légèrement saillant (Pl. XXVI), tandis que les parties primitivement infiltrées de pus se nettoient bientôt plus ou moins. L'hypopion s'y ajoute assez vite. Abandonnée à elle-même, la perte de substance s'étend en surface, mais aussi en profondeur : elle entraîne facilement la perforation, le prolapsus de l'iris, et quelquefois la panophtalmie survient.

[Une variété d'ulcère *envahissant* et *tenace*, mais qui guérit souvent sans hypopion et sans perforation, est l'*ulcus rodens*, qui s'étend surtout en largeur et peut déchiqueter toute la surface cornéenne, mais n'a généralement pas la *teinte jaunâtre* de l'ulcère suppuré destructif. A. T.]

Les recherches d'Uhthoff, d'Axenfeld et d'autres ont montré que cet ulcère est presque toujours causé par le *pneumocoque* de Frænkel-Weichselbaum, tandis que les

---

Planche XXV

a. Herpès cornéen fébrile.

Trois semaines après son début, colorée en vert par la fluorescéine, l'ulcération irrégulière, en forme de baie, est bien visible dans la partie externe de la cornée. La coloration verte est trop faible dans la lithographie en question. Vers la partie temporale de la cornée, on voit une légère vascularisation. La conjonctive péricornéenne est colorée en jaune par la fluorescéine, mais il y a aussi une assez forte et bien visible rougeur ciliaire. La pupille est dilatée par l'atropine.

b. Kératite à hypopion.

Un peu au-dessous du milieu de la cornée se trouve une infiltration purulente, survenue en peu de jours, et sans tendance à s'étendre. L'hypopion de la chambre antérieure a 2 millimètres de hauteur. Une cause traumatique reste douteuse. Il existe un rétrécissement des voies lacrymales et un catarrhe chronique de la conjonctive, mais tout cela à un faible degré. Guérison satisfaisante par le traitement avec l'acide phénique pur. Acuité visuelle terminale 6/8.

autres ulcères suppurés de la cornée, qui n'ont pas ce caractère serpigineux, sont causés par d'autres microbes pyogènes, tels que le staphylocoque, le streptocoque, plus rarement l'aspergillus, toutefois exceptionnellement aussi le pneumocoque.

[Nous avons démontré les premiers, avec A. Cuénod, la fréquence du pneumocoque dans les *dacryocystites*. Il est naturel qu'on l'ait rencontré souvent depuis dans les kératites qu'elles engendrent. A. T.]

Les autres formes de kératite à hypopion sont les processus suppuratifs dus aux conjonctivites blennorragique et diphtérique, et aussi ceux qui existent chez les tout petits enfants atteints de marasme et de troubles digestifs graves auxquels ils succombent quelquefois. Nous signalerons aussi la kératite *neuro-paralytique* résultant de la paralysie du trijumeau. Toutes ces formes de kératite suppurée peuvent causer dans l'œil les mêmes ravages que l'*ulcus serpens*.

La terminaison de ces ulcères suppurés, quelle que soit leur dimension, est toujours une opacité cicatricielle épaisse (leucome), qui entraîne très souvent une altération visuelle définitive à cause de sa situation qui masque partiellement ou totalement la pupille. [Et de l'astigmatisme irrégulier. A. T.]

Si l'ulcère entraîne une petite perforation, il survient seulement une adhérence de l'iris (leucome adhérent). Si la perforation est vaste, la cicatrice devient ectatique ou il se développe un staphylome cornéen partiel ou total. Même dans les petits ulcères, la vision est souvent altérée par un exsudat inflammatoire qui se produit dans la pupille et peut y laisser une fausse membrane.

L'adhérence circulaire du bord pupillaire à la capsule du cristallin, à la suite de l'iritis, entraîne parfois plus tard un glaucome secondaire nécessitant une iridectomie. De même un glaucome secondaire est toujours possible tôt ou tard pour tout enclavement de l'iris dans une cicatrice cornéenne. Lorsque la cornée se fond sous l'influence de la suppuration, le cristallin est évacué et la panophtalmie avec atrophie du globe peut déterminer le processus.

Le pronostic est donc très grave dans toute kératite à hypopion, parce que la cornée est menacée d'une destruction complète ; aussi l'ulcus serpens est-il en particulier une des affections oculaires les plus dangereuses. Il se termine en effet généralement, s'il n'est pas soigné conve-

---

PLANCHE XXVI

a. **Ulcère serpigineux** (*ulcus serpens*) **de la cornée et ptérygion.**

Journalier âgé de soixante-cinq ans ; il y a cinq jours, il reçut sur l'œil gauche le choc d'un rameau, en coupant du bois. Il était depuis trois jours dans les mains d'un autre médecin, lorsqu'il vint nous trouver avec un vaste ulcère à bords infiltrés de pus et à marche progressive, tandis que le milieu était déjà détergé. Il raconte que les deux yeux pleurent depuis six à sept ans. Les canaux lacrymaux sont oblitérés. Un assez large ptérygion existe depuis longtemps. La conjonctive est le siège d'un notable chémosis au-dessous de la cornée. Un hypopion de 1 millimètre de hauteur a augmenté le jour suivant, malgré la désinfection répétée de l'ulcère avec l'acide phénique pur et finit par remplir les deux tiers de la chambre antérieure : il fut évacué par une ponction qui contribua aussi à la détersion définitive de l'ulcère. Guérison avec un grand leucome central. Le malade ne peut distinguer que les mouvements de la main.

b. **Ulcère** (*ulcus serpens*) **avancé de la cornée.**

Cultivateur, âgé de soixante-quinze ans ; il ressentit, il y a quinze jours, une sorte de brûlure et de picotement dans l'œil et son entourage y constata de la rougeur et une tache. Il y a trois jours, il consulta un médecin qui l'envoya à la clinique. Le malade est tout à fait cassé par la vieillesse, son taux d'hémoglobine est de 80 p. 100. L'œil larmoyait depuis longtemps et le canal lacrymal est oblitéré. L'œil est très rouge : il porte à la partie supéro-interne de la cornée un large ulcère, à bords jaunâtres, et dont le centre, très aminci et légèrement proéminent, laisse voir en son milieu la chambre anté-rieure qui apparaît comme une tache sombre. L'hypopion a 2 mil-limètres et demi de hauteur et l'humeur aqueuse est trouble. L'ul-cère est touché au thermocautère, qui perfore l'ulcère et évacue ainsi l'hypopion. Deux jours après, les bords de l'ulcère sont de nouveau infiltrés de pus, surtout dans le bas. Cautérisation à l'acide phénique.

Progression le jour suivant, particulièrement en bas. C'est le moment où le dessin est exécuté. Une nouvelle cautérisation gal-vanique arrête enfin les progrès du mal. L'ulcère est détergé, cinq jours après. Guérison en un mois avec cicatrice plate sans forma-tion de staphylome. V = 1/50.

nablement et en temps opportun, par la cécité ou un état
visuel qui en est fort voisin.

Le *traitement* doit être d'abord prophylactique; les sténoses lacrymales et le catarrhe conjonctival, surtout chez
les sujets âgés, doivent être rigoureusement soignés et leurs
porteurs prévenus du grave danger qui les menace. Le
traitement général arrive ordinairement trop tard, cependant il n'est pas à négliger dans les cas à *évolution lente*.
Le point particulièrement délicat de la thérapeutique
locale consiste dans la destruction la plus complète possible de la partie cornéenne qui héberge les colonies microbiennes, par suite dans sa désinfection. Toutefois nous
devons faire attention à ne pas détruire plus de cornée
qu'il ne faut, parce que la cicatrice opaque est alors trop
grande, et par suite tend à l'ectasie même dans des cas où
la perforation ne s'est pas produite. Il faut d'abord exécuter la désinfection directe de l'ulcère, en seconde ligne
la désinfection indirecte par des injections sous-conjonctivales de chlorure de sodium, la cautérisation des culs-
de-sac, etc. L'agrandissement rapide de l'ulcère constitue
en effet un grand danger et nécessite un traitement rapide
et énergique. On doit cependant diviser les cas. S'il s'agit
d'une kératite à hypopion tout à fait à son début, et par
suite d'une infiltration qui a nettement une coloration
jaunâtre et qui peut-être même n'est ulcérée qu'à son
milieu, il suffit d'employer la cautérisation à l'acide phénique, et aussi lorsqu'il y a une infiltration plus vaste (de
la dimension de celle de la Pl. XXV, *b*) qui a déjà un
hypopion concomitant. Cette cautérisation sera faite, après
cocaïnisation de l'œil, avec le bout d'une sonde entourée
d'ouate et de l'acide phénique qu'on fait fondre à une
source de chaleur modérée, et avec laquelle on touche le
foyer d'infection cornéenne jusqu'à ce qu'on ait obtenu
une escarre blanchâtre limitée exactement à la région
malade. Atropine et bandeau occlusif. Si l'infiltration s'est
encore agrandie le lendemain ou le surlendemain, on
répète la cautérisation. On peut utiliser aussi l'acide
nitrique, encore plus énergique, dont on emploiera une
minuscule quantité en se servant d'un petit bâtonnet.

S'il s'agit d'infiltrations plus étendues que dans la figure
mentionnée plus haut, on doit présumer que les microbes
ont pénétré dans le tissu de la cornée à une telle profondeur que la cautérisation à l'acide phénique ne peut plus

les atteindre, car elle ne produit qu'une désinfection superficielle. On emploiera alors la cautérisation ignée sous n'importe quelle forme, mais dont le meilleur agent est une pointe convenable de thermocautère. On peut aussi improviser une cautérisation de ce genre avec une aiguille à tricoter rougie au feu. La cautérisation ignée (Martinache, Gayet, Abadie) est particulièrement indiquée dans les régions qui marquent la progression évidente de l'ulcère sous forme d'un bourrelet jaunâtre. Si la position de l'ulcère ou de la partie qui avance permet une intervention moins énergique, on peut opérer de façon à enlever avec un couteau pointu, une curette tranchante de petit volume, l'infiltration jaunâtre aussi complètement que possible, puis on peut faire suivre l'intervention d'une

---

PLANCHE XXVII. — Suppuration cornéenne due à un ulcère serpigineux. Panophtalmie.

Paysan, âgé de soixante-treize ans ; il avait été déjà traité, il y a un an, à la clinique pour un catarrhe de la conjonctive, catarrhe qui a recommencé actuellement ; on voit en effet des croûtes formées par la sécrétion dans l'angle interne de l'œil gauche. Le canal lacrymal est libre de chaque côté. Le patient ressentit, il y a quatre jours, des brûlures et des picotements dans l'œil droit, mais il n'y attacha guère d'importance, jusqu'à ce qu'il remarquât, hier, qu'il n'y voyait plus convenablement. Il ne se rappelle avoir reçu aucun traumatisme. A droite, les paupières sont agglutinées par la sécrétion, la conjonctive est gonflée et rouge, il y a de la rougeur ciliaire ; au milieu de la cornée, dont le reste est encore transparent, il y a un vaste ulcère, arrondi, peu profond, sans rebord progressif, mais infiltré et jaune verdâtre sur toute sa surface. Petit hypopion. Dans la chambre antérieure, derrière l'ulcère et un peu au-dessous de lui, il y a un exsudat purulent appendu à la cornée. Humeur aqueuse trouble. Transfixion de l'ulcère par la méthode de Sœmisch. L'exsudat qui se trouvait derrière l'ulcère se laisse extraire et il lui fait suite une fausse membrane qui s'étendait dans presque toute la chambre antérieure. Le lendemain, l'infiltration purulente de la cornée s'est étendue. Réouverture de la plaie. Le jour suivant, l'ulcère purulent s'est beaucoup agrandi ; il y a une grande collection de pus dans la chambre antérieure, la panophtalmie s'annonce avec l'œdème des paupières et la sécrétion purulente de la conjonctive, comme le montre la planche. Le cinquième jour après le début du traitement, toute la cornée est infiltrée d'un pus jaune verdâtre et tombe complètement le lendemain. La panophtalmie achève la perte de l'œil.

cautérisation à l'acide phénique. Si le lendemain ou le surlendemain un accroissement s'est produit sur quelque point, la cautérisation ignée sera de nouveau appliquée en cet endroit. On peut l'employer dans des cas semblables à ceux qui sont dessinés dans la planche XXVI.

Toutefois on peut traiter aussi les ulcères par la transfixion d'après la méthode de Sœmisch. Pour cela, après cocaïnisation abondante et solide fixation de l'œil avec la pince à fixer, on prend le couteau de Græfe, dont on tourne le tranchant en avant, puis on l'enfonce dans le tissu sain, à côté de l'ulcère, on le conduit derrière l'ulcère dans la chambre antérieure, on fait la contre-ponction dans le tissu sain au delà de l'ulcère, et en poussant le couteau, on fend largement l'ulcère d'arrière en avant. En même temps le rebord progressif doit être divisé ; dans le cas reproduit dans la planche XXVI *a*, il faudrait donc faire l'incision de la partie inféro-externe vers la partie supéro-interne, pour partager les deux rebords progressifs. Dès que l'humeur aqueuse s'écoule, souvent en entraînant l'hypopion, et que l'iris fort enflammé tapisse la face postérieure de la cornée, il se produit en général de fortes douleurs qui durent quelque temps. Si l'hypopion ne sort, comme cela arrive quelquefois, qu'en partie par la section cornéenne, à cause de sa viscosité, on le saisit avec une pince et on l'extrait en totalité. S'il reste dans la chambre antérieure, on peut aussi l'y abandonner, du moment qu'il est privé généralement de microbes. Il faut avant tout se méfier, dans cette opération, de ne pas piquer le cristallin avec le couteau. Si la transfixion ne suffit pas, on doit rouvrir quotidiennement la section avec une sonde mousse et déliée, jusqu'à ce que l'ulcère commence à se déterger. L'avantage de cette méthode est que dans beaucoup de cas on obtient un très bon résultat en ménageant le plus possible le tissu cornéen, mais son désavantage, c'est qu'on ne peut presque jamais éviter une adhérence de l'iris, souvent assez étendue, et pouvant provoquer un glaucome secondaire. La transfixion échoue aussi dans les cas particulièrement malins et dans ceux où l'ulcère a pris déjà une très grande extension (Pl. XXVII).

L'effet de cette opération s'éclaire par les mêmes raisons qui sont de mise pour expliquer l'action d'une transfixion en plein tissu sain, dans un phlegmon ou un furoncle : détente du tissu et appel lymphatique vers la blessure, appel qui s'oppose à la pénétration des micro-organismes en produisant un véritable auto-drainage du tissu.

Pour aider le traitement précédent, on emploiera les injections de sublimé à 1 ou 0,50 p. 1000 (Secondi, Abadie), de chlorure de sodium à 2 ou 5 p. 100 (1/2 ou 1 centimètre cube) sous la conjonctive, tous les jours ou moins souvent, suivant qu'on le juge nécessaire pour exciter l'appel lymphatique. Par-dessus tout il est capital de traiter en même temps le rétrécissement lacrymal ou le catarrhe du sac, celui-ci par la cautérisation au nitrate d'argent à 2 p. 100, répétée tous les jours ; celui-là par l'injection journalière de sublimé à 1/1000 dans le sac lacrymal, quelquefois par la canalisation ou l'extirpation du sac.

[Les désinfections régulières des *culs-de-sac conjonctivaux* sont nécessaires à chaque pansement et sont souvent négligées. A. T.]

L'emploi de l'atropine est indiqué, d'une façon aussi précoce et aussi énergique que possible, à cause de l'iritis qui existe généralement.

4. — Ulcère catarrhal.

L'ulcère catarrhal constitue un type important d'ulcère non suppuré et a un intérêt réel à cause de son assez grande fréquence. Comme son nom l'indique, il est la complication d'un catarrhe conjonctival et survient habituellement chez les sujets âgés. Il atteint le limbe cornéen et forme une sorte de fossé plus ou moins long, étroit, parallèle au bord de la cornée ; son fond et ses bords sont ordinairement peu infiltrés, en sorte qu'on ne le reconnaît et qu'on ne le circonscrit exactement qu'assez difficilement, en faisant miroiter la surface de la cornée ou en employant la coloration par la fluorescéine. Les douleurs, le larmoiement et l'hyperémie péricornéenne sont en général modérés, et en somme cet ulcère a une grande tendance à la guérison lorsque le traitement lui vient quelque peu en aide. Si au contraire il est abandonné à lui-même, surtout s'il existe une sécrétion nettement purulente, il peut, lui aussi, devenir grave et aboutir à la perforation, surtout s'il s'infiltre de pus. Sa perforation est d'autant plus sérieuse qu'un large prolapsus irien peut se produire facilement à cause de la longueur habituelle et du siège périphérique de l'ulcère.

Le *diagnostic* comporte un examen attentif de l'injection ciliaire. Dès qu'au cours d'un catarrhe ce type d'hyperémie se produit, il est indiqué d'examiner minutieusement la cornée pour y découvrir l'ulcère catarrhal : on emploiera d'abord le miroitement et l'éclairage latéral, qui permet de reconnaître, dès le début même, une légère opacité grisâtre de la cornée malade.

Le *pronostic* est bon, car l'ulcère guérit rapidement si le catarrhe est convenablement soigné, et ne compromet pas la vision, à cause de son siège périphérique.

Le *traitement* peut se limiter en général à la *conjonctive*. Plus les phénomènes d'infiltration sont marqués, plus est pressante l indication d'un traitement local désinfectant, et quelquefois un frottage au sublimé suffit.

III. — Traumatismes.

Les traumatismes de la cornée ont une grande importance, non seulement à cause de leur fréquence, mais encore à cause de leurs conséquences possibles. Le traumatisme le plus léger et le plus superficiel peut ouvrir la porte à l'infection, et par suite à un processus, que le médecin n'est souvent en état d'arrêter que fort difficilement. Les corps étrangers s'implantent très fréquemment dans la couche superficielle de la cornée. Si petits qu'ils soient, au point qu'on a souvent de la peine à les voir, ils provoquent peu à peu une inflammation dont le siège devient de plus en plus visible, parce qu'il se forme un anneau grisâtre autour du corps étranger. S'il s'agit d'un corps étranger en fer, cet anneau est brun ou brun noirâtre. Si l'iris est brun, il s'en distingue malaisément au début, mais plus tard l'anneau déjà mentionné le met en évidence. Des corps étrangers blanchâtres (grains de sable, etc.) ne peuvent être distingués au début, quand l'iris est clair, qu'avec un examen soigneux de la réflexion cornéenne ou avec le secours de l'éclairage latéral.

L'enkystement des corps étrangers dans la cornée est rare et ne survient guère que s'ils sont profondément enfoncés et s'ils n'ont pas des propriétés inflammatoires (par exemple, les grains de poudre).

Les piqûres ou les coupures profondes peuvent facilement perforer la cornée et ouvrir la porte au prolapsus de l'iris, ou tout au moins à une adhérence de l'iris dans la cicatrice.

Les corrosions et les brûlures de la cornée peuvent entraîner de grands désordres, en particulier s'il s'agit de corrosion par la chaux (Voy. Pl. XIX et les remarques sur les traumatismes de la conjonctive).

PLANCHE XXVIII

a. Pannus trachomateux de la cornée.

Italienne, âgée de trente-sept ans ; elle se plaint depuis des années d'une inflammation des deux yeux ; elle a des cicatrices trachomateuses avec quelques rugosités papillaires à la paupière supérieure de cet œil, qui présente un pannus très caractéristique de la moitié supérieure de la cornée. Mais la malade se prêta malaisément à ce dessin, de telle sorte que la face interne de sa paupière supérieure ne fut pas reproduite, comme on en avait eu l'intention.

b. Phtisie antérieure du globe, dégénérescence avec rugosités de la cornée.

La malade, âgée de vingt-six ans, souffrit à l'âge de cinq ans d'une piqûre de l'œil droit avec un couteau : on voit encore nettement la cicatrice sombre de la blessure, courant obliquement vers le limbe cornéen. Elle ne se rappelle pas avoir vu avec cet œil.

Le ratatinement du segment antérieur de l'œil permet d'affirmer qu'il y a eu une cyclite traumatique. Comme il y a sur l'autre œil des restes d'iritis, il est permis de présumer qu'il y a eu une iritis sympatique qui, par une exception extrêmement rare, a guéri spontanément, car la malade ne se souvient pas d'avoir eu d'inflammation consécutive sur l'œil gauche. La cornée droite, rétrécie, est largement recouverte de rugosités épithéliales. [Il y a souvent aussi en plus, dans ces cas-là, des verrucosités hyalines dans le tissu cicatriciel et même dans l'épithélium. A. T.] Je diminuai cette difformité par un tatouage à l'encre de Chine.

c. Kératite parenchymateuse.

L'inflammation date de trois semaines, en sorte quenous avons affaire à une nébulosité déjà assez avancée qui s'est étendue dans la cornée en partant du bord supéro-externe. Elle fut suivie d'une vascularisation marquée. Le caractère diffus de la kératite se reconnaît à la délimitation peu nette de l'infiltration. Etiologie : hérédosyphilis.

Le *traitement* de tout traumatisme cornéen a pour but d'écarter l'infection, en particulier par le bandeau occlusif. Les corps étrangers doivent être de suite et totalement enlevés, au moyen du grattage avec un instrument pointu (couteau, aiguille à cataracte, etc.) ; s'ils sont superficiels, ils sont enlevés par le frottement avec la pointe d'une sonde entourée d'un peu d'ouate, trempée dans une solution de sublimé.

On doit d'ailleurs, après l'ablation d'un corps étranger, examiner soigneusement à la loupe et à l'éclairage latéral, s'il ne reste pas un débris du corps étranger. Il faut notamment prendre soin que l'anneau brun ou brun rougeâtre entourant souvent le fragment de fer que l'on voit briller soit complètement enlevé (Pl. XXI). On doit l'enlever par grattage, ce qui est même assez malaisé, surtout dans les premiers jours où il adhère solidement. L'atropine est inutile dans les cas récents, mais non pas dans les cas enflammés [et tendant à l'iritis]. Il faut appliquer ensuite un bandeau occlusif, qu'on supprimera seulement lorsque la surface traumatisée aura repris son miroitement normal, ou tout au moins ne se colorera plus par la fluorescéine, à cause de son revêtement épithélial. Si on abandonne en effet à elles-mêmes les plaies ainsi grattées, il peut survenir une kératite à hypopion ou une infiltration diffuse traînante.

Une occlusion soigneuse par le bandeau est également indiquée dans les grandes blessures de la cornée, particulièrement lorsqu'il y a eu perforation. Tandis qu'avec les lésions précédentes le malade pourra aller et venir pendant son traitement, il doit ici garder la chambre ou même le lit. Ce n'est que dans les prolapsus tout récents de l'iris (bien désinfecté avec la solution de sublimé à 1/5000) qu'on le réduira avec un instrument approprié (spatule), ce qui du reste ne réussit pas souvent. Si le prolapsus a déjà un ou deux jours de date et si l'on soupçonne qu'il s'est infecté pendant cet intervalle, la remise en place de l'iris pourrait entraîner une iritis grave et même dangereuse pour l'autre œil. L'iris prolabé sera alors de préférence excisé et les coins de l'iris rentrés avec le plus grand soin, afin que le tissu irien reste le moins possible enclavé dans la blessure et que la pupille soit un peu détendue.

IV. — Déformations.

Ces altérations sont importantes, à cause du trouble qu'elles apportent à la vision. Le défaut le plus fréquent est une courbure différente pour le méridien horizontal et le méridien vertical et constitue une des causes de l'*astigmatisme* (1).

Une dimension exagérée de la cornée existe parfois congénitalement dans certaines familles prédisposées, et subsistera toute la vie avec une transparence parfaite de la membrane ; le globe de l'œil a son volume normal ; c'est la *mégalocornée* ou *kératoglobe*. Cette anomalie ressemble à celle qu'entraîne le glaucome infantile ; mais dans cette dernière il y a cette différence bien tranchée, que la cornée offre dès le début l'aspect terne de la surface à cause du glaucome, et aussi plus tard des opacités irrégulières dans son tissu même, qui altèrent profondément

---

PLANCHE XXVIII *bis*

a et *b*. **Kératocone.** — Dans les deux cas, le sommet du cône cornéen, extrêmement marqué ici, se trouve un peu au-dessous de la ligne visuelle. Le tissu cornéen est bien transparent. Il s'agit chez ces deux malades d'un développement considérable de ce processus.

(Planches dues au Pr Michel).

PLANCHE XXVIII *ter*

a. **Staphylome cornéen**, presque total. — La poche, en forme de bouton, se compose de l'iris et du tissu cicatriciel. Elle est par suite complètement opaque et d'une coloration gris-bleuâtre.

b. **Staphylome** (*st. racemosum*) **de la cornée.** — La déformation est multiple, formée par plusieurs lésions post-ulcéreuses aggravées par l'hypertension intraoculaire consécutive (glaucome secondaire).

c. **Staphylome cornéen et ciliaire** consécutif à une sclérite.
(Planches dues au Pr Michel).

(1) Voy. *Atlas-Manuel d'ophtalmoscopie*, première partie.

sa transparence. En même temps l'œil du jeune sujet se laisse peu à peu agrandir sous l'influence de l'augmentation de la pression intra-oculaire, si on ne la diminue pas, puis devient aveugle. Aux déformations acquises appartient le *kératocone*, qui se reconnaît à son aspect conique dû à ce qu'il est plus mince au centre et par suite que ce centre est peu à peu repoussé en avant par la pression intraoculaire.

Les plus forts degrés de kératocone se distinguent par le reflet anormal de la cornée qui donne à l'œil un aspect étincelant. Ce reflet de la pointe du cône est beaucoup plus petit et plus vif que dans l'œil normal, tandis que les parties latérales du monticule sont plus développées et produisent un reflet beaucoup plus long qu'à l'état normal. On examine le mieux les cas plus difficiles à reconnaître ou peu marqués avec le disque de Placido, dont les cercles concentriques blancs et noirs se reflètent sur l'œil et paraissent alors déformés d'une manière spéciale. Le tableau ophtalmoscopique offre en plus des déformations et des mouvements particuliers.

Dans les formes intenses, le sommet du cône se trouble aussi, ce qui accroît encore l'affaiblissement visuel, déjà considérable à la suite de la déformation seule. La lésion survient en général sur les deux yeux et surtout dans le sexe féminin. Ce défaut de réfraction est très difficile à corriger par des verres. J'ai observé un arrêt du processus à la suite de sclérotomies, combinées à tous les moyens qui fortifient l'état général des malades.

[La cautérisation ignée, l'iridectomie, la compression, même sous forme de *tarsorraphie* (A. Terson, Kalt), peuvent être quelquefois préconisées. Les verres de contact (Herschell, Fick, Sulzer), les corrections diverses, les fentes sténopéiques doivent être essayés; la question de l'extraction du cristallin transparent reste à l'étude, soit seule, soit surtout combinée aux moyens précédents. A. T.]

Le développement d'un *staphylome* à la suite de larges pertes de substances par suppurations cornéennes a, lui aussi, les plus sérieux inconvénients pour la vision. Comme cette affection, constituée par une ectasie de la cicatrice cornéenne, est liée presque sans exception à l'augmentation de la pression intraoculaire (glaucome secondaire), elle peut entraîner en peu de temps une cécité définitive. Le traitement est essentiellement opératoire.

[Il comprend, non pas l'énucléation en général, mais bien l'*ablation du staphylome* (généralement doublé de l'iris) et aussi celle
systématique du cristallin, désormais *dangereux* et en tout cas
inutile. Cette opération, qui était *la seule* pratiquée depuis les
temps les plus anciens, contre le staphylome, a eu un moment à
lutter contre l'abus de l'énucléation, depuis que la méthode de
Bonnet et l'anesthésie générale avaient facilité cette dernière, mais
l'ablation du staphylome a repris depuis longtemps le rang qu'elle
doit occuper dans la chirurgie oculaire conservatrice, de même
qu'en chirurgie générale la résection par rapport à l'amputation
systématique. A. T.]

SIXIÈME PARTIE

MALADIES DE LA SCLÉROTIQUE

I. — Inflammations.

La sclérotique s'enflamme bien moins souvent que la cornée et [presque] toujours seulement dans sa région antérieure. On divise la sclérite en sclérite superficielle et sclérite profonde. La première est également appelée épisclérite. Il est du reste souvent assez difficile de dire le degré de profondeur qu'occupe l'inflammation dans le tissu scléral et il y a aussi des formes intermédiaires entre les deux variétés. Dans les deux cas, on voit en effet apparaître des nodosités et des foyers d'épaississement ; mais dans la forme profonde l'inflammation s'étend d'une manière diffuse sur une vaste surface annulaire, autour de la cornée, et provoque une vaste injection bleu rougeâtre qui fait place plus tard à une couleur violet pâle [chou rouge] et même porcelanique (Pl. XXIX, *b*).

La sclérite profonde attaque facilement la région cornéenne qui l'avoisine : il s'y produit des infiltrations, qui ne disparaissent pas, mais laissent le plus souvent un trouble persistant (kératite sclérosante). L'iris est de plus fréquemment intéressé, de même que la choroïde, en sorte qu'il survient des opacités du corps vitré, qui gênent considérablement la vision.

[La sclérite profonde coexiste souvent avec la choroïdite antérieure : il s'agit alors de *scléro-cyclite* antérieure ou quelquefois de scléro-choroïdite antérieure. Toutefois l'*ectasie et la destruction sclérales*, au contraire si exceptionnelles dans les choroïdites banales, même antérieures, nous montrent que dans la maladie appelée scléro-choroïdite antérieure, c'est la *sclérotique* dont la lésion joue le rôle prépondérant. A. T.]

En plus des complications possibles par l'exsudat iritique, les synéchies annulaires et une occlusion membraniforme de la pupille, la cataracte et des ectasies, résultant de l'amincissement et de l'affaiblissement de la sclérotique par la longueur de la maladie, peuvent finalement se produire et former aussi des staphylomes scléroticaux.

Planche XXIX

a. Sclérite récente, datant de trois semaines.

Le foyer proéminent, visible au côté temporal de la cornée, est fort sensible à la pression. La cure de cette affection très vraisemblablement rhumatismale demanda deux mois et laissa, à la place du bouton d'épisclérite, une teinte ardoisée, comme celle que l'on voit en haut de la cornée dans la figure suivante.

b. Lésions consécutives à une sclérite, kératite sclérosante.

Femme, âgée de trente-sept ans ; elle souffre depuis plusieurs années d'une sclérite de cet œil, comme le démontrent la teinte fortement ardoisée de la sclérotique et l'amincissement de la moitié supérieure de la sclérotique au-dessus de la cornée. On constate que là et aussi vers la partie temporale de la cornée, il y a encore de la sclérite, par l'opacité inflammatoire provoquée par celle-ci dans la cornée en haut et en dehors ; ce trouble est accompagné de la rougeur ciliaire correspondante.

Le fait que cette kératite a été plusieurs fois occasionnée par la sclérite est prouvé par la délimitation irrégulière de la cornée : cette dernière est dans un état tel que les parties marginales sont devenues sclérosées par l'effet de la kératite, analogues au tissu scléral. Une violente iritis plastique, comme on le reconnaît à la forme irrégulière de la pupille, a entraîné des synéchies adhérentes au cristallin. Sur l'autre œil, il existe une large synéchie inféro-interne, mais rien autre d'anormal. La cause du processus est incertaine. L'inflammation oculaire débuta à l'âge de quatorze ans. Cette femme a huit enfants bien portants, deux de ses frères sont morts de phtisie pulmonaire. Il y a onze ans, elle eut, pendant assez peu de temps, du rhumatisme articulaire, mais sans fièvre. Dans les trois dernières années, elle n'a pas souffert de ses yeux, et la poussée inflammatoire actuelle a commencé six semaines après un accouchement. Traces d'albumine dans l'urine. Iridectomie. Sortie de la malade, V = 3/50 à l'œil gauche.

Cette forme de sclérite atteint généralement les deux yeux plutôt de sujets jeunes, et de préférence du sexe féminin. Souvent ces malades sont attaqués par la tuberculose ou souffrent de syphilis acquise ou héréditaire. La maladie dure ordinairement des années et elle est difficilement accessible à la thérapeutique.

La forme superficielle, plus fréquente que la forme profonde, se caractérise par la présence du bouton d'épisclérite (Pl. XXIX, *a*) dont une hyperémie profonde de couleur rouge bleuâtre indique le siège, de plus le foyer inflammatoire n'est pas mobile, mais siège réellement sous la conjonctive. Ces foyers inflammatoires ne disparaissent jamais par suppuration, mais s'éteignent peu à peu après cinq à dix semaines ou plus tard ; il reste fréquemment à leur place une tache grisâtre consécutive à l'amincissement de la sclérotique. Cette forme est toutefois assez tenace et se prolonge notamment quand, en cheminant, elle entoure toute la cornée en partie ou en totalité (sclérite migratrice). Les extumescences sclérales formées par des amas de cellules rondes résultant de l'infiltration inflammatoire présentent des grosseurs variant de 3 à 8 millimètres et peuvent être nombreuses sur le même œil. Généralement elles sont fort sensibles à la pression ; elles donnent ordinairement peu de douleurs spontanées, d'autres fois elles en provoquent de très pénibles.

[On ne confondra pas l'épisclérite avec une *gomme épisclérale*, affection aujourd'hui nettement classée, de même qu'on ne confondra pas une *gomme du corps ciliaire* à tendance perforante, avec une *gomme épisclérale*. A. T.]

Le processus récidive facilement et atteint souvent les deux yeux à la longue. Cependant cette forme provoque dans l'œil moins de dégâts durables que la forme profonde, parce qu'elle entraîne moins de complications.

Cette forme peut aussi être en rapport avec la tuberculose et la syphilis, mais elle relève surtout de l'infection rhumatismale de l'organisme : il s'ensuit que le traitement doit consister le plus souvent dans une thérapeutique antirhumatismale énergique, avec cure de sudation et usage prolongé du salicylate de soude, du salol, etc.

[Après insuccès des injections sous-conjonctivales en plein bouton épiscléral, on essaiera l'électrolyse négative (A. Terson), qui, prudemment exécutée, peut entraîner des guérisons *rapides* et semble plus logique que les pointes de feu. Une fine pointe galvanique, une aiguille ou une épingle chauffées au rouge, une fois mises en place, pourraient aussi donner une utile cautérisation *sous-conjonctivale*, les traitements sous-conjonctivaux étant essentiellement indiqués, combinés au traitement général, dans cette lésion sous-conjonctivale.

Des injections sous-conjonctivales diverses sont indiquées dans la *forme profonde*. Le traitement *arsenical* intensif par une cure à la Bourboule nous a plusieurs fois donné des guérisons définitives, chez des malades où cette variété de sclérite profonde avait été absolument rebelle à tout

Il existe aussi des hyperplasies sclérales diffuses dont la nature est encore mal connue. A. T.]

II. — Traumatismes.

On observe fréquemment des piqûres et des coupures de la sclérotique : très graves et pas très rares sont les ruptures par un traumatisme contondant : coup de poing, coup de bâton, coup de corne de vache, contusion par un objet à pointe émoussée, etc. La rupture sclérale se présente presque toujours comme une blessure perforante, aussi le contenu du globe court-il un grand danger. Les piqûres et les coupures sont aussi du reste généralement perforantes. Les blessures perforantes peuvent en effet non seulement provoquer une perte de corps vitré destructive pour le globe, mais encore ouvrir la porte à l'infection et la conduire jusqu'à l'intérieur de l'œil et du corps vitré : celui-ci, en effet, lui constitue un bon terrain d'où l'inflammation suppurative envahit facilement la rétine et le tractus uvéal. Dans les ruptures sclérales, il arrive exceptionnellement que la conjonctive reste intacte au-dessus de la blessure et forme une enveloppe extérieure. Il peut aussi arriver que le cristallin, sous l'influence du traumatisme, soit complètement expulsé par l'ouverture sclérale et se trouve placé alors sous la conjonctive (Pl. XXXIV, *b*). Le plus souvent ces ruptures se trouvent dans la région qui avoisine la moitié supérieure de la cornée et sont parallèles à la cornée ; cependant elles peuvent être latérales (Pl. XXXIV, *b*). Très souvent, lors de la rupture de la sclérotique, une forte hémorragie envahit l'œil et parti-

culièrement le corps vitré (hémophtalmos), en entraînant
la cécité partielle ou totale. La rétine est malade consécutivement (soi-disant rétinite proliférante). Lorsqu'il y a
une évacuation assez abondante ou même totale du corps
vitré, remplacé par du sang, il survient *tôt* ou *tard* un
décollement rétinien avec cécité. Les piqûres et les coupures par les couteaux, les ciseaux, les éclats de verre,
peuvent guérir tranquillement, si aucune infection ne survient : elles provoquent en effet une perte de corps vitré
moindre que lorsqu'il s'agit d'une rupture par compression excessive du globe.

Des corps étrangers s'implantent plus rarement dans la
sclérotique que dans la cornée, par contre ils la traversent
assez souvent pour demeurer ensuite dans le corps vitré,
la rétine, etc. Les fragments de fer se comportent souvent
ainsi parce qu'ils ont une force de projection assez grande
pour traverser la sclérotique si résistante. Il en est de
même des éclats de cuivre et des fragments de capsule
projetés par des explosions de dynamite, des fragments de
pierre lancés en même temps que la poudre ou la dynamite, des morceaux résultant d'explosions de récipients
de verre dans les laboratoires ; tous ces corps peuvent à
l'occasion traverser la sclérotique. De gros fragments de
ce genre peuvent provoquer une piqûre, c'est-à-dire souvent une blessure considérable, sans que le fragment reste
dans l'œil. Ces piqûres sont plus rares que les plaies qui
entraînent le fragment dans l'intérieur du globe, de sorte
qu'on fait bien alors d'adopter ce dernier diagnostic
comme plus vraisemblable.

La blessure perforant la sclérotique se trahit, tant qu'elle
est récente et non oblitérée, et si elle est assez longue, par
la diminution de la pression intra-oculaire. De plus, on
voit ordinairement à l'ophtalmoscope une hémorragie plus
ou moins abondante ou un trouble inflammatoire consécutif dans le corps vitré. Dans les blessures périphériques,
par exemple à l'équateur du globe, l'examen ophtalmoscopique peut déceler la blessure choroïdienne sous forme
de stries blanches et brillantes. La présence d'un corps
étranger dans le globe nécessite un examen minutieux à
l'ophtalmoscope.

En outre, pour constater les éclats de fer, on emploie le
sidéroscope, aiguille magnétique très sensible dont les
déviations sont lues avec une lunette, ou bien on approche

l'œil de notre grand aimant qui attire de suite l'éclat en avant derrière l'iris, ou du moins indique de suite par une réaction douloureuse la présence du corps étranger dans l'œil.

On ne doit jamais sonder une plaie sclérale pour s'assurer de la présence d'un corps étranger dans ou derrière la blessure, ou pour voir si la blessure est réellement perforante. On fait facilement ainsi pénétrer dans le corps vitré les micro-organismes pathogènes qui se trouvent peut-être déjà sur la surface externe de la blessure, et il se développe une infection intra-oculaire qui conduit l'œil à sa perte.

Le *traitement* des plaies sclérales demande beaucoup de repos de la part du malade ; en particulier le repos au lit pendant quelque temps et un pansement binoculaire sont indiqués pour les vastes blessures. Il vaut mieux laisser tranquilles les blessures sclérales déjà accolées, et ne pas y faire de suture ; pour celles qui ne sont pas encore réunies, surtout lorsqu'elles sont béantes, on peut soigneusement les suturer de façon à prendre dans la suture la conjonctive et un peu de tissu épiscléral. La sclérotique elle-même se prête généralement mal à la suture.

Ce n'est que pour les gros éclats de fer pénétrés dans l'œil par la sclérotique, qu'il est indiqué de les extraire par la blessure avec le *grand aimant*. Il vaut mieux attirer les petits dans la chambre antérieure et les extraire finalement par une petite incision. Si un éclat de ce genre, n'eût-il que quelques millimètres, se trouve libre dans le corps vitré, il est attiré bientôt, quand on approche l'œil de l'aimant, autour du cristallin, derrière l'iris qui bombe un peu en avant. Alors on repousse un peu la tête du malade ou on arrête le courant, afin que l'éclat ne pénètre pas dans l'iris. Puis on tourne l'œil dans la direction où l'éclat se trouve derrière l'iris et on l'attire à travers la pupille dans la chambre antérieure, ce qui réussit le plus souvent, surtout quand on a pu encore *dilater la pupille* avant l'intervention. Des éclats qui se trouvent dans la rétine ou la choroïde suivent l'attraction de l'aimant, quelquefois un peu lentement, en sorte qu'on fait bien de ne pas arrêter trop tôt le courant et de le répéter plusieurs fois. Plus l'éclat est petit, moins l'attraction est marquée, plus l'aimant doit avoir d'action, et inversement. Si l'on n'a pas à sa disposition le grand aimant, il faut essayer de rechercher et de saisir le corps étranger avec une petite sonde aimantée [ou un petit électro-aimant] en pénétrant à travers la blessure sclérale ou en pratiquant une incision convenable.

III. — Anomalies congénitales.

[Certains sujets naissent avec d'énormes taches pigmentaires qui couvrent la sclérotique d'un ou des deux yeux, de *marbrures* des plus étranges. Comme dans le cas que nous avons présenté à la Société d'ophtalmologie de Paris (1904), le fond de l'œil est souvent très pigmenté chez ces sujets, d'ailleurs très bruns. La race nègre est également et beaucoup plus souvent atteinte. Etant recouvertes par la conjonctive, ces taches paraissent bleuâtres ou violacées. Le nom de *mélanochromie* (Queyrat) ou de *cyanochromie* (A. Terson) est préférable à celui de mélanose qui provoquait la confusion de cet état avec les tumeurs. A. T.]

SEPTIÈME PARTIE

MALADIES DE L'IRIS ET DU CORPS CILIAIRE

I. — Inflammations.

Le segment antérieur du tractus uvéal, l'iris et le corps ciliaire se trouvent généralement atteints en même temps par l'inflammation ; l'inflammation localisée à l'iris (iritis) ou au corps ciliaire (cyclite) est plus rare ; cependant la choroïde participe ordinairement aussi aux violentes inflammations des parties précédentes, de telle sorte qu'on parle alors d'une inflammation généralisée du tractus uvéal.

Les symptômes de l'iritis sont très caractéristiques. Pendant qu'une rougeur *péricornéenne* (ou ciliaire) se développe sur le globe, il survient des douleurs, du larmoiement et de la photophobie, qui finissent par empêcher plus ou moins complètement le malade d'ouvrir son œil à une vive lumière. Si on examine l'œil, on est frappé par la coloration spéciale engendrée par l'hyperémie sur un iris clair ; l'iris bleu est devenu verdâtre, l'iris gris un peu rougeâtre, l'iris brun clair et verdâtre a pris une couleur plus sale et plus sombre que celle de l'autre œil resté normal (Pl. XXX, *b*). En même temps, on est frappé de voir que le dessin de l'iris est plus confus, son tissu paraît trouble et comme ramolli : il est en effet épaissi par l'infiltration inflammatoire. Ces modifications ont déjà pour résultat de rendre la pupille bien plus étroite à la suite d'une augmentation de volume de l'iris, et de la rendre bien moins mobile. Le rétrécissement et l'immobilité de la pupille sont de plus favorisés par l'inflammation du sphincter : bientôt même la mobilité de la pupille sous l'influence de la lumière est encore compromise par l'adhérence du bord pupillaire à la capsule du cristallin. Cette adhérence ne se produit d'abord que dans certains points, qui enlèvent à la pupille sa forme ronde, et apparaissent, si on élargit la pupille par un mydriatique (atropine, hyoscine, cocaïne, homatropine, etc.), comme des dentelures plus ou moins larges (Pl. XXX, *b*). Ces dentelures sont appelées *synéchies postérieures* par opposition aux *synéchies antérieures* qui se produisent entre l'iris et la cornée, lorsque celle-ci est perforée.

[Très exceptionnellement il se produit des synéchies *antérieures* de la partie *moyenne* de l'iris.

Les synéchies *inférieures* sont les plus fréquentes et les plus persistantes. A. T.]

A un examen ultérieur, tout le bord pupillaire peut être adhérent circulairement, en sorte que la pupille ne se laisse plus élargir par le moyen précédent. Cependant elle s'élargit quelquefois, mais seulement après un usage prolongé du mydriatique, parce que les adhérences encore jeunes se déchirent : il arrive même quelquefois, si les adhérences ne sont pas trop anciennes, qu'elles s'étirent par places ou finissent même par se détacher, en sorte que la pupille retrouve sa forme ronde. On appelle *séclusion pupillaire* l'adhérence de la pupille par une synéchie circulaire, parce que la chambre antérieure est séparée de la chambre postérieure, cavité située derrière l'iris. Quand il s'est formé de nombreuses synéchies, il se produit généralement aussi un exsudat dans la pupille, et par suite une membrane exsudative qui l'oblitère. C'est ce qu'on appelle l'*occlusion pupillaire*. La vision est d'autant plus sérieusement atteinte que cette membrane est plus épaisse. En même temps que cet exsudat inflammatoire dans la pupille, il s'en produit aussi dans la chambre antérieure, qui se trouble par la présence des leucocytes et de la fibrine : par suite l'iris et la pupille deviennent encore plus troubles et paraissent voilés. Si le processus exsudatif est très marqué, les leucocytes peuvent se réunir au bas de la chambre antérieure et former un *hypopion*, qui donne à l'iritis un caractère purulent. Si l'exsudat est plus fibrineux, on peut voir dans la chambre antérieure un nuage grisâtre presque translucide, qui est constitué par un caillot fibrineux. Dans une iritis violente, il survient ordinairement un léger trouble diffus de la cornée, résultant, en partie de *dépôts* de fines masses exsudatives sur sa face postérieure, en partie de sa propre participation à l'inflammation sous forme d'une *infiltration* légère par des cellules migratrices.

[Il se produit quelquefois un épanchement *sanguin* dans la chambre antérieure (*hypoéma*). A. T.]

Dans une iritis intense, les douleurs peuvent devenir extrêmement vives et s'étendre, sous forme de névralgies, bien au delà de l'œil, dans le front, la tempe et la tête.

Elles s'exaspèrent et deviennent insupportables au moindre rayon de lumière qui tombe sur l'œil. Cependant elles surviennent souvent aussi pendant la nuit, et si violentes, que l'œil pleure abondamment.

D'autre part, il se présente des cas d'iritis *insidieuse*, dans lesquels le malade ne remarque guère de signes inflammatoires [iritis *à froid* A. T.] : c'est ainsi que l'on trouve des sujets qui sont porteurs de synéchies et n'arrivent pas à se rappeler avoir été atteints d'une inflammation de l'œil.

[Cette variété est généralement accompagnée de dépôts très abondants. Quand on fait une iridectomie, on peut voir tout le pigment rester collé au cristallin, comme une mince couche couleur chocolat. C'est véritablement une *iritis pigmentaire*. A. T.]

L'iritis survient souvent d'un seul côté, et les récidives, d'ailleurs fréquentes, atteignent de nouveau le même œil. Dans d'autres cas, la maladie a de la tendance à être bilatérale, en sorte que le second œil est atteint tôt ou tard d'iritis.

La cyclite se manifeste par d'autres aspects de l'exsudation inflammatoire. On y remarque :

1° Des dépôts (précipités) sur la face postérieure de la cornée ; ces dépôts sont punctiformes et constituent de petits amas ayant jusqu'à 2 millimètres d'étendue, de forme ronde, surtout amassés vers la partie inférieure de la cornée; ils sont formés de cellules, de fibrine, de grains de pigment et sont bruns ou gris suivant la quantité de pigment qu'ils contiennent. Ils sont souvent si petits qu'ils ne sont perceptibles qu'à l'éclairage latéral avec la loupe ou par l'éclairage direct des milieux avec l'ophtalmoscope doublé d'une lentille convexe. Ils ne se trouvent souvent que dans le quart inférieur de la cornée, dans un espace triangulaire dont le sommet remonte à la pupille. La cyclite peut aussi entraîner un exsudat dans la chambre antérieure sous forme d'hypopion, ou sous forme de masses grisâtres qui apparaissent dans le bas ou sur les côtés de la chambre antérieure.

2º La masse exsudative peut siéger dans la chambre postérieure et conduire à une adhérence des surfaces de l'iris et du cristallin, de façon à former une synéchie postérieure totale.

[Ou de paroi à paroi, synéchie *pariétale*, surtout dans l'irido-cyclite sympathique. A. T.]

On la reconnaît à ce que, tandis que l'iris est attiré du côté du corps ciliaire contre le bord de la lentille par l'exsudat qui se rétrécit, la chambre antérieure devient circulairement profonde dans sa partie périphérique. Dans ce genre d'adhérence irienne, on ne réussit pas, ou bien incomplètement, à dilater la pupille.

3º L'exsudation peut occuper le corps vitré souvent en masse, notamment sa partie antérieure, et une diminution plus ou moins considérable de la vision en résulte. Si l'exsudation rétro-cristallinienne est très marquée, il se forme dans cette région des couennes inflammatoires rétractiles, dont l'action, unie à une inflammation continue et progressive du corps ciliaire et au trouble envahissant du corps vitré, conduit à l'atrophie de l'œil tout entier.

Les trois variétés d'exsudation peuvent se combiner dans les cyclites intenses où ne font point défaut du reste les autres signes d'inflammation, en particulier la rougeur et la douleur. Mais la cyclite pure peut évoluer sans douleur ni injection et ne se manifeste que par les dépôts et l'affaiblissement visuel plus ou moins accentué, entraîné par eux et le trouble du corps vitré. Cette forme de cyclite porte jusqu'ici le nom, ancien et inexact, d'iritis séreuse.

Un symptôme important de la cyclite est la modification de la tension intra-oculaire. Elle peut s'élever anormalement, surtout dans les formes avec précipités ; mais descendre aussi au-dessous de la normale, ceci quand la maladie est plus accentuée, et par suite à une période tardive.

L'hypotonie anormale du globe est généralement liée à ce signe important, que la plus légère pression sur l'œil, notamment dans la région du corps ciliaire, provoque une violente douleur, de sorte que le patient recule vivement la tête au plus léger contact sur cette région. Un autre symptôme caractéristique de la cyclite est l'œdème de la paupière supérieure.

Plus l'iritis se combine à la cyclite (irido-cyclite), plus la maladie devient tenace et dangereuse, parce que l'exsudation cyclitique dans la chambre postérieure et le corps vitré intéresse et altère gravement l'œil, d'une façon durable, car ces produits inflammatoires se résorbent très difficilement et sont inaccessibles à l'opération. Aussi la cyclite a-t-elle peu de tendance à guérir.

Elle peut tourmenter le malade pendant des mois et des

Planche XXX

a. Sarcome de l'iris.

Ce dessin m'a été confié par mon collègue Mayweg, de Hagen, qui fit là-dessus une communication à la Société ophtalmologique d'Heidelberg en 1897. Il s'agit d'un ouvrier de fabrique, âgé de cinquante-trois ans, et auquel son entourage remarqua déjà en 1870, dans la région du bord externe de l'iris et dans son tiers temporal, un petit monticule brun jaunâtre du volume d'une tête d'épingle. Il y a un an, il remarqua une modification dans la tache, qui grossit peu à peu, sans diminuer la vision qui était encore normale en mai 1897. Le nodule néoplasique fut extrait en deux séances. Guérison en trois semaines. A l'examen histologique, il s'agissait d'un sarcome à cellules fusiformes très pigmenté. Les taches pigmentaires qui sont sur la partie inférieure de l'iris ne sont pas pathologiques, mais constituent ces taches que l'on voit de temps à autre sur l'iris. Néanmoins elles peuvent quelquefois être l'origine d'un sarcome.

b. Iritis syphilitique.

On constate une rougeur ciliaire et une coloration de l'iris par l'hyperémie, en sorte que sa couleur gris bleu (que la figure *c* montre sur l'autre œil), est devenue verdâtre. La pupille, soumise à l'instillation d'atropine, présente des dentelures formées par les synéchies. Douleurs et photophobie assez marquées. Le malade est syphilitique depuis quelques années.

années. Toutefois la cyclite pure, chronique, caractérisée seulement par des dépôts punctiformes sur la face postérieure de la cornée et un trouble plus ou moins grand de la *cornée* et du corps vitré, peut durer également fort longtemps.

Elle atteint facilement les deux yeux, quand elle se développe spontanément. Lorsque la durée en est longue, la choroïde participe ordinairement à la maladie. Si donc l'iridocyclite aiguë et l'iritis exigent généralement des semaines pour guérir, la durée se mesure dans la forme chronique par des mois et des années et se termine assez souvent par la cécité ou par une amblyopie qui en est voisine, d'autant qu'il y a plus de tendance à la récidive, ce qui est fréquent.

L'iritis ou l'irido-cyclite chronique conduisent aussi à l'atrophie de l'iris, à la cataracte ou à l'atrophie du globe ; d'où une atrophie totale ou partielle de l'œil (phtisie antérieure ou totale du globe).

Les causes de l'iritis et de l'iridocyclite sont de nature très diverse.

[L'iritis se développe sur un terrain atteint par une infection dont l'origine est d'emblée *générale* (syphilis, rhumatisme, lèpre, tuberculose, fièvres éruptives, érysipèle, affections cutanées, etc.), de *voisinage* (cavités buccale, nasale, ophtalmie sympathique, lésions lacrymales), ou *éloignée* (appareil génital masculin et féminin, etc.).

Le *diabète*, l'albuminurie, la sénilité, la cachexie, etc., favorisent l'apparition de la lésion.

Quelquefois l'œil est le siège d'une ancienne lésion *acquise* (décollement rétinien, myopie, choroïdite pigmentaire, taies et leucomes, etc.), ou *néoplasique* (tumeurs variées), ou même *congénitale*.

L'iritis peut être consecutive à une lésion *cornéenne* (ulcéreuse, traumatique, etc.), ou *conjonctivale, même sans ulcération cornéenne ;* elle accompagne souvent les *sclérites*.

Enfin la cause *occasionnelle* doit toujours, à notre avis, être cherchée. Sur un terrain prédisposé, diathésique ou infecté, un traumatisme, un violent refroidissement, la fatigue, etc. au niveau des yeux, est l'origine immédiate de l'iritis comme de la plupart des lésions intraoculaires. A. T.]

On doit d'abord diviser l'iritis en iritis primitive et en iritis secondaire. Cette dernière survient dans les kératites, surtout dans la forme purulente, en outre à la suite de la sclérite, occasionnellement dans les choroïdites, le décollement de la rétine, les tumeurs intra-oculaires, etc.

La forme primitive est la suite de diverses maladies générales ou d'une affection locale (traumatisme, etc.). Parmi les affections générales, la syphilis est la cause la plus fréquente de l'iritis et de l'iridocyclite (dans près de la moitié des cas).

L'iritis syphilitique peut se présenter sous la forme de l'iritis ordinaire avec synéchies (Pl. XXX. *b*), ou avec plus ou moins de précipités, ou encore sous les deux formes.

Mais assez souvent elle offre un aspect caractéristique, avec formation d'un nodule dans le tissu irien (Pl. XXXI). Le nodule est tantôt petit (1 millimètre) et gris rougeâtre, tantôt plus volumineux (jusqu'à 3 ou 4 millimètres) et d'un rouge jaunâtre ; l'iris est ordinairement rouge tout autour de lui. Le siège habituel de ces nodules est le voisinage du cercle pupillaire, cependant quelquefois ils se trouvent dans la partie de l'iris voisine du corps ciliaire, et ont une croissance assez rapide. Ils peuvent aussi se développer en grand nombre et d'une façon confluente : ils transforment alors une assez large étendue du bord pupillaire en un épais bourrelet. Il se forme toujours, au point où siègent ces syphilomes, une synéchie qui persiste habituellement, même lorsque les nodules ont disparu par résorption. Déjà un grand épaississement du bord pupillaire avec synéchie étendue doit, quoiqu'on n'y découvre pas de nodules bien visibles (ils ne sont souvent perceptibles qu'avec le microscope), éveiller le soupçon d'une inflammation de nature spécifique. L'iritis avec ou

---

PLANCHE XXXI. — **Iritis syphilitique à condylome.**

(Mracek, *Atlas-Manuel de la syphilis et des maladies vénériennes*, édition française, par Emery, pl. XLIII. p. 352).

Le malade, domestique, âgé de vingt-trois ans, souffre depuis cinq jours de douleurs dans la tempe droite et dans l'œil droit : il existe de la rougeur ciliaire ; la cornée et la chambre antérieure sont nettes. La pupille a pris par l'atropine la forme d'un rein, à cause d'une synéchie inféro-externe. Là fait saillie dans la pupille une néoplasie rougeâtre, plus grosse qu'un grain de millet. Il existe une cicatrice au milieu du raphé du pénis : cette cicatrice est livide, pigmentée, largement infiltrée, de couleur cuivrée, presque aussi grosse qu'une fève. Adénite inguinale, cervicale et axillaire. Syphilis pustuleuse généralisée. Guérison par une cure de frictions et des injections sous-conjonctivales de sublimé.

sans condylomes survient ordinairement dans le stade secondaire de la syphilis, de sorte qu'on peut considérer ces syphilomes iriens comme des papules.

[Ces condylomes peuvent, de même que l'iritis et toutes les autres manifestations de la syphilis oculaire, apparaitre sur le second œil, au cours d'un traitement intensif qui vient de guérir le premier. Nous avons plusieurs fois observé cette évolution. A. T.]

Si la maladie, quoique plus rarement, survient après la première année de la syphilis, les nodules peuvent manquer, ou bien la néoformation se produit dans le stade tertiaire ; on considère alors ces productions comme des gommes. Elles peuvent acquérir un assez grand volume et atteindre aussi le corps ciliaire.

[On voit parfois survenir chez les sujets surmenés, fatigués, alcooliques, et chez les vieillards, des *gommes du corps ciliaire* avec tendance *perforante* du côté de la sclérotique, d'une façon tout à fait précoce, dans les premiers *mois* de la syphilis. Nous avons rapporté plusieurs exemples de ce *tertiarisme précoce*. A. T.]

Au cours de la syphilis, l'iritis atteint facilement les deux yeux, récidive volontiers et est souvent accompagnée de lésions de la choroïde, de la rétine et du nerf optique.

La syphilis héréditaire peut aussi entraîner l'iritis. Lorsqu'une iritis se développe d'une façon chronique et bilatéralement chez un enfant, on doit penser en première ligne à la syphilis héréditaire.

[Les condylomes, et même les gommes de l'iris et du corps ciliaire, peuvent être dus à la *syphilis héréditaire*, précoce ou tardive. A. T.]

L'iritis *rhumatismale*, fréquente dans certaines contrées, n'a rien de caractéristique et doit être attribuée au rhumatisme d'après les antécédents, l'anamnèse et l'effet des médicaments appropriés. Elle récidive très facilement, fréquemment en même temps que les attaques de rhumatisme articulaire.

Il est assez difficile de séparer de cette forme l'iritis *blennorragique*, car elle survient [surtout] chez les sujets infectés qui souffrent du soi-disant rhumatisme blennorragique. Ici encore l'iritis survient souvent conjointement avec les accès articulaires ; elle récidive facilement et peut être très tenace.

[L'irido-cyclite blennorragique pourra s'accompagner d'opacification du corps vitré et d'hypopion, mais malgré leur gravité apparente, les lésions ont une tendance marquée à la guérison. Dans d'autres cas, l'iritis blennorragique est séreuse, plastique, ou même hémorragique. A. T.]

Comme formes rares d'iritis, nous signalerons l'iritis *tuberculeuse* ou *scrofuleuse*, qui se présente tantôt sous la forme d'une iritis banale évoluant notamment avec des précipités, chez des tuberculeux ou chez des sujets menacés de tuberculose, tantôt sous forme de nodosités tuberculeuses à marche chronique siégeant dans l'iris. Ces derniers rappellent les syphilomes ; ils ne siègent jamais dans le bord pupillaire, mais périphériquement, et ont une coloration plus grise allant jusqu'au gris rouge. Ils croissent aussi plus lentement et avec moins de symptômes inflammatoires, que les syphilomes ; toutefois ils s'accompagnent généralement de la formation de dépôts souvent assez volumineux sur la face postérieure de la cornée. Souvent sur les petites nodosités qui se trouvent groupées ou isolées, il se développe par un accroissement ultérieur et par leur confluence une végétation bosselée et irrégulière qui remplit une partie de la chambre antérieure. Le processus commence plus particulièrement dans la partie inférieure de la chambre antérieure. Souvent on voit, à côté des néoformations conglomérées, des tubercules miliaires sur l'iris, ce qui facilite le diagnostic. Des nodules pseudo-tuberculeux peuvent se produire à la suite de la pénétration de poils de chenille dans la chambre antérieure, ou rarement être causés par la leucémie et la pseudo-leucémie.

De temps à autre on voit aussi l'iritis survenir chez des *diabétiques* et des albuminuriques, ou dans la fièvre *récurrente*. On appelle iritis *idiopathique* celle à laquelle on ne trouve aucune cause. Elle survient notamment sans vifs phénomènes inflammatoires, sous la forme d'une irido-choroïdite chronique avec synéchies, dépôts et surtout infiltration profonde du corps vitré, qui se trouble de plus en plus. Elle s'accompagne d'opacification du cristallin, d'atrophie de la choroïde et de la rétine, et pourra entraîner à la longue la cécité complète. Ce processus si malin atteint généralement les deux yeux, quoique souvent d'une façon inégale au début.

La variété la plus importante des iritis qui ne sont pas liées à des maladies générales est la variété *traumatique*, particulièrement en ce qu'elle entraîne parfois la perte de l'autre œil par une *ophtalmie sympathique*. Tout au moins l'œil blessé peut être bientôt anéanti par la maladie. Elle est causée par les blessures perforantes, en particulier par celles qui sont accompagnées d'infection, tandis que les blessures de l'iris et du corps ciliaire guérissent sans inflammation lorsqu'elles restent aseptiques. Il n'y a pas que les blessures accidentelles qui puissent faire surgir ce processus néfaste ; les interventions opératoires dans le voisinage du corps ciliaire, par exemple l'opération de la cataracte, peuvent avoir ce résultat. Dès qu'une plaie s'étend jusque dans le corps ciliaire, il y a danger d'iridocyclite et par suite d'inflammation de l'autre œil, particulièrement si un corps étranger est resté dans l'œil.

L'*ophtalmie sympathique* est moins causée par l'iridocyclite aiguë, purulente, conduisant à la panophtalmie, que par la forme chronique et torpide, où il semble quelquefois que la situation est bien moins dangereuse qu'elle ne l'est en réalité. L'œil lésé présente seulement une légère rougeur, une hypotonie anormale, quelques dépôts punctiformes, et quelquefois une vision encore fort bonne. Ce sont souvent des yeux qu'on hésite à sacrifier parce qu'on espère encore pouvoir les guérir. D'autre part, il y a aussi des yeux phtisiques et ratatinés dans lesquels l'inflammation primitive est déjà éteinte, et qui peuvent faire survenir l'ophtalmie sympathique, lorsqu'ils s'enflamment de nouveau spontanément ou à la suite d'un nouveau traumatisme (piqûre, coup, etc.), tandis que les yeux atrophiques entièrement privés de douleurs et d'inflammation n'ont pas cette propriété. Le plus souvent cependant l'inflammation sympathique survient pendant que l'iridocyclite est encore en évolution, environ quatre à huit semaines après la blessure. Elle s'annonce par des prodromes que l'on considère comme de l'irritation sympathique, parce qu'ils ne sont pas encore à proprement parler d'une nature inflammatoire. Ce sont l'affaiblissement de l'accommodation, la photophobie, une réplétion un peu exagérée des gros vaisseaux péri-cornéens. Puis apparaissent plus ou moins lentement les symptômes objectifs véritablement inflammatoires : la rougeur ciliaire, le rétrécissement de la pupille qui montre bientôt des synéchies. Mais il survient rapidement les dépôts contre la cornée et tous les autres signes de l'iridocyclite. L'iritis sympathique est une des plus redoutables inflammations de l'œil, qu'elle conduit souvent, malgré le traitement, à la cécité. Le chemin que suit l'inflammation pour atteindre le second œil n'est pas encore connu d'une manière précise.

Au point de vue du *diagnostic* de l'iritis et de l'iridocyclite, nous devons encore nous poser d'autres questions. On doit par-dessus tout se préserver de confondre un glaucome avec une iritis, parce que le glaucome peut entraîner facilement la cécité et que le traitement de l'iritis rend le glaucome incurable. Dans l'iritis la pupille est étroite, dans le glaucome elle est large. L'examen digital de la tension donne d'utiles renseignements et ne doit donc jamais être négligé dans aucun cas paraissant être une iritis.

[Il faut se rappeler que chez les *vieillards*, l'iritis entraîne souvent, soit seule, soit avec l'emploi de l'atropine, une forte hypertonie, qui cède le plus souvent à des myotiques, à une paracentèse ou à une sclérotomie. Il existe aussi quelquefois des synéchies surtout inférieures dans le glaucome *hémorragique* et le glaucome *absolu*. A. T.]

Il est important aussi de diagnostiquer une ancienne iritis, au point de vue même de la syphilis. On ne doit pas confondre avec des synéchies les restes de la membrane pupillaire fœtale, qui peuvent se voir assez souvent comme des points grisâtres ou brunâtres et des filaments ténus, dans le champ pupillaire. Ces filaments, qui adhèrent comme les synéchies à la capsule du cristallin, ne partent pas, comme les synéchies, du bord même de la pupille, mais de la surface antérieure de l'iris et des nervures du petit cercle de l'iris ; ces points, restes de la membrane pupillaire, ne forment pas, comme les vestiges d'anciennes synéchies, un cercle, ou une partie d'un cercle, mais se trouvent en groupes irréguliers dans le milieu de la pupille.

[On ne confondra pas les lésions acquises avec les *anomalies congénitales*, telles qu'en plus de la membrane pupillaire plus ou moins conservée, les colobomes avec ou sans pont, l'aniridie, la

polycorie, l'hétérochromie, l'ectopie pupillaire, etc. Enfin, chez
beaucoup de sujets dont les yeux sont normaux ou anormaux, mais
sans iritis (myopie forte, tabès, etc.), la pupille n'*est pas ronde* ou
n'a pas sa mobilité normale. A. T.]

Le *traitement* de l'irido-cyclite doit être local et lutter
aussi contre la cause générale originelle. Le premier point
consiste dans tous les cas à élargir la pupille par de
l'atropine ou de l'hyoscine. Si la pupille se dilate difficilement, on peut accentuer la mydriase en instillant concurremment de la cocaïne. Lorsque l'inflammation a eu pour
suite une élévation de tension intraoculaire, l'usage de
l'atropine doit être momentanément suspendu. Plus l'irido-
cyclite est intense, plus on doit préserver les yeux de la
lumière, soit seulement avec des lunettes à verres sombres,
soit par le séjour dans une chambre obscure. Non seulement les douleurs du malade sont diminuées par l'atropine
[collyres ou pommades de divers excipients] et l'obscurité
qui assurent la tranquillité de l'iris, mais encore l'inflammation est combattue, car, lorsque la pupille est dilatée,
une moins grande quantité de sang peut pénétrer dans
l'iris rétréci. De plus la mydriase rend plus difficile la formation des synéchies. Tandis que dans l'iritis à dépôts
punctiformes il suffit d'une à deux gouttes d'une solution
à 1 p. 100, dans l'iritis aiguë, il faut 5 à 8 gouttes par
jour, auxquelles on ajoutera, s'il y a lieu, le même nombre
de gouttes d'une solution de cocaïne à 2 p. 100. Le repos
absolu des yeux et l'abstention de toute liqueur alcoolique
sont indispensables dans l'iritis aiguë.

L'iritis syphilitique réclame un traitement antisyphiliti-
que énergique par les frictions mercurielles (2 à 4 grammes
par jour) et l'iodure de potassium (2 à 5 grammes par jour).

[Les injections mercurielles intramusculaires, surtout de sels
solubles (huile biiodurée, benzoate de mercure, sublimé, etc.), très
rarement insolubles (calomel, etc.), peuvent être fréquemment
utiles. Le mercure à l'intérieur (biiodure, calomel, etc.) est moins
souvent indiqué. A. T.]

Lorsque l'inflammation est très vive, une cure de sudation est recommandable ; il en est de même dans l'iritis
rhumatismale, pour seconder l'action du salicylate de
soude. L'iritis tuberculeuse demande un traitement général

fortifiant [iode et iodoforme] (créosote, suralimentation).
L'excision des tubercules n'est pas utile.

[Surtout quand il y a de nombreux nodules. Mais on sait qu'il
peut en être autrement dans les formes *solitaires* et *progressives*.
On peut voir aussi des *lépromes* et des *lymphomes*. A. T.]

Par contre j'ai observé plusieurs fois déjà un bon résultat
à la suite de l'introduction d'iodoforme stérilisé dans la
chambre antérieure.

[Peut-être le lavage antiseptique de la chambre antérieure don-
nerait-il ici, comme pour la péritonite tuberculeuse, de bons résultats. A. T]

Le traitement de l'iritis *traumatique* doit être avant
tout prophylactique, en ce sens que toutes les opérations
qui ouvrent le globe doivent être exécutées avec l'antisepsie
(ou l'asepsie suivant le cas) la plus rigoureuse. Les blessures infectées doivent être désinfectées aussi bien que
possible (acide phénique, cautérisation ignée, etc.). Ici
encore, j'ai vu l'introduction simultanée de l'iodoforme
dans la plaie et dans la chambre antérieure au début de la
suppuration de la plaie (après l'opération de la cataracte)
donner des résultats particulièrement heureux et conserver
des yeux considérés déjà comme perdus. Les applications
froides, d'une vogue si populaire, sont à rejeter complètement dans toutes les blessures du globe, parce qu'elles
peuvent provoquer facilement de l'infection
Si l'inflammation est déjà en train, elles servent, à côté
des sangsues si répandues, aussi peu que de chanter dans
un incendie (Hirschberg).

[Toutefois certains sujets se disent et paraissent soulagés par les
sangsues. A. T.]

La prophylaxie de la redoutable iritis sympathique est
très importante. Pour cela, il faut une surveillance soigneuse et un traitement complet de toutes les blessures
qui sont aptes à la produire. On énucléera tous les yeux
qui contiennent une menace d'iritis sympathique, en particulier ceux qui ont une blessure de la région ciliaire
offrant une guérison incomplète. Lorsque leur cicatrice
est rétractile, ces yeux sont ordinairement mûrs pour

l'énucléation, en particulier lorsqu'ils ont une hypotonie extrême et une rougeur continue, même légère, et de la sensibilité à la pression. Si, pour éviter ou guérir l'iritis traumatique, l'ablation de tout corps étranger intraoculaire est indiquée, à plus forte raison l'est-elle lorsqu'il y a une menace de sympathie.

Dans l'ophtalmie sympathique déjà déclarée, l'énucléation immédiate de l'œil sympathisant est généralement indiquée.

[Mais ses résultats sont quelquefois incertains. Tantôt la maladie continue, tantôt au contraire, comme nous l'avons observé deux fois, elle rétrocède *de suite* et guérit bien ; tantôt le second œil n'est atteint que quelques jours après l'énucléation du premier. Toutefois, d'après la statistique de ces derniers cas, l'ophtalmie sympathique a paru souvent alors plus bénigne que d'habitude. Le traitement général devra être aussi énergique que possible et être systématiquement combiné à l'énucléation, seule intervention permise ici. On a pu même se demander si l'exentération de l'orbite. pour supprimer le reste des nerfs ciliaires et du nerf optique, n'était pas quelquefois indiquée, mais l'énucléation *avec résection profonde du nerf optique comme pour une tumeur* reste l'intervention de choix. A. T.]

L'opération doit être suivie d'une cure d'atropine énergique et prolongée, faite dans une chambre obscure, et d'une cure de frictions à l'onguent gris [ou d'injections mercurielles].

On évite pour le mieux l'iritis traumatique et surtout sympathique *en n'opérant jamais*, à moins d'y être forcé (ablation d'un corps étranger), *un œil enflammé par un traumatisme*. Encore moins doit-on opérer un œil atteint d'ophtalmie sympathique, avant que tous les symptômes inflammatoires n'aient disparu depuis longtemps. Quelquefois on peut alors chercher à améliorer la vision par une pupille artificielle (Iridectomie). Parmi les suites de l'iritis, la séclusion pupillaire réclame une intervention opératoire, car elle entraînerait le glaucome. L'iridectomie doit être faite en temps utile.

II. — Blessures de l'iris.

A la suite de violents traumatismes sur l'œil, on observe de temps à autre des blessures perforantes. Nous signalerons les *fentes* du bord pupillaire, les *fissures* du sphincter, qui donnent non seulement à la pupille une forme irrégulière, mais de plus la paralysent totalement ou partiellement : il s'ensuit une *mydriase traumatique*, qui du reste peut survenir par le simple écrasement des nerfs iriens. L'iris peut encore se détacher sur une étendue variable de son insertion ciliaire, ce qu'on appelle *irido-dialyse*. On remarque alors à la périphérie de la chambre antérieure une brèche noire, de la forme d'un croissant, et le bord pupillaire dans la partie qui l'avoisine n'est pas rond, mais rectiligne et privé de réaction. Il peut aussi se produire, surtout dans les ruptures sclérales, une suppression totale ou partielle de l'iris : c'est l'*iridérémie* ou l'*aniridie* traumatiques. Dans ces cas, l'iris peut (Pl. XXXIV, *b*) être aussi renversé en arrière. Dans toutes ces blessures iriennes, [des corps étrangers], un épanchement de sang dans la chambre antérieure et le déplacement du cristallin sont des éventualités possibles.

[L'iris est quelquefois entièrement arraché et expulsé, tout en laissant, comme dans un de nos cas, un cristallin transparent, une acuité égale à 1/4, et pas d'éblouissement. A. T.]

III. — Tumeurs de l'iris et du corps ciliaire.

Les *kystes* iriens sont bénins, d'une manière générale, malgré les difficultés de leur extraction : ils sont ordinairement le résultat d'une *blessure* pénétrante de la chambre antérieure. Ils peuvent entraîner la cécité par un processus glaucomateux, et doivent être enlevés au moment opportun.

[On ne les confondra, ni avec un *granulome* tuberculeux ou syphilitique, ni avec le *cristallin déplacé*, ni avec un *parasite* de la chambre antérieure. A. T.]

Le *sarcome*, essentiellement malin, atteint de temps à autre l'iris et le corps ciliaire : il est généralement pigmenté, gris brunâtre, brun ou même noir. Il se développe quelquefois dans l'iris aux dépens des taches pigmentées qui y existent depuis longtemps, et finit par former un nodule assez volumineux (Pl. XXX, *a*), qui, si on l'abandonne à lui-même, prolifère bientôt au dehors. Le sarcome du corps ciliaire peut se développer pendant longtemps sans être remarqué, jusqu'au moment où il apparaît à la périphérie de la chambre antérieure. Seuls les petits sarcomes iriens peuvent être extirpés isolément ; à cause du danger qu'ils constituent pour la vie, l'énucléation du globe est indispensable pour de plus gros sarcomes ou pour ceux qui se développent dans le corps ciliaire.

HUITIÈME PARTIE

MALADIES DU CRISTALLIN

I. — Cataracte.

Le cristallin, étant privé de vaisseaux, ne peut s'enflammer : il peut tout au plus être envahi secondairement par les corpuscules du pus, lorsque sa capsule est divisée par un traumatisme ou une violente suppuration.

Les maladies spontanées du cristallin se présentent très généralement sous forme d'opacités. qui portent le nom de *cataracte* ; les maladies du cristallin secondaires à des maladies d'autres parties de l'œil ou à des lésions traumatiques affectent aussi la forme d'une cataracte.

L'opacité paraît grise, gris bleuâtre ou blanchâtre, lorsque la lumière la frappe sans la pénétrer ; à la lumière qui traverse les milieux de l'œil, elle paraît noirâtre sur un fond rouge (Pl. XXXII et XXXIII). La dilatation de la pupille est nécessaire pour mettre en évidence les opacités qui se trouvent souvent dans la périphérie du cristallin. L'éclairage latéral montre alors le siège des opacités cristalliniennes partielles, qui forment, à cause de la structure fasciculée du cristallin, des lignes, des rayons et des cônes (Pl. XXXIII, *b* et *c*) ; se dirigeant du bord du cristallin vers son pôle antérieur ou postérieur, dans la couche corticale antérieure ou postérieure, et atteignant la superficie pupillaire, lorsqu'ils sont assez longs. Entre eux, on voit souvent, en plus, des opacités punctiformes plus ou moins nombreuses. Les opacités du cristallin siègent toujours dans les fibres cristalliniennes, ou dans l'épithélium qui se trouve sous la capsule antérieure, mais elles n'occupent pas la capsule elle-même. Si on parle quelquefois de cataractes capsulaires, on désigne ainsi les opacités qui sont constituées par la prolifération de l'épithélium sous-capsulaire. Elles se trouvent exclusivement dans la partie moyenne de la face antérieure du cristallin, sont souvent d'un blanc éclatant, bien limitées et proéminentes par places (Pl. XXXIV). Tandis que cette opacité est formée par un amas épais de cellules souscapsulaires, les autres opacités du cristallin sont causées par un processus dégénératif, et sont formées de telle sorte que les fibres du cristallin s'écartent, notamment celles situées entre le noyau et la couche corticale dans la région de l'équateur du noyau : il en résulte des crevasses, dans lesquelles s'amassent des corps diaphanes ou grenus. Les fibres cristalliniennes, surtout celles de la région équatoriale, se gonflent, subissent un trouble moléculaire, peuvent se rompre et former une bouillie qui se compose de corpuscules de graisse, de gouttes myéliniques, de cristaux de cholestérine et de restes de fibres. Lorsque avec l'évolution plus accentuée de la cataracte, le cristallin se gonfle nettement, le processus dégénératif est évidemment uni à une augmentation du liquide dans la substance cristallinienne. On peut reconnaître le gonflement de la cataracte totale à ce que la chambre antérieure est moins profonde à cause de la projection de l'iris en avant. Toute pénétration d'humeur aqueuse dans le cristallin entraîne aussi un gonflement et une opacité, comme on le remarque souvent à la suite d'un traumatisme de la cristalloïde antérieure. Il se forme alors une cataracte traumatique (Pl. XXXII, *b*).

A ces symptômes objectifs de la formation d'une cataracte correspondent des symptômes subjectifs, en particulier l'affaiblissement de la vision, mais seulement lorsque les opacités se trouvent dans la partie axiale de la lentille, tandis que des opacités périphériques peuvent exister pendant longtemps sans attirer l'attention.

[Les opacités périphériques existent en effet pendant longtemps avec une bonne vision ; elles constituent le *cercle sénile* du cristallin, et, de même que le gérontoxon pour la cornée, elles laissent quelquefois pendant un temps très long la partie centrale du cristallin complètement libre. A. T.]

L'opacification du centre se fait remarquer bientôt par

l'apparition de taches noires, de mouches, de raies, etc., et surtout par la polyopie qui se produit particulièrement lorsqu'on regarde une lumière (lanternes des rues, la lune, etc.). Si le trouble du cristallin est diffusé à toute la

---

Planche XXXII

a. Cataracte sénile mûre.

C'est-à-dire où l'opacité atteint tout, excepté la capsule, et arrive par conséquent jusqu'au bord de la pupille. La malade, âgée de soixante-douze ans, n'a aucune autre maladie.

b. Cataracte traumatique.

Le malade, âgé de quatorze ans, a mis hier un pied dans une grande caisse, en sorte que le bord supérieur de celle-ci l'a heurté et que son œil gauche, jusque-là excellent, fut atteint probablement par un clou ou par un éclat de bois pointu. L'œil présente en effet une blessure due évidemment à un objet pointu : on voit un peu en dedans et en bas du milieu de la cornée une blessure déjà fermée, formant une strie grisâtre d'environ 2 millimètres de longueur. Une blessure irienne du côté nasal et une lésion de la capsule du cristallin lui correspondent : il s'en est suivi un trouble de la lentille qui s'étend d'un côté sous la partie nasale de la couche corticale antérieure autour de la plaie capsulaire, et de l'autre dans la couche corticale postérieure, en formant dans cette dernière une élégante rosette, visible seulement à l'éclairage oblique. Légère rougeur ciliaire. V = 6/36. Quinze jours après, le trouble cortical postérieur a diminué, mais l'antérieur a augmenté à cause du gonflement du cristallin. Quinze jours encore après, la lentille est presque complètement opaque. Plusieurs discissions furent nécessaires pour supprimer les parties non résorbées de la cataracte ; de la sorte, quelques mois après, l'acuité visuelle était de 6/6, avec une hypermétropie de 12 D.

Planche XXXII *bis*

Cataracte congénitale siliqueuse.

Il s'est produit après un long temps un ratatinement et des incrustations calcaires dans cette cataracte congénitale. Les incrustations se trouvent surtout dans la région capsulaire, aussi cette variété appartient-elle au groupe des cataractes capsulaires. L'infiltration forme une tache d'un blanc éclatant au milieu de la face antérieure de l'opacité.

(Planche due au Pr Michel).

lentille, l'affaiblissement visuel devient plus marqué que lorsqu'il existe seulement des bandes opaques entre lesquelles les rayons lumineux peuvent pénétrer. Avec l'évolution de la cataracte, la vue baisse toujours, mais il reste constamment, avec une cataracte simple dans un œil sain dans ses autres parties, une certaine vision, qui permet au moins de suivre les mouvements de la main à 20 à 30 centimètres et qui localise la flamme d'une bougie dans l'obscurité avec exactitude dans toutes les directions. Il faut même que l'apparition d'une bougie dans la chambre noire soit perçue au moins à 3 mètres de distance. Si l'œil ne la perçoit plus, il faut en conclure que la profondeur de l'œil est atteinte de lésions importantes (décollement rétinien, atrophie du nerf optique, choroïdite étendue, etc.). Souvent on peut apprécier l'époque de début d'une cataracte sénile d'après les indications du patient, qui dit qu'il est devenu myope ou que sa myopie a augmenté.

[Les hypermétropes et les presbytes diminuent alors souvent le numéro de leurs verres et croient pendant quelque temps à une amélioration de la vision. A. T.]

Ce symptôme est la suite du gonflement du cristallin, qui lui donne une plus grande réfringence.

On observe diverses formes cliniques de cataracte :

1. — Cataractes stationnaires et partielles.

1° *Cataracte polaire antérieure*. — Elle forme au pôle antérieur du cristallin une petite masse blanchâtre, sous forme d'un point, d'une tache ou d'un petit nodule, qui est quelquefois étiré et pointu (Pl. XXXIV, *a*). Il s'agit alors d'une cataracte soi-disant capsulaire, c'est-à-dire formée d'une prolifération de l'épithélium sous-capsulaire. Elle peut être congénitale [ou survenir dans les premiers jours de la vie] et siège en général des deux côtés : elle est alors survenue parce qu'à la suite d'une perforation ulcéreuse du centre de la cornée et de l'évacuation de l'humeur aqueuse, le cristallin vient appuyer contre l'endroit ulcéré, ce qui provoque la prolifération des cellules sous-capsulaires.

Par suite on voit toujours dans ces cas-là une tache

plus ou moins large au centre de la cornée. Ce processus conduit chez les enfants seulement à ce genre de cataracte, dont la formation ne s'observe plus à un autre moment de la vie. Ordinairement c'est l'ophtalmie des nouveau-nés qui entraîne cette lésion définitive. La cataracte polaire antérieure se trouve toujours sous la cristalloïde et ne peut donc être retirée du cristallin, à moins d'ouvrir la capsule et de provoquer une cataracte traumatique. Quand elle est très petite, elle ne gêne que modérément la vision, quoique d'autant que la pupille est plus rétrécie, par conséquent à la vive lumière.

2° *Cataracte polaire postérieure.* — Elle forme au pôle postérieur une opacité plus ou moins grande : elle peut être, rarement, congénitale, constituant un reste de la tunique vasculaire fœtale du cristallin, quelquefois même avec débris de l'artère hyaloïde. Cependant elle se développe plus souvent à la suite de la rétinite pigmentaire, des choroïdites ou des dégénérescences du corps vitré. Ces deux dernières affections ont ordinairement pour suite une opacité plus étendue, s'étendant dans la couche corticale postérieure, et cette forme acquise diffère de la forme congénitale en ce qu'elle s'élargit tôt ou tard davantage. Celle de la dégénérescence pigmentaire de la rétine reste souvent très longtemps stationnaire. On doit l'examiner avec la lumière directement transmise par le miroir ophtalmoscopique seul. Elle constitue un des caractères de cette affection de la rétine.

3° *Cataracte périnucléaire ou zonulaire.* — C'est la cataracte la plus fréquente dans l'enfance, et elle est peut-être en rapport avec le rachitisme (Horner).

Elle est formée par deux opacités en forme de coquille qui enferment en se rejoignant par leurs bords, le noyau transparent du cristallin. Le noyau et sa coque opaque peuvent être d'un volume assez variable.

La planche XXXIII *a* montre une petite cataracte zonulaire. Elle est souvent plus développée et se présente alors, à la lumière latérale ou directe, comme un disque sur lequel par la première méthode laisse distinctement reconnaître une convexité antérieure, et, si l'on dirige la pointe du cône lumineux latéral un peu plus profondément sur la moitié postérieure de la lentille, on y aperçoit la coque opaque postérieure, concave en avant.

À la lumière du miroir seul, on voit souvent des dentelures sur le bord de la cataracte zonulaire. Elles correspondent à de petites opacités linéaires qui entourent le bord de la cataracte et qu'on a nommées des « cavaliers », à cause de cette situation. Dans d'autres cas, on voit aussi quelquefois de courtes opacités linéaires à la périphérie (Pl. XXXIII, *b*). Quelquefois la cataracte zonulaire est rudimentaire et constituée par des points très fins, disséminés dans les deux couches troubles. Dans ce cas la vision est seulement peu nette, tandis que dans l'opacité plus accentuée, l'affaiblissement visuel est extrême, surtout si la pupille est étroite au point que les rayons lumineux ne peuvent arriver à la rétine à cause de la cataracte.

Cette cataracte est ordinairement bilatérale et stationnaire pendant fort longtemps : cependant elle peut ultérieurement former une cataracte totale.

Tandis que dans les formes précédentes il n'y a lieu d'opérer que si l'opacité est très développée, la cataracte zonulaire est tôt ou tard, au contraire, justiciable d'une opération. La simple iridectomie optique inféro-interne lorsqu'il s'agit d'une petite cataracte zonulaire, permet la vision à côté de la cataracte, mais elle ne donne pas toujours des résultats satisfaisants. La discission est plus généralement recommandable.

[Elle sera souvent complétée ou remplacée par l'extraction. A. T.]

2. — Cataractes à marche progressive.

Ce sont les formes les plus fréquentes de cataracte, en particulier :

1° La *cataracte sénile*. Elle débute par des lignes radiées, des rayons ou des parties cunéiformes, dont la pointe regarde les pôles du cristallin ; elle poursuit ensuite son évolution et est arrivée à maturité, lorsque l'opacité atteint tout jusqu'au contact de la capsule ; alors l'iris ne projette plus à l'éclairage latéral aucune ombre sur l'opacité (Pl. XXXII, *a*). Elle est alors considérée comme mûre, car à cette période on peut l'extraire beaucoup plus facilement, parce qu'elle se décolle en totalité de la capsule, à cause de la consistance molle de la couche corticale. A travers les couches corticales grises, on peut souvent, à un fort éclairage, voir le noyau jaunâtre : il peut cependant aussi être incolore. Il est constitué par la sclérose sénile normale du cristallin, qui cause aussi la diminution déjà mentionnée (1) de l'amplitude d'accommodation, et qui protège le noyau du processus de la cataracte : de la sorte, il reste plus ou moins transparent, mais peut prendre une teinte jaunâtre.

[La *photophobie* est un des symptômes de la cataracte : les malades s'abritent du soleil avec des visières, des chapeaux à larges bords, des verres fumés, etc. A. T.]

Après soixante-dix ans, la sclérose atteint tout le cristallin presque jusqu'à son enveloppe : aussi, à cet âge avancé, il ne se développe ordinairement que peu de cataractes grises ; il peut même survenir que le cristallin reste à moitié transparent, mais, par suite de l'absence de couche corticale et d'une forte coloration jaune brun du noyau, il possède un reflet sombre (cataracte noire).

Au stade de maturité succède celui d'*hypermaturité*.

Planche XXXIII

a. Cataracte zonulaire.

Cette cataracte existait déjà de très bonne heure dans les deux yeux de cet enfant, âgé de huit ans, car il n'a jamais vu très nettement. Actuellement la vision est égale à 1/4 dans l'œil dessiné, dont la défectuosité fut mise en évidence lorsqu'on commença à l'envoyer à l'école, en sorte que la suppression opératoire de la lentille fut pratiquée, le reste de l'œil étant normal.

b. Le même œil vu avec l'éclairage des milieux.

La pupille étant dilatée, on voit qu'il existe (par exception) des opacités radiées très fines qui entourent le centre occupé par le trouble principal.

c. Début de cataracte sénile vu avec l'éclairage des milieux.

La pupille dilatée laisse voir de la manière la plus nette les opacités en grande partie radiées. Le reste de l'œil est normal. La légère rougeur ciliaire provient d'une très légère érosion cornéenne invisible sur le dessin.

(1) Voy. *Marche à suivre dans l'examen clinique de l'œil.*

Le volume de la cataracte diminue alors peu à peu : la chambre antérieure devient d'une profondeur anormale et il se produit souvent une cataracte sous-capsulaire antérieure, sous forme de points et de taches blanchâtres. Puis surviennent des cristaux de cholestérine que l'on voit nettement briller dans la bouillie cataractée. Lorsque la cataracte se ratatine de plus en plus, elle devient tremblotante : la zonule peut finalement se rompre et la cataracte se luxe.

[Toutefois la cataracte arrive *exceptionnellement* à se résorber presque en totalité, après de longues années, mais il y a souvent en même temps un processus glaucomateux. A. T.]

2⁰ La *cataracte congénitale*, bien moins fréquente que la cataracte sénile, est généralement bilatérale et molle, parce qu'il n'existe encore pas de noyau. Tout à fait exceptionnellement et pour des motifs encore ignorés, la cataracte congénitale totale peut être dure.

3⁰ La *cataracte traumatique* est presque toujours une cataracte progressive. Toute blessure qui ouvre la capsule et par suite met le corps vitré ou l'humeur aqueuse en contact avec la substance cristallinienne, entraîne une cataracte. Le traumatisme n'est pas toujours directement perforant (couteau, ciseaux, corps étranger, etc.) Une violente contusion sur le globe de l'œil peut aussi provoquer la cataracte, vraisemblablement par rupture équatoriale de la capsule. Très rarement une cataracte pourrait suivre un simple ébranlement du cristallin sans rupture de la capsule. Tandis qu'après une large ouverture de la capsule antérieure, la plus grande partie du cristallin peut être opacifiée en vingt-quatre heures, la formation de la cataracte est très lente après une petite blessure capsulaire. On voit alors le pourtour de cette blessure sous forme d'une opacité blanc grisâtre ou gris bleuâtre, et gonflée ; bientôt la partie opacifiée du cristallin proémine comme un champignon et s'avance dans la chambre antérieure. Quelques-unes de ses parties se détachent souvent et tombent comme des flocons grisâtres dans la chambre antérieure. Quand la blessure capsulaire est plus petite encore, le gonflement est très faible et la résorption des masses de la chambre antérieure, particulièrement rapide chez les sujets jeunes, est par suite retardée. Lorsque l'humeur aqueuse a un contact constant avec la substance cristallinienne, le gonflement et la résorption continuent toujours, jusqu'à faire disparaître toute la substance de la lentille pour ne laisser que la capsule.

Les petites plaies capsulaires peuvent s'étendre par suite du gonflement des masses cataractées qui les avoi-

---

Planche XXXIV

a. Cataracte polaire antérieure de la forme dite pyramidale.

Le sujet, âgé de quinze ans, n'a eu à sa naissance aucune suppuration oculaire, mais il eut des convulsions à l'âge de six mois. Le médecin appelé aurait alors constaté une tache sur cet œil.

On peut soupçonner la syphilis héréditaire. car il y a eu deux fausses couches et huit enfants morts à l'âge de dix à quatorze semaines, trois enfants seulement sont encore vivants. On ne trouve aucun autre signe d'hérédo-syphilis, les cornées sont complètement claires, le fond de chaque œil est normal. L'acuité visuelle arrive à peine à 1/4 de chaque côté, à cause du tort évident que lui fait l'opacité cristallinienne, surtout quand la pupille est rétrécie. De chaque côté, au milieu d'un disque rond, blanc grisâtre, de cataracte, se dresse un petit monticule pointu, qui proémine dans la chambre antérieure. Le reste du cristallin est transparent. L'opacité fut circonscrite et enlevée au cours de la discission : examinée au microscope, il s'agissait d'une cataracte sous-capsulaire. La disparition du cristallin évolua normalement et l'acuité visuelle fut de 1/2 de chaque côté avec 13 D d'hypermétropie.

b. Luxation sous-conjonctivale du cristallin.

Il y a trois mois, le malade, âgé de cinquante-six ans, se heurta l'œil contre une branche.

La vision devint de suite très mauvaise; le malade compte actuellement les doigts à 2ᵐ,50, sans amélioration par un verre convexe. L'œil gauche est normal. La rupture sclérale qui a donné issue au cristallin (ou tout au moins sa cicatrice) est bien visible au côté externe de la cornée. La pupille est attirée de ce côté, l'iris ayant été évidemment renversé en arrière. Du côté de la rupture, le corps vitré forme, rempli de sang, une trainée bien nette. Il est si troublé en arrière par l'épanchement sanguin, que le fond de l'œil n'est qu'incomplètement visible. Cependant on peut apercevoir une rupture choroïdienne du côté temporal. Après une incision de la conjonctive, le cristallin, déjà fortement enkysté, fut extrait, sans que le siège de l'ancienne rupture sclérale fût intéressé ; par suite, il n'y eut aucune perte de corps vitré. Guérison en dix jours.

sinent, et s'agrandir ainsi : mais de très petites plaies peuvent aussi se refermer par prolifération des cellules sous-capsulaires qui forment bouchon, ou parce que l'iris vient adhérer à la plaie. Quand il s'agit de ces plaies toutes petites, il se forme assez souvent en même temps une opacité en forme de rosace, souvent assez élégante (à examiner à la lumière directe avec le miroir seul), dans la couche corticale postérieure du cristallin. Elle peut rester un certain temps stationnaire, et même diminuer, mais généralement elle aboutit à une cataracte progressive et à une opacification totale.

Une importante complication de la cataracte traumatique est l'augmentation de la tension intra-oculaire par *glaucome secondaire*. Si le cristallin blessé se gonfle fortement, le glaucome survient très facilement, même dans le jeune âge, plus particulièrement dans l'âge avancé. On reconnaît vite l'augmentation de tension à l'aspect mat de la surface antérieure de la cornée. Si une ponction de la cornée et l'ablation des masses cataractées ne créent pas de la place, la vue peut se perdre peu à peu complètement.

L'évolution de la cataracte s'accompagne souvent d'une inflammation, lorsque le traumatisme a eu pour conséquence immédiate une infection de la chambre antérieure et par suite une iritis ou une irido-cyclite. Le cristallin opacifié adhère alors à l'iris, quelquefois même au corps ciliaire (cat. accreta) et son opération est beaucoup moins heureuse.

4° La *cataracte compliquée* suit diverses affections oculaires, telles que l'iritis et l'irido-cyclite intenses, surtout de nature purulente (*ulcus serpens*), l'irido-choroïdite chronique, avec opacités du corps vitré, le décollement rétinien, la dégénérescence pigmentaire de la rétine, le glaucome à sa dernière période. La myopie élevée entraîne aussi une certaine prédisposition à la cataracte, d'habitude seulement sur le tard. On reconnaît une cataracte compliquée à sa couleur anormale, *jaune sale*, ou *crayeuse* (par calcification), ses adhérences avec l'iris, l'épaississement de sa capsule, son tremblotement, etc. Il y manque notamment, ce qui existe dans la cataracte normale, de pouvoir rapidement et exactement indiquer le siège d'une flamme dans l'obscurité.

Nous signalerons, en plus des causes déjà signalées comme occasionnant la cataracte (sénilité, traumatisme, etc.), le diabète, l'albuminurie et la prédisposition dans certaines familles.

Le *diagnostic* doit s'appuyer sur les notions suivantes. On ne doit jamais diagnostiquer un commencement de cataracte, sans avoir examiné le cristallin à *l'éclairage direct par le miroir* seul. Le cristallin sénile, sclérosé, donne souvent un reflet pupillaire si marqué et si grisâtre qu'on peut croire à l'opacité de la lentille. Mais *l'éclairage* en question montre que la pupille s'éclaire d'un beau rouge et qu'il n'y a pas les stries qui annoncent le début d'une cataracte (Pl. XXXIII). Dans la cataracte traumatique, il arrive quelquefois que, si le cristallin se trouble rapidement, sa partie profonde prend à l'éclairage latéral un reflet métallique brillant qu'il ne faut pas prendre pour un corps étranger. S'il y en a réellement un dans le cristallin, il apparaît alors tout noir à l'éclairage au miroir, ce qui n'est point le cas de ces opacités reluisantes.

Le *traitement* de la cataracte consiste en une opération, à l'exception de certains cas compliqués et inopérables. Les cataractes partielles des jeunes sujets peuvent être d'abord discissées, puis on extrait par une ponction de la cornée la bouillie blanchâtre qui s'est formée. Les cataractes blanches totales peuvent également être extraites par une petite incision qui intéresse la cornée et la cristalloïde. Pour la cataracte à noyau des sujets âgés, il faut, pour obtenir une issue convenable du cristallin, un grand lambeau cornéen situé au limbe et intéressant plus du tiers de la cornée. Si l'iris ne se laisse pas bien remettre en place après la sortie de la cataracte par la pupille et l'incision cornéenne, on en enlève alors un étroit fragment par une iridectomie. Si la cataracte à opérer est incomplètement mûre, ce qui arrive quelquefois avec les cataractes à marche lente, on fait l'iridectomie avant l'extraction, pour que les masses sortent plus facilement et pour que le gonflement des couches corticales restantes entraîne moins facilement une augmentation de la tension intra-oculaire.

[L'exécution de l'iridectomie avant l'extraction est également recommandable dans la plupart des cataractes opérables, surtout compliquées d'un état général ou local défectueux. A. T.]

Dans la cataracte traumatique, on doit bien surveiller la tension intra-oculaire, et, à la moindre hypertonie, évacuer une partie des masses cataractées par une ponction cornéenne. Lorsqu'il y a un fort gonflement de la cataracte traumatique, on doit de bonne heure agrandir la pupille par une iridectomie, pour que les masses gonflées aient assez de place pour avancer dans la chambre antérieure.

II. — Déplacements.

Les changements de position du cristallin sont quelquefois la suite d'anomalies de la zonule, cette dernière s'étant développée inégalement dans son évolution congénitale ; il s'ensuit que la lentille est décentrée du côté de la partie rétrécie de la zonule : il y a alors une ectopie du cristallin (1). Si la zonule est trop courte en haut, trop longue en bas, le cristallin est tiré en haut et va d'autant plus haut que la partie inférieure de la zonule s'atrophie progressivement. Cette attraction en haut par exemple a pour résultat que la chambre antérieure est moins profonde en haut qu'en bas : en bas, l'iris tremblote, n'étant plus soutenu par le cristallin. Ce phénomène s'observe aussi, quand la zonule se rompt par un coup ou un choc sur l'œil, accident assez fréquent. Le cristallin peut être alors seulement plus ou moins déplacé latéralement, de façon à laisser voir quelquefois son bord comme une ligne arquée dans la pupille : il y a alors *subluxation*, tandis qu'il y a *luxation* si la lentille est tombée dans le corps vitré. Dans ce dernier cas, la pupille paraît extraordinairement noire, parce qu'il lui manque le reflet légèrement grisâtre du cristallin normal : tout l'iris tremblote cette fois, et, à l'éclairage latéral ou avec l'ophtalmoscope, le cristallin se découvre dans le corps vitré sous forme d'un corps arrondi et mobile. Dans les cas heureux, il finit par adhérer et se fixer après un certain temps ; il est cataracté et diminué par une sorte de ratatinement. Mais plus fréquemment la lentille mobile entraîne une *hypertension glaucomateuse*, probablement par irritation des procès ciliaires qui produisent l'humeur aqueuse : ce processus peut aussi survenir avec la simple subluxation.

[Dans un cas que nous avons observé, il n'y avait *aucune trace de chambre antérieure*. L'iris était partout entièrement accolé à la

(1) Voy. *Atlas-Manuel d'Ophtalmoscopie*, 3ᵉ éd., planche XI.

cornée, la pupille rétrécie et noire. Comme l'œil n'était pas cependant encore glaucomateux, nous mîmes une goutte d'atropine ; la dilatation pupillaire permit de voir, tout à fait à la périphérie supérieure de la chambre antérieure, le bord à reflet ambré du cristallin déplacé et transparent.

Dans un autre cas, le cristallin était pris et enclavé *transversalement* dans la pupille d'un œil du reste depuis longtemps glaucomateux, et présentait *horizontalement* le bord de sa circonférence.

Enfin nous avons aussi vu une fois un cristallin luxé directement *en haut* et suspendu horizontalement au corps ciliaire.

Il y a enfin des cas de cristallins absolument *flottants* et nageant tantôt dans la chambre antérieure tantôt dans le corps vitré.

Aussi presque chaque variété de déplacement du cristallin nécessite une intervention opératoire à modifier suivant le cas.

Quant au glaucome consécutif, il peut être dû, soit à l'obturation des voies excrétoires de l'angle irido-cornéen (lorsque le cristallin est tombé dans la chambre antérieure, ou bien, lorsque, resté derrière l'iris, il l'accole au triangle de filtration en le poussant vers la cornée), soit à l'irritation hypersécrétoire des procès ciliaires. L'angle irien peut en effet être complètement libre, comme nous l'avons démontré par l'examen histologique. A. T.]

·A la subluxation spontanée ou congénitale et à la subluxation traumatique peut facilement succéder peu à peu la luxation. Quoique plus rarement, elle peut aussi se produire dans la chambre antérieure, où l'on peut trouver un cristallin soit encore transparent, soit déjà cataracté et ratatiné. Dans le premier cas, on a l'impression, à cause du reflet jaune et brillant du bord du cristallin luxé, que la chambre antérieure est remplie d'une grosse goutte d'huile. Le cristallin peut être complètement expulsé de l'œil dans les violentes contusions de l'œil avec rupture de la sclérotique. Cette expulsion peut également avoir lieu à travers une perforation cornéenne due à un large processus ulcéreux, lorsque le malade serre les paupières, quand on l'examine, ou autrement.

La luxation spontanée du cristallin dans le corps vitré peut survenir par une atrophie de la zonule consécutive au ramollissement du corps vitré dans la myopie extrême, la choroïdite antérieure ou le décollement rétinien. La zonule peut aussi finalement s'atrophier par le ratatinement d'une cataracte supra-mûre et la cataracte se luxe de même, dans la myopie élevée [une chute, un choc léger, ou seulement l'action de se baisser ou d'éternuer peut entraîner le même accident].

Le déplacement du cristallin entraîne aussi un affaiblissement visuel d'autant plus grand que le déplacement est plus complet. La subluxation entraîne de la myopie et de l'astigmatisme : plus tard, la vue se trouble encore plus par l'opacification de la lentille. Si le cristallin a totalement abandonné le champ pupillaire, il se produit l'état appelé *aphakie*, d'où une diminution du pouvoir réfringent qui atteint 10 D. dans l'œil emmétrope. Si le cristallin se fixe dans le corps vitré et ne provoque désormais aucune nouvelle lésion, le malade peut bien voir avec un verre à cataracte. Mais ce sont là des cas exceptionnels.

Le plus souvent la pression intra-oculaire s'élève et entraîne peu à peu la cécité avec de vives douleurs.

[Comme l'entraînait souvent l'ancienne opération de l'abaissement. A. T.]

Le *pronostic* des déplacements du cristallin est donc sérieux, l'œil atteint est toujours gravement lésé, souvent même perdu.

Le *traitement* peut corriger chez quelques malades le défaut visuel par la prescription du verre convexe correcteur de l'aphakie. Dans la subluxation, on peut pratiquer la suppression du cristallin par la discission, surtout chez les jeunes sujets : dans la luxation récente dans le corps vitré, on peut se proposer de fixer par un repos prolongé au lit le cristallin dans sa nouvelle situation, en même temps qu'on lutte contre l'élévation de la tension intra-oculaire par les myotiques (ésérine, pilocarpine).

[Les cristallins flottants seront fixés dans la chambre antérieure avec une longue aiguille et extraits par une incision cornéenne. A. T.]

Le glaucome peut être aussi amélioré dans une certaine mesure par des sclérotomies répétées. L'ablation du cristallin luxé entraîne généralement une forte et dangereuse perte du corps vitré. L'énucléation doit être souvent pratiquée à cause des douleurs du processus glaucomateux absolu.

[D'autres fois, l'exentération ou l'ablation de la cornée et de l'iris (Panas) peuvent remplacer l'énucléation. Enfin on extraira, au bout de quelques semaines, le cristallin luxé sous la conjonctive. A. T.]

NEUVIÈME PARTIE
MALADIES DU CORPS VITRÉ

Les maladies du corps vitré sont secondaires dans la grande majorité des cas et provoquées par l'inflammation du corps ciliaire, de la choroïde et de la rétine. Elles se manifestent par une opacité consécutive à l'immigration d'éléments inflammatoires et par une dégénérescence conduisant à un état floconneux engendré par des hémorragies, ou à la liquéfaction, ou à un état fibrillaire. Son faible pouvoir de régénération rend le corps vitré un des plus mauvais tissus de tout l'organisme : en effet son expulsion au cours d'un traumatisme ou d'une opération, ou les lésions opératoires provoquées par la pénétration des instruments dans son intérieur, sont ordinairement désastreuses, car elles sont facilement suivies de son opacification et d'un décollement de la rétine (1).

Nous insisterons ici sur les suppurations du corps vitré qui sont assez souvent provoquées par la pénétration de corps étrangers.

[D'autres fois, à la suite d'une endo-infection généralisée (pyoémie et septicémies de toute nature), le corps vitré s'infecte et se transforme en une masse jaunâtre. L'atrophie de l'œil par rétraction du corps vitré et décollement de la rétine est très fréquente à la suite de ces suppurations métastatiques. — Le reste des affections du corps vitré est à étudier avec les maladies du fond de l'œil et leurs symptômes ophtalmoscopiques (hémorragies, synchisis, etc.). A. T.]

Nous ajouterons les considérations suivantes à ce que

(1) Voy. *Atlas-Manuel d'Ophtalmoscopie*, 3e éd., pl. LVII.

nous en avons déjà dit avec les blessures de la sclérotique.
Les corps étrangers qui pénètrent jusque dans le corps
vitré et la rétine entrent plus souvent par la cornée que
par la sclérotique : ils perforent l'iris et le cristallin
(Pl. XXXVI, *b*) ou seulement la lentille et plongent alors
vers le bas lorsqu'ils ont une faible force de pénétration ;
d'autres fois ils vont jusqu'à la rétine et y demeurent
fichés ; d'autres fois encore, ils rebondissent et se trouvent
alors dans la partie antéro-inférieure du corps vitré : par
suite, ils sont fort difficiles à découvrir avec l'ophtalmoscope et quelquefois ils doivent être différenciés de leur
point de contact avec le fond de l'œil (1). S'ils entraînent
une cataracte traumatique, leur découverte et leur localisation sont encore plus difficiles. Leur trajet se laisse alors
déterminer d'après la situation des plaies cornéennes,
iriennes et cristalliniennes. Si la plaie reste aseptique et
ne s'enflamme pas, l'ablation de la plupart des corps
étrangers métalliques peut être opérée avec succès au
moyen du gros aimant, qui peut également être utile pour
le diagnostic de la présence d'un corps étranger dans l'œil.

Ces fragments, surtout ceux qui viennent de pioches
pendant le travail sur un sol pierreux, provoquent souvent
une inflammation suppurative plus ou moins intense, qui
se manifeste principalement par un état purulent (abcès)
du corps vitré (Pl. XXXV, *a*) ou bientôt par une *panophtalmie* (Pl. XXXV, *b*). Cette panophtalmie peut être déjà
au bout de quarante-huit heures en pleine évolution.
Dans la plupart des cas, l'infection est bien apportée dans
le globe par le fragment lui-même, et ce qui le prouve,
c'est que les fragments de pioche, souvent salis par de la
terre, les provoquent plus souvent que les fragments venant de la fabrication et du travail du fer, les corps
étrangers de verre, les grains de poudre, etc. Dans certains cas, l'infection pénètre peut-être secondairement par
le canal de la plaie.

De temps à autre il survient à la suite de la pénétration
d'un corps étranger dans le corps vitré, non plus une inflammation violente à caractère purulent, mais plutôt une
irido-cyclite à marche torpide. L'œil n'en est pas moins
pour cela compromis, car il doit être le plus souvent

____

(1) Voy. *Atlas-Manuel d'Ophtalmoscopie*, 3ᵉ édit., pl. LV.

a. Suppuration du corps vitré provoquée par un fragment de fer

B. H., neuf ans ; cette malade travaillait la terre, le 17 avril 1897, avec une petite pioche, lorsqu'il lui sauta quelque chose dans l'œil gauche. Elle fut conduite à un médecin qui déclara que ce n'était rien. Le 20 avril, elle fut reçue à la clinique, car son œil avait rougi pendant ce temps et la vision était devenue mauvaise. Dans le quadrant supéro-interne de la cornée, qui était le siège d'un léger trouble diffus, on voyait à l'éclairage latéral la porte d'entrée du corps étranger, sous forme d'une petite ligne grisâtre, un peu arquée, d'une longueur de 1mm,5 environ : derrière cette ligne, l'iris adhérait au cristallin sur une assez large étendue. Il y avait un hypopion de 2 millimètres de hauteur dans la chambre antérieure, un exsudat pupillaire important, qui empêchait de voir clairement l'état du cristallin. L'extraction du corps étranger, tentée avec le gros aimant, ne réussit pas. Six jours après (époque du dessin), l'œdème et la rougeur de la conjonctive avaient diminué, la chambre antérieure était transparente et sans hypopion, l'exsudat pupillaire était réduit à quelques débris. Le cristallin n'était pas nettement cataracté : derrière lui, un reflet jaune verdâtre témoignait de la suppuration du corps vitré. Perception lumineuse à vingt centimètres.

Le 12 mai, énucléation. Le petit fragment de pioche était solidement fixé du côté nasal dans le corps ciliaire, et entouré de suppuration. Suites normales de l'énucléation.

b. Panophtalmie par pénétration d'un fragment de fer dans le corps vitré.

La paysanne B. M., âgée de quarante et un ans, travaillait des pommes de terre la veille de son entrée à la clinique, lorsqu'il lui sauta quelque chose dans l'œil droit. Elle ressentit d'abord seulement des picotements, mais la vue se troubla immédiatement, et dans la nuit survinrent de très violentes douleurs dans l'œil et le front du côté droit. Le jour suivant, rougeur et œdème des paupières, protrusion considérable du globe dont la mobilité était manifestement diminuée, chémosis modéré. Pas de conjonctivite ni de rétrécissement des voies lacrymales. La cornée est un peu trouble et montre vers l'extérieur en haut, partant du centre, une plaie linéaire nette de 1mm,5 de longueur. L'iris est tout à fait invisible et trouble. Petit hypopion, exsudat pupillaire. Pas de perception lumineuse. Dès qu'on approche de l'œil le grand électro-aimant, le fragment sort par la plaie d'entrée. Cependant, la panophtalmie continue et se développe, comme le montre la planche, avec une forte protrusion, un œdème conjonctival (chémosis) marqué et une coloration gris verdâtre de la cornée. Un fragment de tissu purulent sort de la plaie, vraisemblablement constitué par du corps vitré purulent engagé dans le canal de la blessure et ne se laisse pas enlever.

Enucléation douze jours après la blessure, en pleine panophtalmie. Guérison. Le globe est plein d'une masse brune jaunâtre. Les cultures donnent trois colonies de streptocoques et une de bacilles à chaînons vacuolaires, semblables à un bacille spécial (*Wurzelbacillus*).

énucléé comme constituant un grand danger pour l'autre
œil, ce genre de lésions traumatiques prédisposant beaucoup à l'ophtalmie sympathique. S'il ne survient aucune
inflammation à la suite de la pénétration d'un fragment
de fer, l'œil peut être néanmoins altéré peu à peu par
siderosis, c'est-à-dire par une sorte de dissolution chimique
progressive du fer et par sa précipitation ultérieure dans
la rétine, ce qui éteint la vision. Ce n'est que dans très
peu de cas que des corps étrangers en fer sont tolérés sans
grand dommage. Les fragments de cuivre qui ont pénétré
à l'état aseptique, et que l'œil a tolérés, altèrent eux aussi
peu à peu la rétine : cependant, lorsque ces fragments
s'encapsulent dans la partie antérieure du corps vitré, l'œil
peut conserver assez longtemps une vision satisfaisante.

[Les corps *non magnétiques* du corps vitré et les *parasites*
peuvent nécessiter, suivant les cas, l'extraction (pince-curette),
l'exentération en cas de phlegmon, ou l'énucléation, s'il y a une
menace d'ophtalmie sympathique. La tolérance varie avec le *siège*,
la *nature* du corps étranger et son *degré* éventuel d'*infection*. Le
cuivre est en général plus mal toléré que le plomb et surtout que le
verre.

La *radiographie* est indiquée dans certains cas, surtout non
magnétiques, en prenant toutes les précautions possibles pour éviter
les accidents qui seraient si désastreux au visage. A. T.]

La suppuration du corps vitré nécessite ordinairement
l'énucléation, de même que la panophtalmie. Celle-ci se
reconnaît à l'œdème des paupières, de la conjonctive, de
la capsule de Tenon et du tissu orbitaire voisin, ce qui entraîne la protrusion de l'œil. Les microbes qui engendrent
la suppuration intra-oculaire s'évadant facilement du
globe et leurs toxines même seules occasionnant dans
l'orbite un œdème inflammatoire, l'énucléation peut aussi
être exécutée dans la panophtalmie, sans qu'après coup
l'inflammation s'étende davantage vers le cerveau, mais il
faut éviter qu'en enlevant l'œil, une infection se produise
par les instruments et les doigts.

Lorsqu'en piochant dans un champ, ou en travaillant le
fer, ou dans les travaux où l'on choque du fer sur du fer
(par exemple en ciselant), il saute quelque chose dans
l'œil, on doit ne pas croire aux renseignements que donne
le malade, lorsqu'il dit qu'un corps étranger a frappé son
œil et est retombé au dehors. Surtout pour les petits

fragments que l'on retrouve ensuite dans le fond de l'œil, on entend souvent dire au malade qu'il a vu retomber une pierre grosse comme le poing. Cette illusion du malade s'explique parce qu'il a vu le corps étranger grossi par un phénomène entoptique, lors de sa pénétration dans le corps vitré, et a projeté extérieurement son trajet.

Il sera de la plus grande importance, dans tous ces cas, même lorsque l'œil paraît complètement intact, de rechercher minutieusement le corps étranger et de pratiquer l'extraction du fragment le plus tôt possible.

D'après mon expérience, on peut encore obtenir un bon résultat, même avec les petits fragments de pioche, pourtant si dangereux.

Chaque minute d'attente assombrit davantage le pronostic. On agira pour le mieux par la méthode déjà décrite.

[Tout *au début* d'une plaie pénétrante intéressant le corps vitré dont un filament bave souvent à travers la blessure, on mettra tout en œuvre pour prévenir l'infection : lavages des culs-de-sac conjonctivaux faits avec douceur, collyre de sublimé à 1 p. 1000 plusieurs fois par jour, bandeau occlusif *sec* avec pommade iodoformée ou xéroformée.

Si l'infection paraît survenir, et en présence d'une coloration jaunâtre des bords de la plaie, le pansement *humide*, froid et évaporant, le collyre de sublimé à 1 p. 1000 4 à 5 fois par jour, au besoin les injections sous-conjonctivales et la cautérisation ignée de la plaie, sont indiqués.

Si la *panophtalmie* se déclare, due surtout à ce que le corps étranger pénétrant était infecté et a inoculé l'intérieur du corps vitré, l'ablation de la cornée et le curage complet de l'œil sont souvent recommandables et *préférables à l'énucléation* ; par contre, dans la suppuration *métastatique* du corps vitré, *d'origine endogène*, où les douleurs sont ordinairement très peu marquées et où la cornée reste souvent indemne, on s'abstiendra le plus souvent d'intervenir chirurgicalement, sauf à enlever ou à vider après très longtemps un moignon resté douloureux, mais lorsque l'état général a repris sa santé et lorsqu'il n'y a plus trace de l'endo-infection généralisée. A. T.]

DIXIÈME PARTIE

GLAUCOME

L'élévation de la pression intra-oculaire, le durcisse-
ment progressif de l'œil (glaucome), est une des maladies
oculaires les plus sérieuses et ses symptômes doivent être
familiers à l'esprit de chaque médecin ; il faut en effet
instituer aussitôt que possible la thérapeutique appropriée,
si l'on ne veut pas que l'œil malade reste définitivement
lésé. Nous diviserons avant tout le glaucome en glaucome
primitif et en glaucome *secondaire*.

I. — Glaucome primitif.

Cette maladie, qui survient spontanément et atteint
presque toujours les deux yeux, présente un tableau
différent suivant qu'elle débute par une subite et violente
augmentation de pression, soit au contraire par une augmentation de pression graduelle et modérée. Dans le premier cas, en effet, on trouve réunis les symptômes extérieurs de l'*inflammation* : rougeur, douleurs, voire même
l'œdème, de la conjonctive et de l'iris. Dans le second cas,
ces symptômes font défaut pendant longtemps ou même
toujours. On divise par suite le glaucome primitif en
glaucome inflammatoire et en glaucome non inflammatoire ou glaucome simple. Ce dernier peut se transformer
toujours en glaucome inflammatoire.

1. — Glaucome inflammatoire.

Il peut se présenter sous des formes différentes, suivant qu'il s'agit de glaucome inflammatoire aigu ou chronique; la forme aiguë passe souvent à la chronicité.

Généralement des prodromes annoncent l'attaque de glaucome inflammatoire : céphalalgie, tiraillements, douleurs à la tempe, et même névralgie occipitale; puis brusquement un affaiblissement visuel se produit, de telle sorte que le patient croit qu'il y a de la fumée dans sa chambre et qu'il se trouve dans un nuage. S'il regarde une lumière, il voit pendant ces phénomènes prodromiques un anneau de la couleur d'un arc-en-ciel entourer la lumière ; si le médecin examine alors l'œil, il trouve l'origine de ce trouble visuel dans un léger ternissement de la surface cornéenne qui, surtout dans sa partie moyenne, apparaît comme une plaque de verre obscurcie par l'haleine : si nous regardions une plaque de verre ainsi disposée et placée devant une lumière, nous verrions aussi un arc-en-ciel autour de la lumière. De plus la chambre antérieure se trouve moins profonde, l'iris et le cristallin sont un peu projetés en avant, la pupille est assez dilatée et réagit difficilement à la lumière. Le plus souvent il existe aussi une hyperémie ciliaire. Après une semblable attaque prodromique, qui peut durer plusieurs heures, l'œil redevient tout à fait normal. D'abord, ces accès reviennent à des intervalles assez longs, puis ils se rapprochent, surtout s'ils sont favorisés par diverses circonstances, telles que de vives émotions gaies ou tristes, des repas copieux, l'action de se baisser fréquemment, [des crises douloureuses viscérales, une opération sur l'œil opposé, etc. A. T.]

Souvent aussi, on ne trouve pas de cause occasionnelle appréciable.

[Le terrain est souvent arthritique ou névro-arthritique ; l'artériosclérose et les affections cardiaques coexistent aussi très fréquemment ici. L'hérédité et le sexe féminin jouent aussi un rôle. Nous considérons même le glaucome aigu comme un *œdème aigu* analogue à ceux observés dans d'autres régions. A. T.]

Le stade prodromique peut persister pendant des semaines, des mois, une année même. Mais, dans ce dernier

cas, il se produit des modifications dans l'état de l'œil,
telles que la réplétion des vaisseaux ciliaires antérieurs,
particulièrement une excavation du nerf optique et par
suite une diminution de l'acuité visuelle.

Au cours du glaucome confirmé, une attaque se caractérise par les symptômes suivants. Au milieu de violentes
douleurs dans la tête et dans l'œil, qui deviennent bientôt
insupportables et suppriment le sommeil et l'appétit,
apparaît une coloration rouge sombre du globe de l'œil.
Les paupières peuvent aussi rougir et devenir œdémateuses. Cet œdème peut, dans les cas très intenses, envahir
aussi la conjonctive bulbaire. La vision tombe rapidement,
au point que l'œil atteint devient presque complètement
aveugle. Si l'attaque est très violente, des vomissements
apparaissent jusqu'à ce qu'elle cesse.

Le patient est ordinairement obligé de se mettre au lit
et donne l'impression d'être gravement malade. Si le médecin l'examine alors, il trouve comme symptômes oculaires caractéristiques : nébulosité et trouble diffus de la
cornée, chambre antérieure réduite, pupille élargie et
souvent irrégulière, présentant une forme ovale en haut
ou obliquement et occupant quelquefois une situation
assez excentrique. Elle ne se rétrécit que peu ou pas à la
lumière. Dans sa profondeur apparaît un reflet gris verdâtre (Pl. XXXVI, *a*) qui, bien qu'il ne soit pas caractéristique, a donné son nom à la maladie (cataracte verte).
En effet, on peut observer ce reflet dans la plupart des
yeux de vieillards, chez lesquels on dilate la pupille : il
provient surtout de la sclérose du cristallin. Il est donc
produit par la dilatation glaucomateuse de la pupille, à
laquelle s'ajoute, dans la plupart des cas, un léger trouble
du corps vitré. Si alors on examine l'œil à l'ophtalmoscope,
le fond de l'œil est complètement ou presque complètement invisible, d'abord à cause du trouble et de la nébulosité de la cornée, mais encore à cause du léger trouble
du corps vitré dont nous avons déjà parlé. L'examen de la
tension démontre une dureté anormale de l'œil.

Si la thérapeutique n'est pas rapidement appliquée,
une semblable attaque peut durer des jours ou des semaines, puis disparaître graduellement, mais non sans
laisser des modifications persistantes : la vision demeure
définitivement atteinte, les veines ciliaires antérieures
restent gonflées, la pupille est dilatée, immobile, l'iris atro-

a. Glaucome aigu.

La femme T. B., âgée de soixante et onze ans, a été opérée à l'œil gauche, il y a sept ans, de cataracte (sans iridectomie). Elle a bien vu, pendant tout ce temps, la capsule postérieure ayant été aussi discissée peu après la première opération. La pupille était ronde et mobile. Il y a deux jours, survinrent subitement, sans aucune cause, des douleurs de l'œil et un obscurcissement de la vue. L'état s'améliora rapidement par les myotiques, en sorte que l'acuité visuelle regagna rapidement 1/2. Il survint encore (à la clinique) une attaque de glaucome aigu avec T + 2, rougeur du globe et dilatation de la pupille qui était en même temps excentrique et attirée en haut, comme cela se voit souvent dans le glaucome. La cornée était en même temps trouble et terne à sa surface. Léger reflet verdâtre dans la profondeur de l'œil. La sclérotomie, une nouvelle et large discission et l'emploi consécutif de l'ésérine et de la pilocarpine amènent peu à peu la guérison avec une acuité visuelle de 1/3.

b. Éclat de fer dans le corps vitré (extraction), perforation de l'iris, cataracte traumatique, trouble du corps vitré.

La femme V. Sch., paysanne, âgée de soixante ans, reçut le soir du 14 juin 1897 un fragment de fer dans l'œil gauche en travaillant des pommes de terre. Le lendemain elle consulta un médecin qui considéra la blessure comme étant purement extérieure et peu importante. Elle n'éprouva du reste jamais de douleurs après l'accident, mais elle voyait seulement un épais brouillard.

Le 18, à son entrée dans ma clinique privée, on voyait nettement sur l'œil rougi l'orifice de la blessure qui avait livré passage au fragment de fer qui avait pénétré dans l'œil.

Le trajet de la blessure commençait dans la cornée par une fine ligne grisâtre longue de 1 mill., 5 un peu au-dessous du milieu de la cornée, et au-dessous de cette ligne, surtout après dilatation de la pupille, le point de pénétration dans l'iris (perforation) et le trouble traumatique du cristallin étaient parfaitement visibles à côté de la blessure de la cristalloïde qui présentait une forme triangulaire. L'iris était adhérent à la capsule antérieure. Dans ce cas également, on voit un reflet gris verdâtre dans la pupille, surtout dans sa partie inférieure. A l'éclairage latéral, le trouble cristallinien présente un reflet brillant et métallique au niveau de la cristalloïde postérieure. Le corps étranger se trouve évidemment dans le corps vitré, mais il est invisible. Le gros aimant est approché de l'œil, le corps étranger apparaît de suite dans la chambre antérieure et est extrait en entier par sa porte d'entrée (17 juin). Le 27, l'œil n'est presque plus rouge, si bien que la malade est congédiée le 29, avec un œil tout à fait tranquille, qui compte les doigts à 2 mètres : cette acuité visuelle existe encore le 9 juillet, ce qui est d'accord avec ce fait que l'opacité de la cataracte traumatique n'a pas augmenté.

On peut aussi voir très convenablement le fond de l'œil.

phié, la chambre antérieure peu profonde (Pl. XXXVI, *a*).
Le champ visuel présente souvent un fort rétrécissement
du côté nasal. Le disque du nerf optique est plus ou moins
excavé et a pris la teinte atrophique, surtout dans sa moitié
temporale. Si l'on trouve alors à l'ophtalmoscope des
hémorragies rétiniennes, on a affaire à la plus mauvaise
forme de glaucome, le *glaucome hémorragique*, qui peut
également entraîner des hémorragies dans la chambre
antérieure et le corps vitré (1).

L'œil atteint de l'état glaucomateux est pris tôt ou tard
de nouvelles attaques, le plus souvent moins fortes.

La vision et le nerf optique s'altèrent de plus en plus.
Finalement survient la cécité totale et définitive et l'œil se
trouve à l'état de glaucome absolu : autour de la cornée,
qui est maintenant moins terne et moins trouble, on aperçoit un anneau de vaisseaux dilatés ; la chambre antérieure
est très rétrécie, l'iris réduit à une bande extrêmement
étroite ou même imperceptible (Pl. XL). Un reflet gris
verdâtre occupe la pupille dilatée et rigide. Le nerf optique
est totalement (c'est-à-dire jusqu'au bord du disque) et
profondément excavé, et le globe a la dureté de la pierre.
De temps à autre surviennent de nouveau des douleurs.
Peu à peu l'œil est en pleine dégénérescence, la cornée
devient le siège d'un trouble permanent et se recouvre de
productions vitreuses ou rugueuses. Il peut se développer
des ectasies de la sclérotique autour de la cornée ou dans
la région de l'équateur. Le cristallin devient cataracté.

[Enfin la cornée peut s'ulcérer, se perforer, et l'œil se vider
spontanément par hémorragie expulsive. A. T.]

Dans le glaucome inflammatoire chronique, l'évolution
est plus traînante que dans la forme aiguë, ou, si elle se
manifeste d'une manière *foudroyante*, l'œil est conduit en
peu d'heures à une cécité définitive.

<h3 style="text-align:center">2. — Glaucome non inflammatoire.
Glaucome simple.</h3>

Cette forme de glaucome est particulièrement traîtresse,
en ce que le malade peut arriver à se trouver aveugle,

______

(1) Voy. *Atlas-Manuel d'Ophtalmoscopie*, 3ᵉ éd., pl. XXII-XXIV.

sans phénomènes nets, sans inflammation et sans douleur ; fréquemment, lorsqu'il vient enfin consulter le médecin, il a un œil déjà tout à fait aveugle ou perdu presque sans ressource, et l'autre qui y voit mal. Le médecin constate que l'œil est extérieurement normal, la tension est peu ou pas surélevée, mais le nerf optique est excavé. Si l'on examine la tension à diverses reprises, à des moments différents de la journée, en particulier dès les premières heures du matin, on retrouve cependant le symptôme principal de la maladie et par un interrogatoire soigné, on apprend souvent que de temps à autre il survient un obscurcissement visuel et de légères douleurs de tête. La perte de la vision se produit généralement de telle façon que le champ visuel se rétrécit latéralement, surtout dans la partie nasale, tandis que la vision centrale diminue uniformément ou même reste relativement meilleure jusqu'à une certaine période de la maladie.

[La chambre antérieure est généralement très peu profonde, le cristallin fortement poussé en avant et refoulant en masse l'iris contre la cornée. L'acuité visuelle reste longtemps presque normale, si l'on emploie les myotiques d'une façon continuelle, et les malades lisent quelquefois de très fins caractères de près avec des champs visuels aussi réduits que dans les dernières périodes de la rétinite pigmentaire. On peut observer chez le même malade le glaucome simple sur un œil et le glaucome irritatif sur l'autre, ou sur le même œil le passage de la première forme à la seconde. A. T.]

Le mal atteint toujours les deux yeux et peut évoluer pendant des années. De temps à autre, ces caractères peuvent se modifier et prendre le type du glaucome inflammatoire ou du glaucome hémorragique. Dans beaucoup de cas de glaucome simple, une laxité anormale de la lame criblée du nerf optique favorise peut-être la perte de la vision.

Le glaucome est en général une maladie des sujets âgés.

PLANCHE XXXVI *bis*. — **Augmentation de volume de l'œil par glaucome infantile.**

La cornée n'est pas, comme dans la mégalocornée, nettement séparée de la sclérotique, mais elle s'unit ici à elle par une bande grisâtre. (Planche due au Pr Michel).

Le glaucome inflammatoire survient rarement avant la cinquantième année, le glaucome simple quelquefois un peu plus tôt : mais on voit également de temps à autre la maladie atteindre des enfants.

3. — Glaucome infantile.

Le glaucome infantile atteint l'œil d'une toute autre façon ; car il rend plus volumineux l'œil saisi en pleine croissance, tandis que l'œil adulte ne se modifie ni dans sa forme ni dans son volume par l'augmentation de la pression intra-oculaire (sauf par les ectasies du stade de dégénérescence). L'œil de l'enfant devient alors *buphtalme* ou *hydrophtalme,* à moins que le processus ne subisse un arrêt. D'abord on constate seulement l'aspect terne et caractéristique de la surface de la cornée, qui fait bientôt place à un trouble diffus. Puis il survient un agrandissement de cette membrane, et aussi un nuage tacheté, dans lequel à un examen minutieux on peut voir des stries rubanées spéciales qui se trouvent dans la profondeur de la substance cornéenne et vont de divers côtés, en serpentant dans une direction tortueuse et assez particulière. Le milieu de ces rubans est moins trouble que leurs bords ; ils persistent après la suppression de l'hypertonie et forment pour le diagnostic, d'après moi, un point important, même pour le diagnostic rétrospectif.

La pupille a au début, dans ces cas, assez peu de tendance à la dilatation ; la chambre antérieure est moins rétrécie que chez l'adulte, et si la cornée est déjà agrandie, la chambre antérieure paraît même au contraire d'une profondeur anormale. L'excavation du nerf optique ne se fait ordinairement pas attendre longtemps. La maladie attaque en général les deux yeux. Les enfants atteints deviennent bientôt photophobes et paraissent aussi pour la plupart avoir des douleurs. L'examen est généralement assez difficile, surtout lorsqu'on veut se rendre compte de la pression intra-oculaire, constatation impossible dès que les petits sujets se débattent et pleurent. On doit alors les endormir par l'anesthésie générale, anesthésie qui a l'avantage de permettre un examen plus approfondi, en particulier l'examen ophtalmoscopique. Ce n'est que très rarement que la maladie se calme spontanément : le plus souvent, elle arrive à une période destructive, si on n'institue pas la thérapeutique appropriée. La terminaison générale est que les yeux devenus depuis longtemps aveugles, démesurément agrandis, se heurtent, et que, leurs parois étant très minces, ils se crèvent facilement et s'atrophient.

[Nous avons vu une terminaison de ce genre où le moignon livré à lui-même offrit l'occasion d'une excellente prothèse. A. T.]

Le glaucome peut survenir rapidement après la naissance ou dans les premières années de la vie. La buphtalmie est même quelquefois congénitale. Dans la seconde enfance, il ne se développe plus. Pour ce qui est de l'apparition du glaucome en général, on doit noter aussi que

---

PLANCHE XXXVII. — **Sarcome de la choroïde, à grand développement antérieur.**

Le malade, âgé de cinquante-trois ans, raconte qu'il y a onze ans il s'est violemment contusionné l'œil contre une poutre : puis la vue s'est perdue peu à peu et l'œil est devenu douloureux à diverses reprises. L'œil a grossi depuis six mois environ. Une volumineuse tumeur sort comme un bouchon entre les paupières : elle porte plusieurs bourgeons plus petits qui se trouvent en partie cachés sous la paupière supérieure. La cornée, sous forme d'une surface bleuâtre et très réduite, est visible tout à fait en bas.

L'œil et la tumeur ont encore un peu de mobilité. La *lumière solaire* passant par une lentille ne peut arriver à traverser la tumeur, que l'on sent fort dure par places, et où l'on ne trouve aucune pulsation. On ne sent pas de ganglions engorgés du côté gauche de la tête. Le diagnostic du sarcome fut, après exentération de l'orbite, confirmé par l'examen histologique (sarcome à cellules fusiformes fortement pigmentées), de même que par les événements ultérieurs. Ce malade succomba en effet (sans récidive locale) une année après, avec un sarcome de la grosseur d'une tête d'enfant dans la partie gauche du bassin, et avec un sarcome de la grosseur du poing dans le muscle deltoïde droit. [Dans cette observation on remarquera, comme dans bien d'autres cas analogues, qu'un violent traumatisme a été la cause occasionnelle de la tumeur : pour les inflammations comme pour les tumeurs, il faut un terrain spécial et souvent prédisposé héréditairement, mais il y a très souvent une cause occasionnelle qui détermine la *localisation oculaire*, et dont on ne saurait méconnaître l'importance clinique et prophylactique, et aussi le rôle pathogénique. A. T.]

l'œil myope n'est presque jamais atteint de la forme inflammatoire, mais plutôt du glaucome simple.

La sclérose vasculaire et l'affaiblissement du cœur favorisent le processus glaucomateux. Les causes véritables
du glaucome ne sont pas encore complètement élucidées.
L'augmentation de pression intra-oculaire peut être provoquée par l'hypersécrétion des liquides intra-oculaires
(choroïdite séreuse de Græfe), de même que par la diminution dans l'excrétion du liquide intra-oculaire normal,
à la suite de modifications dans l'état de l'œil (troubles
de l'écoulement dans l'angle de la chambre antérieure
par l'adhérence circulaire de la périphérie de l'iris à la
cornée : théorie de Knies et Weber). Comme cause occasionnelle provoquant le glaucome sur un œil prédisposé
ou déjà atteint, nous connaissons encore la dilatation de
la pupille, surtout celle provoquée par l'atropine.

Le *diagnostic* se base sur les considérations suivantes.
La confusion du glaucome inflammatoire et de l'iritis est
possible et d'autant plus désastreuse que le traitement
de chaque affection est radicalement différent. On doit
s'habituer à ne jamais instiller de l'atropine dans un œil,
avant d'avoir soigneusement vérifié sa tension. Dans l'iritis,
la pupille est rétrécie ; dans le glaucome inflammatoire,
elle est dilatée. Le glaucome simple nécessite un examen
approfondi à l'ophtalmoscope. La confusion d'un glaucome infantile avec une kératite parenchymateuse est particulièrement grave, car dans leur premier stade, ces deux
maladies se ressemblent énormément en apparence.
L'examen de la tension éclaircit le diagnostic.

Le *pronostic* est toujours sérieux, surtout pour le glaucome simple, plus difficile à guérir que la forme inflammatoire. Le glaucome hémorragique a un pronostic aussi
désastreux que possible. Dans chaque cas particulier de
glaucome, plus les vaisseaux et le cœur sont mauvais,
plus le pronostic est douteux.

Le *traitement* doit consister dans l'emploi d'un myo-
tique (ésérine ou pilocarpine) pour resserrer la pupille, et,
dans la plupart des cas, doit être complété par une opération. Le traitement médicamenteux doit être institué au
plus tôt sous forme d'instillations d'ésérine à 1/2 p. 100
[ou à 1 % en collyre huileux] ou de pilocarpine à 2 p.
100, 3 à 5 gouttes par jour de la première, 5 à 10 gouttes
de la deuxième. La pilocarpine, qui a une action plus
douce, se prête à un usage prolongé et aussi une fois

l'opération faite. L'effet de ce remède peut être aidé par des injections sous-cutanées de morphine qui d'une part engendrent un sommeil bienfaisant pour l'état du glaucomateux et agissent pour rétrécir la pupille. L'atropine doit être au contraire évitée dans le glaucome.

Le plus tôt est le mieux pour opérer un œil atteint de glaucome : plus la maladie est avancée, plus le résultat d'une opération est incertain. L'iridectomie est particulièrement recommandable dans le glaucome inflammatoire, la sclérotomie dans le glaucome simple, lorsqu'il est déjà avancé. Dans le stade de *début* de cette dernière forme, l'iridectomie peut être aussi indiquée. Les deux opérations doivent être souvent combinées : ainsi la sclérotomie peut précéder l'iridectomie ou inversement. Certains cas nécessitent plusieurs sclérotomies dans un long ou court

---

Planche XXXVIII *a* et *b*. — **Gliome double de la rétine.**

La petite fille E. M. de U., âgée actuellement de vingt mois, se porta bien jusqu'au sixième mois ; elle commença alors à loucher de l'œil gauche, et, lorsqu'elle eut atteint l'âge d'un an, sa mère remarqua dans la pupille un reflet jaunâtre qui depuis lors s'est élargi et accusé de plus en plus. Depuis quelques semaines, l'enfant y voit aussi plus mal de l'œil droit. L'œil gauche est un peu rouge, dur (T + 1) et un peu augmenté de volume, si on le compare à l'œil droit. L'iris gauche est brunâtre, le droit est bleu : la pupille gauche est élargie et rigide. Il en sort un reflet brillant qui paraît provenir de nodosités conglomérées remplissant le corps vitré dans presque toute son étendue. A la surface de la tumeur se trouvent des stries rougeâtres, les unes vasculaires, les autres hémorragiques. A droite, la tension est normale, mais on observe par la pupille élargie un décollement rétinien circulaire et en entonnoir. Cet œil paraît aussi à peu près aveugle. La double énucléation proposée fut refusée, mais l'enfant fut rapporté un an après, pour être soumis à l'opération. L'œil gauche est très proéminent, la cornée est doublée de volume, trouble et se crève deux jours après l'admission du petit malade ; aussitôt apparaît à ce niveau une volumineuse masse néoplastique (fig. b).

Quatre jours après l'admission, énucléation de l'œil droit, éviscération de l'orbite gauche. Il n'est pas possible, à cause d'une violente hémorragie, de faire la toilette complète de l'orbite au voisinage du trou optique. Le jour de l'opération, la fièvre apparaît et le lendemain, la scarlatine se déclare. Mort le quatorzième jour après l'opération par méningite purulente.

espace de temps, pendant lesquels les myotiques doivent
continuer à être utilisés. La guérison dans beaucoup de
cas n'est que relative pendant longtemps, c'est-à-dire que
des récidives surviennent qui peuvent toutefois être gué-
ries par le traitement approprié. Jamais il ne peut être
question de faire purement et simplement l'iridectomie et
d'abandonner ensuite le patient à lui-même sans contrôle
ultérieur. Dans le glaucome hémorragique, l'iridectomie
est contre-indiquée : on emploiera la sclérotomie en y
ajoutant l'usage énergique des myotiques et en soignant
le cœur.

[Quelquefois l'irido-sclérotomie et les ponctions équatoriales
répétées évitent l'énucléation ou l'ablation de la cornée dans le
glaucome hémorragique et dans le glaucome absolu en général.
Dans plusieurs cas, les instillations de dionine à 1/20 et les injections de dionine à 1 0/0 à la tempe nous ont donné la cessation des
douleurs. A. **T.**]

Le glaucome infantile peut céder à des sclérotomies très
précoces et répétées.

[L'iridectomie ne sera pas pratiquée à la période *tardive* de la
buphtalmie. A. **T.**]

II. — Glaucome secondaire.

Cette forme de glaucome peut survenir à tout âge et
constitue une complication de diverses maladies. L'aspect
terne de la cornée, l'élargissement de la pupille lorsqu'elle
n'est pas complètement adhérente, et les douleurs, le font
bientôt reconnaître.

La cécité par excavation du nerf optique peut survenir
de la même manière que dans le glaucome spontané.

[Chez les enfants, l'œil atteint de glaucome secondaire arrive
à prendre un volume considérable comme dans la buphtalmie *primitive*. A. **T.**]

Le glaucome secondaire est engendré par les processus
suivants [entre autres] : 1° Tout ce qui attire ou pousse
l'iris en avant, par conséquent son enclavement dans les
cicatrices cornéennes, notamment lorsqu'elles bombent,

en outre sa projection en avant par des masses cristalli-niennes gonflées, ou par le cristallin subluxé ; 2º Le refoulement de l'iris par le cristallin luxé dans la chambre antérieure ; 3º L'occlusion pupillaire ; 4º L'irido-cyclite avec dépôts punctiformes sur la face postérieure de la cornée ; 5º L'excitation mécanique du corps ciliaire par le cristallin luxé ou subluxé ; 6º Les tumeurs intra-oculaires (Voy. Pl. XXXVII et XXXVIII), telles que le sarcome et le gliome dans la seconde période de leur évolution (par leur développement en avant).

Le *traitement* du glaucome secondaire s'adresse en première ligne aux causes qui provoquent l'exagération de la pression intra-oculaire. Les synéchies antérieures doivent être mises hors d'état de nuire, par la section ou l'ablation par iridectomie de la partie d'iris enclavée en avant. Le cristallin luxé dans la chambre antérieure doit être extrait. L'occlusion pupillaire sera traitée par le rétablissement de la communication entre la chambre antérieure et la chambre postérieure, par une iridectomie. Dans l'iritis avec hypertension, la sclérotomie est indiquée et suffit souvent à rétablir la pression normale.

ONZIÈME PARTIE

MALADIES DE L'ORBITE

I. — Inflammations.

Un processus inflammatoire peut attaquer la paroi orbitaire et particulièrement le périoste, ou intéresser d'abord le contenu de l'orbite.

La périostite s'observe assez fréquemment surtout au niveau du rebord de l'orbite, où elle s'annonce par le gonflement et l'épaississement de la paroi osseuse. Cette augmentation du volume de l'os est perceptible et irréductible à la pression et elle est souvent accompagnée d'un état œdémateux des paupières. Si l'inflammation se produit dans les parties profondes et postérieures de la paroi osseuse, sa localisation est plus difficile et on la sépare souvent moins aisément de l'inflammation du tissu orbitaire lui-même. Elle se manifeste par la projection (protrusion) du globe de l'œil en avant, par des douleurs plus ou moins accentuées, accompagnées d'une diminution d'étendue dans les mouvements du globe (Pl. XXXIX). Si la périostite profonde arrive à la suppuration, la nature du processus s'éclaire généralement par cela même, car par l'ouverture de la poche purulente la sonde peut sentir dans la profondeur l'os dénudé et raboteux. Mais la suppuration peut gagner les enveloppes crâniennes et occasionner une méningite ou un abcès du cerveau. Sous ce rapport, la périostite du plafond de l'orbite est particulièrement redoutable. Lorsqu'il se forme un abcès périostique au niveau du rebord orbitaire, une vive rougeur se produit sur la peau au point intéressé, un gonflement intense apparaît et le pus se forme une issue au dehors en cet endroit. Souvent il se produit alors une fistule par laquelle la sonde heurte l'os râpeux, et, après un temps assez long d'écoulement purulent par la fistule, il se crée la cicatrice enfoncée caractéristique des anciennes suppurations osseuses : cette cicatrice est adhérente à l'os. Ce dernier présente en ce point une perte de substance résultant de la carie. A la suite de la fistule, l'une ou l'autre des paupières est souvent profondément déformée et par suite offre un ectropion.

Les *causes* de la périostite orbitaire sont les traumatismes, la tuberculose (où souvent aussi un traumatisme est l'origine de la localisation) ; par suite la paroi externe et supérieure ou inféro-externe du rebord orbitaire se trouvent atteintes de préférence par la carie tuberculeuse. Les enfants sont particulièrement attaqués de cette forme relativement fréquente.

[Quelquefois on se trouve en présence de volumineuses périostites (plus grosses qu'une noix) chez des enfants syphilitiques ou même sans aucun stigmate syphilitique, et que le traitement mercuriel

---

PLANCHE XXXIX. — **Protrusion de l'œil droit, vraisemblablement par périostite orbitaire.**

H. R..., boulanger, vingt ans, fut amené à la clinique, pour des symptômes graves qu'il éprouvait depuis quatorze jours du côté de l'œil droit. A la suite d'un violent coryza avec céphalalgie, l'œil gonfla tellement que le malade ne pouvait plus l'ouvrir. S'il soulevait la paupière, il voyait double.

Ce gonflement diminua bientôt, mais la diplopie persista, au point que le malade devait fermer l'œil droit pour pouvoir se diriger. Cet œil est projeté en avant et en bas, dans les deux sens, d'environ 8 millimètres. Ses mouvements sont très gênés dans toutes les positions, mais particulièrement en haut, dans le regard à droite, doubles images homonymes, croisées dans le regard à gauche (par gêne de l'abduction et de l'adduction). Dans l'élévation du regard, l'image de l'œil droit se porte fortement en haut. Vision et fond de l'œil normaux. Entre le rebord orbitaire supérieur et le globe, la palpation permet de reconnaître une résistance rappelant une tumeur. Le nez et le pharynx sont normaux. La syphilis n'est pas décelée.

Après un état à peu près identique pendant quatorze jours, les troubles observés disparurent, d'abord l'exophtalmie, puis la projection en bas. Il s'est donc agi d'une périostite, qui accompagnait vraisemblablement un catarrhe du sinus frontal [périsinusite].

(frictions) et iodé arrive en général rapidement à guérir d'une façon absolue. A. T.]

Chez les adultes, la syphilis produit plutôt l'épaississement du périoste, plus rarement la suppuration et principalement pendant la période tertiaire.

Le *traitement* doit consister, pour la forme purulente, dans l'évacuation rapide du pus à l'extérieur. Dans ce but on fait, au point du rebord orbitaire où se montre le gonflement le plus intense, une incision de 2 ou 3 centimètres de longueur transperçant même le périoste du rebord orbitaire, puis on le décolle de l'os avec la rugine et on pénètre profondément entre l'os et le périoste, jusqu'à l'endroit où la plaie présente un aspect satisfaisant. Ensuite on place un drain ou une mèche de gaze iodoformée, pour donner une libre issue au pus.

La *carie* du rebord orbitaire exige un traitement général énergique et réclame quelquefois l'évacuation des parties osseuses malades avec la curette tranchante.

La périostite syphilitique cède généralement à une cure soignée à l'onguent gris et à l'iodure de potassium.

L'inflammation du tissu cellulaire de l'orbite qui peut conduire à un *phlegmon de l'orbite* ou à un abcès rétrooculaire, présente ordinairement des signes extérieurs très intenses tels qu'un considérable gonflement des paupières et de la conjonctive qui recouvre le globe (chémosis), puis de l'exophtalmie. Les mouvements du globe sont bientôt fortement gênés et en même temps la vue diminue souvent ou même s'éteint tout à fait.

Les *symptômes* subjectifs sont encore plus marqués que dans la périostite. Aux douleurs vives s'ajoutent les vomissements, la stupeur, le ralentissement du pouls, en sorte que l'aspect de la maladie devient menaçant.

Là aussi il faut assurer souvent l'issue du pus à l'extérieur, par une incision antérieure, à l'endroit très rouge et très gonflé de la paupière, où une fluctuation est perceptible : le pus s'évacue alors. Après cela, les symptômes inflammatoires peuvent rapidement rétrocéder, mais il peut subsister une atrophie plus ou moins complète du nerf optique, à la suite de l'inflammation si facile du nerf optique par le phlegmon orbitaire. Le globe de l'œil peut également se trouver atteint par le processus (décollement de la rétine). Lorsque l'inflammation est extrêmement violente, la panophtalmie peut également survenir, et, de même que dans la périostite, la cavité crânienne être atteinte, ce qui entraîne la mort par méningite purulente et abcès du cerveau.

[Le *diagnostic* entre l'*ostéopériostite* (due ou non à une sinusite), la *ténonite*, la *phlébite orbitaire primitive*, la *phlébite secondaire* à celle des *sinus de la dure-mère*, enfin le *phlegmon de l'orbite*, est des plus importants dans la pratique. Les caractères de l'ostéopériostite, quelquefois double et symétrique, et aussi ceux du phlegmon, sont mentionnés ci-dessus. La *ténonite* presque toujours accompagnée ou précédée d'accidents articulaires, est le plus souvent *bilatérale* à quelques jours d'intervalle : le chémosis séreux, la bonne acuité visuelle, l'absence de phénomènes graves, la douleur surtout aux mouvements du globe et faible à la pression, sont ses signes distinctifs. Toutefois la ténonite suppurée rappelle le phlegmon de l'orbite et en réalité c'est un phlegmon ou un empyème ténoniens. La ténonite séreuse, au cours du rhumatisme chronique, de la blennorragie, de la grippe, etc , peut cependant rester unilatérale, avoir un volume considérable avec fluctuation autour de l'œil et entrainer une forte exophtalmie : néanmoins le traitement antirhumatismal amène peu à peu la guérison, sans qu'il y ait eu de lésions au fond de l'œil. Dans un cas de ce genre observé par nous, l'épanchement ténonien était tel qu'on pouvait penser à la ponction aspiratrice.

On ne confondra pas le chémosis de la ténonite avec le chémosis énorme de certains *œdèmes aigus* et subits de la *conjonctive,* dont l'aspect est d'abord analogue, mais où il n'y a ni exophtalmie ni gêne des mouvements du globe.

La phlébite orbitaire *primitive,* dont la forme typique est produite par exemple par un anthrax de la face, rappelle un peu au début, mais avec moins d'acuité, le phlegmon de l'orbite, puis des phénomènes cérébraux peuvent survenir, et lorsqu'il se produit de l'exophtalmie du côté opposé, on a ainsi, comme nous l'avons dit, la preuve *palpable* de l'infection des sinus de la base et de l'infection consécutive et rétrograde des veines orbitaires du côté opposé. Ce n'est que très exceptionnellement que la phlébite des sinus de la dure-mère, débutant d'emblée par l'intérieur du crâne (otites, etc.), donne une exophtalmie *unilatérale*. A. T.]

Comme [principales] causes des abcès orbitaires, nous remarquerons : 1° Les traumatismes qui se compliquent d'une infection (fortuite ou opératoire), surtout dans les cas où un corps étranger demeure dans l'orbite ; 2° Les suppurations des cavités osseuses qui entourent l'orbite (sinus frontal, fosses nasales, cellules ethmoïdales et sphénoïdales) et se compliquent d'abord d'une périostite de la paroi orbitaire, puis d'une propagation au contenu même de l'orbite ; 3° Un érysipèle facial peut entraîner une inflammation du tissu cellulaire de l'orbite par pénétration profonde de l'infection ; 4° Enfin il peut se produire des métastases orbitaires dans la pyohémie, le typhus, la scarlatine, l'influenza, etc.

[Les causes des *phlébites orbitaires pures* sont quelquefois les mêmes, mais souvent un peu différentes. En dehors des infections *généralisées* d'emblée comme dans l'étiologie de toutes les thrombophlébites, il faut signaler ici les lésions *faciales* (anthrax, orgelet, érysipèle), les lésions *auriculaires* (otites, carie du rocher et de l'apophyse mastoïde, etc.), les lésions *nasales,* les lésions *lacrymales* et *orbitaires,* traumatiques ou opératoires, enfin et surtout les lésions *bucco-pharyngées* périostites péridentaires, avulsion des dents en plein phlegmon, peut-être par un mécanisme analogue à celui de la mort par énucléation en pleine panophtalmie, *angines* graves). Presque toujours il s'agit d'alcooliques, de surmenés, de sujets atteints d'affections viscérales chroniques, etc. A. T.]

Le *traitement* s'adresse d'abord aux suppurations profondes de l'orbite qui présentent un grand danger, non seulement pour la vision, mais encore pour la vie du malade. On se fraie un passage vers la profondeur de la même manière que nous avons recommandée pour la périostite, et on incise, au point où l'on pense trouver le pus, en partant de l'extérieur, le périoste décollé, par une incision d'arrière en avant.

Là aussi on installera un drain.

II. — Traumatismes.

Les traumatismes de l'orbite peuvent intéresser, soit les parties molles, soit les parties osseuses.

[Les fractures et les plaies de l'orbite sont quelquefois accompagnées de la persistance de volumineux corps étrangers dans l'orbite, ou de *cals* vicieux, avec ou sans esquilles détachées. Les plaies par instruments piquants entraînent fréquemment la mort rapide par pénétration directe dans le crâne d'avant en arrière. La forme même de l'orbite conduit l'instrument, s'il est suffisamment effilé, dans le crâne, par les orifices postérieurs. Il se produit aussi des *hématomes* intra-orbitaires traumatiques : d'autres fois la lésion est spontanée. A. T.]

Les fractures peuvent suivant les cas entraîner l'emphysème, non seulement des paupières, mais encore du tissu cellulaire de l'orbite, et entraîner par suite la protrusion du globe ; l'œil projeté se laisse réduire, mais il ressort de plus belle, si le sujet vient à se moucher. Au point de vue pratique et judiciaire, et à cause des dommages-intérêts importants, la cécité partielle qui n'est pas rare, ou totale plus fréquente encore, peut survenir à la suite d'une violence contondante sur les os de l'orbite ou sur tout le crâne.

Les intéressantes recherches de Hölder et Berlin ont montré que dans les fractures de la base du crâne, les fissures osseuses gagnent facilement le canal optique et le plafond de l'orbite, même lorsque le traumatisme a atteint le crâne en arrière ou latéralement. Par suite, le nerf optique se trouve gravement lésé, de telle sorte que la cécité totale se produit par lésion de continuité à la suite d'un broiement ou d'un épanchement sanguin. Lorsque le blessé sort de sa torpeur, il se trouve aveugle d'un œil ou des deux yeux, et, au bout de quelques semaines, l'examen ophtalmoscopique permet de constater les signes d'une atrophie progressive du nerf optique (1). Des violences exercées sur la partie supérieure ou externe du rebord de l'orbite peuvent également entraîner la fracture du plafond de l'orbite et consécutivement celle du canal optique. Ce genre de cécité est incurable.

III. — Tumeurs.

Les néoplasies qui se développent dans la cavité orbitaire projettent bientôt l'œil en avant. Celles qui se trouvent dans l'entonnoir musculaire, et qui par suite siègent autour du nerf optique, provoquent l'exophtalmie dans la direction de l'axe orbitaire : le globe, ainsi projeté en avant, possède pendant assez longtemps une mobilité sans doute quelque peu réduite, mais encore assez grande, surtout quand la tumeur n'est point de mauvaise nature, tandis que les tumeurs malignes entravent assez rapidement l'action des muscles.

(1) Voy. *Atlas-Manuel d'Opht.*. 3e édition. Pl. XIX, *b*.

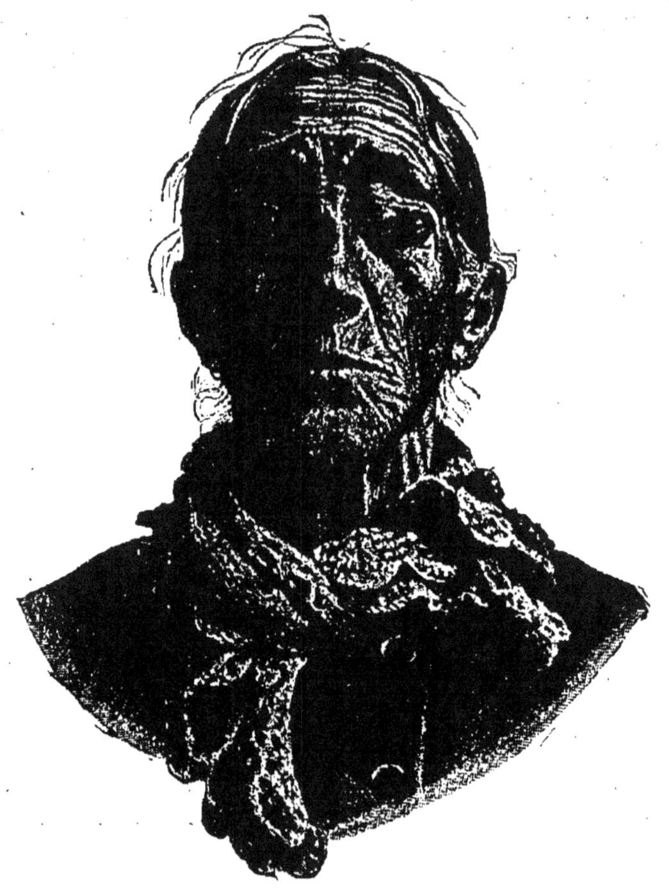

Fig. 7. — Kyste dermoïde de l'orbite.

S. M., âgée de cinquante-huit ans, raconte que dans sa vingt-huitième année, elle a vu se développer dans le coin interne de l'œil gauche une tuméfaction, accompagnée de douleurs assez vives et de phénomènes inflammatoires assez marqués pendant plusieurs mois. Cette tuméfaction diminua, mais il y a deux mois environ, elle reparut, et son volume devint assez grand, dans les trois dernières semaines, pour repousser le bulbe assez fortement vers le côté temporal et entraîner une diplopie croisée. La tumeur, lisse et rénitente, du volume d'un œuf de pigeon, est visible dans sa partie inférieure par la fente palpébrale sous la conjonctive bulbaire et se laisse palper en dedans et à côté du globe sur une assez grande étendue. Elle se laisse bien délimiter de l'os avoisinant, ne diminue pas à la pression et ne montre aucune pulsation. Le canal lacrymal gauche est libre, et les fosses nasales sont normales. A l'ophtalmoscope, l'invagination de la paroi nasale du globe simule un

Si la tumeur se développe en dehors de l'entonnoir musculaire, par exemple au niveau de la paroi orbitaire, le globe de l'œil est repoussé du côté opposé. Ainsi une tumeur du plancher de l'orbite provoque une exophtalmie d'un autre côté (fig. 11) par une projection de l'œil en haut; telle autre tumeur, se développant sur la paroi nasale, chasse le globe en avant et en dehors (fig. 7 et 8). Pour les tumeurs profondément situées, la palpation avec le petit doigt introduit entre le globe et le rebord orbitaire peut être nécessaire pour localiser la néoplasie. Quant à la nature de la tumeur, on en est souvent réduit à un diagnostic de probabilité. Cependant on doit penser en règle générale que les tumeurs à croissance très lente, qui entraînent peu de douleurs et proportionnellement peu de réduction de la motilité, sont de nature bénigne, tandis que les tumeurs malignes ont une croissance rapide et entraînent avec plus de violence les désordres ci-dessus mentionnés.

Aux tumeurs bénignes les plus fréquentes appartiennent les kystes *dermoïdes* dont l'origine est congénitale, mais qui incommodent souvent beaucoup plus tard leur porteur à cause de leur lent accroissement. Ils siègent de préférence dans la partie antérieure de l'orbite, dans la région supéro-externe ou supéro-interne ; mais ils peuvent aussi pénétrer profondément dans l'orbite, et alors, s'ils sont volumineux, repousser latéralement le bulbe.

[Les kystes dermoïdes de l'orbite, qu'il ne faut pas confondre avec ceux du sourcil, sont plus fréquents chez les jeunes sujets, surtout dans le sexe féminin, mais ils peuvent, malgré leur origine congénitale, survenir à tout âge, occuper tout le pourtour orbitaire, quoique leur *lieu d'élection* soit l'angle supéro-interne, et ils sont logés presque toujours dans une cupule osseuse de dimension variable : ils sont souvent très adhérents au périoste par des prolongements fibreux. A. T.]

décollement rétinien peu étendu ; très périphériquement, la partie postérieure du corps ciliaire est visible, formant des dentelures volumineuses brun-rougeâtre.

Le diagnostic de kyste dermoïde fut confirmé par l'extirpation. Le kyste s'étendait le long de la paroi interne jusqu'au fond de l'orbite et avait la bouillie caractéristique avec des poils, les uns fins, les autres grossiers. Le globe reprit sa place et regagna ses mouvements normaux. Guérison en dix-sept jours.

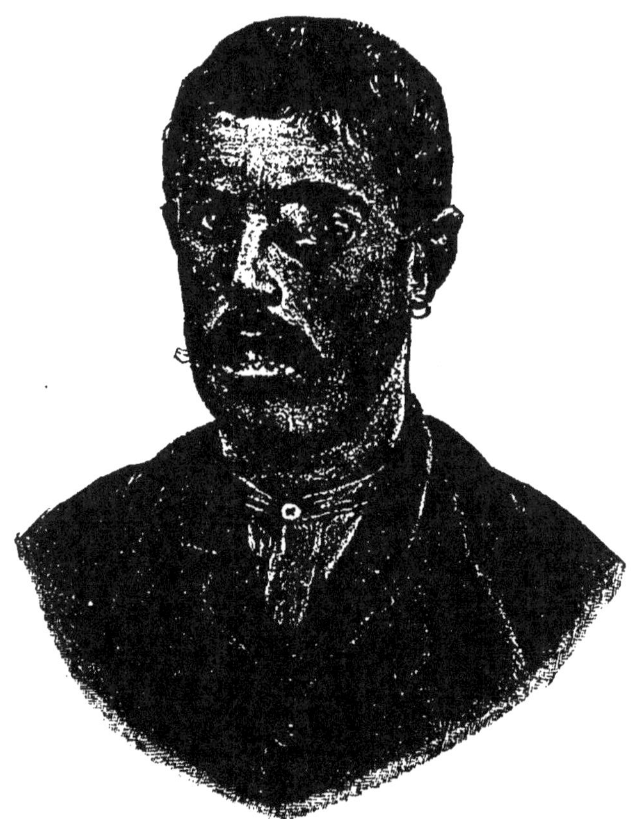

Fig. 8. — Dilatation kystique par ectasie des cellules ethmoïdales,
du sinus frontal et des fosses nasales.

M. F., charpentier, vingt-quatre ans, raconte que la tumeur qu'il
porte dans l'angle interne du côté gauche s'est développée lentement
il y a sept ans : elle a atteint son volume actuel depuis environ deux
ans, sans que le sujet ait jamais ressenti de douleur à ce niveau.
En hiver, l'œil gauche a parfois assez fortement larmoyé. L'examen
ne démontre encore à présent aucune trace d'inflammation. Le
canal lacrymal gauche est libre. La tumeur, du volume d'un œuf
de pigeon, siège en grande partie au-dessus du ligament palpébral
interne qui occasionne un léger étranglement sur sa partie inférieure. Dans la région de la racine du nez, on ne peut pas pénétrer
entre la tumeur et le rebord supérieur de l'orbite. Sur la partie
latérale du rebord orbitaire supérieur, on peut palper une certaine
étendue de la tumeur dans l'orbite même. Elle a une consistance
rénitente, fluctuante, mais sans pulsatilité. Diplopie : images croisées. Acuité visuelle et fond de l'œil en état normal. L'extirpation

Pendant leur opération, on doit se méfier de les ouvrir.

Exceptionnellement je le fis exprès pour l'extirpation d'un de ces kystes volumineux qui s'enfoncent profondément dans l'orbite et s'étendent derrière le globe. Je diminuai son contenu par une petite incision au pôle antérieur que je refermai de nouveau ; le kyste devenu plus petit, tout en possédant encore une certaine tension, put être plus sûrement enlevé en totalité.

Une dilatation kystique des cellules ethmoïdales, du sinus frontal et des cavités nasales (dont la fig. 8 offre un exemple) pourrait être l'occasion d'une confusion avec un kyste dermoïde : mais alors il existe entre le globe et la dilatation kystique, une mince coque osseuse, la paroi orbito-nasale.

[On observe aussi des *cysticerques* orbitaires, presque toujours antérieurs et sous-palpébraux, et des *kystes hydatiques* pouvant occuper toutes les parties de l'orbite. Ces derniers provoquent rapidement de l'exophtalmie, des lésions du nerf optique et des muscles, et des phénomènes inflammatoires. Les cysticerques peuvent également donner lieu à une violente réaction, quelquefois suppurée, des tissus orbitaires. A. T.]

Pour les kystes qui apparaissent peu après la naissance, on pourra aussi penser à une hernie du cerveau ou à une méningocèle. On comprend sous cette dénomination une invagination de la dure-mère dans l'orbite. Si le sac contient de la substance cérébrale, on parle d'encéphalocèle ; s'il contient seulement le liquide cérébro-spinal, on appelle

ne donne pas le kyste dermoïde présumé, mais une poche conjonctive très dure, qui ne se laisse pas décortiquer, mais qui est solidement soudée à l'os dans sa partie supérieure et nasale, tandis que latéralement une mince lamelle osseuse, la paroi orbito-nasale, la recouvre en partie. Cette coque osseuse déviée vers l'orbite est légèrement mobile. Le contenu de la poche se compose d'une masse gélatineuse brun verdâtre et assez épaisse. Après son complet curage, on trouve qu'il s'agit d'une cavité de la grosseur d'un œuf de pigeon communiquant en haut avec le sinus frontal, et en bas avec les fosses nasales. Du côté de l'orbite, elle est limitée en partie par une mince coque osseuse, en partie par du tissu conjonctif dense.

Guérison en trois semaines, pendant lesquelles la plaquette osseuse en question et le globe de l'œil revinrent progressivement vers le côté nasal.

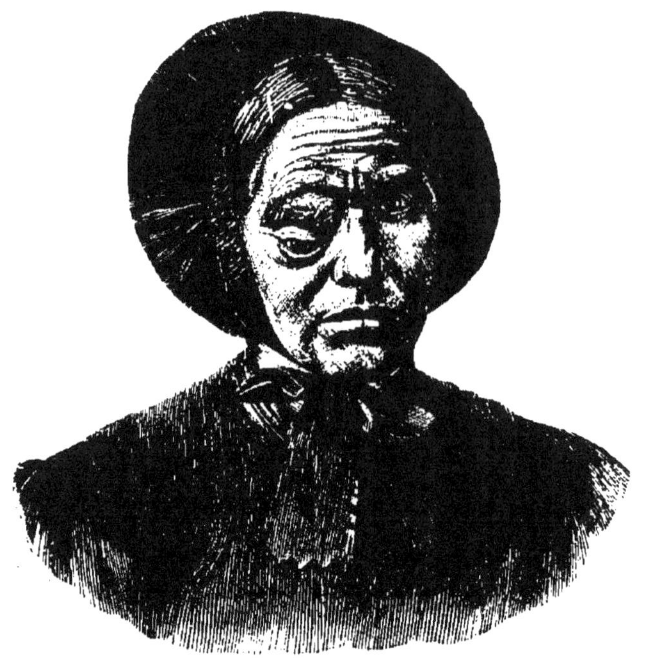

Fig. 9. — Exostose éburnée de l'os frontal droit.

La malade, âgée de 49 ans, à l'époque où on l'a dessinée, souffrit, seize ans auparavant, après une forte contusion sur le côté droit du front, de violentes douleurs dans l'œil droit et son pourtour, avec gonflement et rougeur au niveau du rebord orbitaire supérieur. Pendant que les souffrances diminuaient peu à peu, le gonflement persista et il se produisit très lentement dans cette région un épaississement d'une consistance pierreuse, arrivant à former une masse du volume de la moitié d'un œuf qui projeta l'œil en avant et surtout en bas. La fente palpébrale peut s'ouvrir et a des dimensions presque normales, les mouvements du globe sont aussi normaux ; il n'y a pas de diplopie, mais la vision a toutefois diminué. Treize ans après, l'examen montra un accroissement de la tumeur, qui atteignait alors 8 centimètres à partir de la bosse frontale jusqu'à son bord inférieur, et 5 c. 5 transversalement : elle était immobile, d'une dureté égale à celle d'un caillou et sa surface était parsemée de protubérances lisses. L'œil droit possédait encore une mobilité satisfaisante et comptait les doigts à quinze pieds. La croissance de la tumeur a été donc suivie pendant vingt-neuf ans, sans que la périostite ossifiante qui était en jeu, ait provoqué de trop fortes douleurs. Ce cas, observé par Horner, est décrit d'une façon précise dans la thèse de H. Huber, *Contributions cliniques à l'étude des tumeurs orbitaires,* Zürich, 1882.

la lésion méningocèle. Une semblable hernie cérébrale se produit au niveau des sutures osseuses. Dans l'orbite, la suture entre l'ethmoïde et le frontal est le siège le plus fréquent de cette anomalie, qui se trouve par suite ordinairement dans la partie supéro-interne de l'orbite, est recouverte de peau normale, s'affaisse et diminue de volume à la pression : on y voit alors quelquefois le battement cérébral, et on observe souvent aussi au niveau de la poche une pulsation et une ondulation qui lui sont toutes deux communiquées par le cerveau. Elle siège sur l'os et ne peut être déplacée.

Les *tumeurs vasculaires* se rencontrent assez souvent dans l'orbite. La tumeur est constituée rarement par un anévrisme, plus généralement par un angiome. Une tumeur caverneuse de cette nature peut atteindre peu à peu une grosseur considérable (fig. 10).

[Il existe aussi des kystes *congénitaux* à contenu *séreux*, coexistant soit avec un œil bien développé, soit avec des yeux rudimentaires (microphtalmie) et absents en apparence ou en réalité (anophtalmie). Ces kystes ont ordinairement leur siège au-dessous de l'œil et peuvent être bilatéraux.

Les *exostoses* orbitaires sont remarquables par leur croissance extrêmement lente et par leur volume souvent énorme. Il s'agit d'une lésion qui n'a rien à voir avec les ostéopériostites syphilitiques ou d'une autre nature, mais qui a peut-être des rapports avec l'origine des exostoses ostéogéniques. Elles sont tantôt sessiles, pénétrant aussi largement dans le crâne (voir une figure typique dans le traité de Mackensie) que dans l'orbite, et pour ainsi dire alors *interstitielles*, tantôt franchement pédiculées, et pendant dans l'orbite. Lorsque l'acupuncture exploratrice démontre la nature osseuse de la tumeur, la radiographie pourra dans quelques cas, exécutée avec les précautions d'usage, indiquer si réellement la tumeur est orbito-crânienne (et par suite quelquefois inopérable) ou complètement *orbitaire*, beaucoup plus accessible à une intervention *utile*. A. T.]

Les tumeurs *malignes* de l'orbite sont fort importantes, car elles compromettent bientôt l'existence du malade. Le plus souvent il s'agit du *sarcome*, avec ses diverses formes et modifications. Il peut naître de l'os, du périoste, des muscles, de la glande lacrymale, du tissu cellulaire de l'orbite ou des gaines du nerf optique. Un sarcome choroïdien peut aussi pénétrer dans l'orbite et proéminer en avant (Pl. XXXVII).

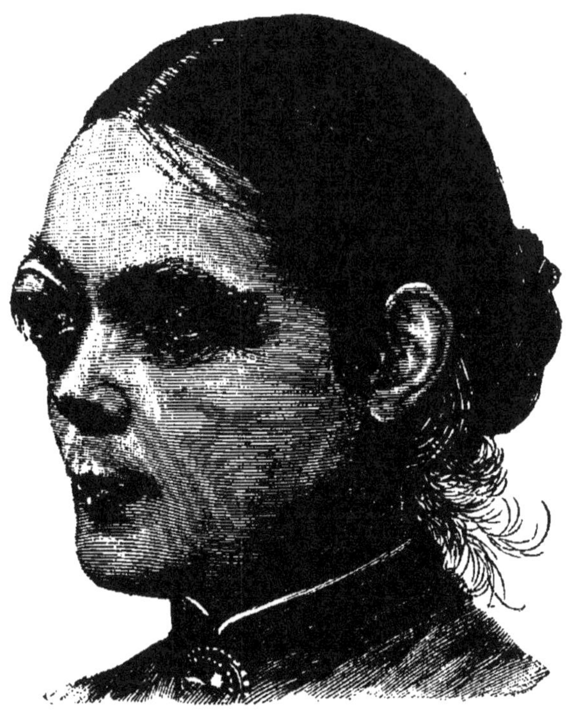

Fig. 10. — Angiome de l'orbite.

Dans le cours de dix années, chez cette femme actuellement âgée de quarante et un ans, une tumeur se développa au centre de l'orbite, sans douleurs ni phénomènes inflammatoires, et paraissant de nature bénigne. Mais l'œil fut tellement projeté en avant, que la malade finit par se décider à l'extirpation. L'opération (1891) donna une tumeur de la grosseur d'une moitié de pomme et nécessita aussi l'ablation du globe de l'œil, qui depuis longtemps présentait un affaiblissement visuel (V = 2/5).

Le fond de l'œil présentait une *lésion maculaire*, que j'ai observée à son principe déjà six mois après le début de l'exophtalmie, et que j'ai représentée dans mon Atlas d'ophtalmoscopie (Pl. LII, *a*), tandis que la Pl. XLVIII, *a*, donne la coupe microscopique.

En outre une forte stase papillaire se développa et fit place peu à peu à une atrophie du nerf optique. Peu avant l'opération, la fermeture des paupières qui jusque-là se comportait bien, était impossible et les bords palpébraux restaient écartés de 3 millimètres. La paupière inférieure commençait à se renverser en dehors. En bas et en dehors du globe, on pouvait sentir une tumeur à lobes volumineux, formant un bloc dur, non fluctuant et insensible à la pression.

Le carcinome ne se développe que rarement primitivement dans l'orbite où il provient ordinairement de la glande lacrymale. Cette forme de tumeur peut toutefois proliférer dans l'orbite en partant des paupières, de la conjonctive, ou d'autres fois des cavités osseuses périorbitaires, en particulier du sinus maxillaire (fig. 11). Il est très important, surtout dans ces derniers cas, d'établir le diagnostic de bonne heure, parce que ces néoplasmes deviennent facilement inopérables lorsqu'ils ont pu se développer et s'étendre pendant quelque temps. Il est capital dans de tels cas d'explorer avec soin les fosses nasales et de donner la plus grande attention aux tuméfactions siégeant au-dessous du sac lacrymal sous le rebord

---

PLANCHE XL. — Exophtalmie pulsatile et glaucome du côté gauche.

Cultivateur, âgé de trente-huit ans, il tomba le 14 août 1896, d'un chariot chargé de gerbes sans perdre connaissance ; il perdit beaucoup de sang par le nez et devint de suite complètement sourd. À partir du 13 septembre, l'œil gauche commença à proéminer, la vision diminua, ainsi que la motilité du globe, et au milieu d'octobre, lors de la réception du malade à la clinique, se montraient tous les symptômes de l'exophtalmie pulsatile : seulement le malade n'était pas incommodé par le bruissement que l'on percevait au stéthoscope presque à travers toute la tête. La protrusion du globe entraina alors une gêne marquée et aussi un petit ulcère cornéen, qui firent accepter au malade la ligature de la carotide, pratiquée le 20 novembre par notre collègue Krönlein. Après une amélioration au début, l'œil fut de nouveau projeté en avant, et il se développa de plus un glaucome. C'est cette dernière affection qui provoqua l'élargissement de la pupille visible sur le dessin, et par lequel l'iris est refoulé en bas jusque derrière le bord de la cornée et par suite est invisible. Dans la chambre antérieure peu profonde, existe un petit hypoéma. Le fond de l'œil est invisible et ne présente qu'une lueur rougeâtre. T + 2. De plus, la région de la veine orbitaire supérieure (au-dessus de l'angle interne de l'œil) présentait un gonflement plus accentué : cette veine avait de nouveau des pulsations et laissait entendre un souffle pulsatile ; aussi je proposai au malade la ligature de l'autre carotide que notre collègue Krönlein pratiqua le 30 juillet. Alors seulement l'exophtalmie disparut, à l'exception d'un léger degré de protrusion et les signes subjectifs s'améliorèrent beaucoup, quoique le glaucome ne disparût pas. La vision de l'œil gauche et l'ouïe sont restées abolies : mais cet homme est de nouveau capable de travailler.

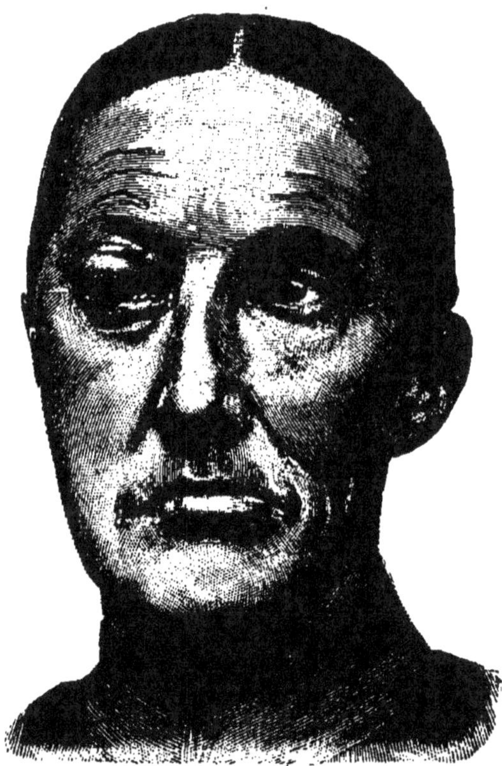

Fig. 11. — Carcinome du maxillaire supérieur et de l'orbite.

La femme A. W., âgée de cinquante-trois ans, commença, quatre mois avant de se présenter à la clinique, à ressentir de vives douleurs dentaires du côté droit. Malgré l'extraction de quelques dents, les douleurs redoublèrent et s'étendirent même vers l'œil droit et la tempe droite. Comme le montre la figure, il y avait déjà alors un léger gonflement de la région de la mâchoire supérieure et de la tempe droite, plus un déplacement du globe de l'œil droit en avant et en haut. La motilité du globe était gênée de tous côtés, particulièrement en bas. La malade fut dirigée sur la clinique chirurgicale et notre collègue Krönlein entreprit l'extirpation de la néoplasie. A l'exception de l'apophyse palatine, tout le maxillaire supérieur et la plus grande partie de l'os zygomatique furent réséqués. On vit alors que la tumeur avait des dimensions bien plus grandes que celles auxquelles on s'attendait : elle gagnait profondément la base du crâne et fut libérée jusqu'à l'artère méningée moyenne. Le globe de l'œil dut être enlevé, car les masses néoplasiques le touchaient. En dehors, la tumeur a traversé l'os et le muscle masséter.

L'examen microscopique démontra l'existence d'un cancer épithélial. Trois mois après et sans récidive, la femme mourut avec un amaigrissement extrême et au milieu de phénomènes de collapsus.

orbitaire inférieur et la région temporale. Si l'on ausculte de chaque côté la région du maxillaire supérieur avec un stéthoscope, on entend, si l'antre d'Highmore est rempli par une masse néoplasique, la respiration plus fortement que du côté sain.

Les tumeurs malignes doivent être extirpées aussitôt que possible par exemple par la méthode de Krönlein : la résection temporaire de la paroi orbitaire temporale par laquelle on a un accès bien plus facile dans l'orbite (par le côté temporal) rend de très grands services. Le lambeau osseux cunéiforme est remis en place et solidement suturé après extraction de la tumeur. De petites tumeurs se laissent bien extraire en particulier par la partie temporale de l'orbite et éventuellement avec conservation du globe de l'œil. Dans les tumeurs malignes envahissant l'orbite, on doit souvent procéder au curage total de l'orbite.

[Une variété curieuse d'exophtalmie est celle qui survient d'une façon *intermittente*, quelquefois à volonté, si le malade penche la tête, fait un effort ou comprime ses jugulaires. A l'état de repos, l'œil est au contraire en général enfoncé et *enophtalme*. Aussi le nom d'exophtalmie et d'enophtalmie *alternantes* nous paraît approprié à cette variété d'exophtalmie à dilatation variqueuse. A. T.] (1).

Une intéressante, mais pas très fréquente affection orbitaire, est constituée par l'exophtalmie *pulsatile* (Pl. XL). Soit spontanément, ce qui est plus rare, soit à la suite d'un violent traumatisme crânien, se développe une exophtalmie, où la palpation, surtout en haut et en dedans du globe, permet de sentir une pulsation ; en même temps le patient entend dans sa tête un bruissement vibratile, comme le bruit produit par une machine à vapeur. L'auscultation des régions oculaires et péri-oculaires permet d'entendre ce bruit qui peut être faible, décroissant jusqu'à l'occiput, non seulement du côté de l'exophtalmie, mais encore du côté opposé.

Le fait caractéristique est la disparition du bruit et des pulsations par la compression de la carotide du même côté. A un examen plus précis, on trouve en règle générale, dans la région située en haut et en dedans du globe, une grosse veine qui est le siège de pulsations et qui bombe.

Le globe de l'œil projeté en avant se laisse un peu

(1) Consulter la thèse de J. Terson. Paris, 1898.

refouler par une pression maintenue un certain temps. Si on laisse aller les choses, la conjonctive se transforme en un bourrelet œdémateux épais : les vaisseaux visibles sur le segment antérieur du globe s'élargissent et les paupières ne peuvent plus recouvrir l'œil, d'où un grand danger pour la cornée. L'origine de cette maladie est constituée par une rupture traumatique (par fracture de la base du crâne) ou spontanée de la carotide interne dans les veines qui conduisent le sang de l'orbite dans le sinus. Elles sont alors remplies démesurément par le sang artériel et ont alors ses pulsations.

Le *traitement* le plus sûr consiste dans la ligature de la carotide primitive du même côté, et éventuellement, quelque temps après, dans la ligature de celle du côté opposé.

Dans plusieurs cas, on a observé aussi la guérison par la compression digitale de la carotide.

[On ne confondra pas l'exophtalmie pulsatile avec l'exophtalmie, quelquefois plus ou moins unilatérale, du *goître exophtalmique,* où le facies hagard, les signes de Græfe et de Stellwag, le tremblement, la tachycardie et l'état du corps thyroïde feront le diagnostic. Les cas frustes seront particulièrement étudiés avec soin.

Enfin en regard de l'exophtalmie en général, il faut mettre l'*enophtalmie* d'origine traumatique ou spontanée. A. T.]

DOUZIÈME PARTIE

LÉSIONS EXTERNES DE L'ŒIL ET DE SES ANNEXES DANS LES MALADIES GÉNÉRALES

[A. Terson]

———

Complétant dans le même ordre l'étiologie générale des affections intra-oculaires donnée par nous dans l'*Atlas-Manuel d'ophtalmoscopie*, cette description, forcément plus concise (car les lésions intra-oculaires sont plus nombreuses et, d'autre part, bien des lésions externes dues à des affections générales ont été déjà étudiées dans le corps même du présent Atlas), comprend, à côté des lésions externes proprement dites, un certain nombre d'altérations ou de symptômes (troubles pupillaires, etc.), accessibles à l'examen du praticien *sans* l'emploi de l'ophtalmoscope.

1. — Maladies nerveuses.

Les maladies nerveuses, qu'il s'agisse de névroses ou de lésions organiques de l'axe cérébro-spinal et des nerfs, se manifestent presque toujours par des troubles oculaires *fonctionnels* (paralysie de l'accommodation, altérations du champ visuel, nystagmus, variations dans la forme, les dimensions et les fonctions pupillaires, etc.) ou par des altérations manifestes du *fond* de l'œil (névrites, atrophie du nerf optique, etc.).

Les altérations externes de l'œil sont des plus rares.

En dehors des troubles fonctionnels pupillaires, des plus variables, souvent même au cours de la même maladie, dans les affections du cerveau, les *méningites* donnent, en plus des névrites optiques si fréquentes, du nystagmus, du strabisme dû tantôt aux contractures, tantôt aux para-lysies des nerfs des muscles oculaires, des troubles dans la sensibilité du trijumeau.

La blépharoptose unie ou bilatérale se produit parfois aussi.

De volumineux *tubercules* peuvent entraîner les lésions de la kératite neuro-paralytique par altération du trijumeau.

Nous avons vu cette dernière altération cornéenne survenir, *en même temps* que la paralysie faciale, ce qui donnait sur les mêmes sujets une lagophtalmie avec insensibilité de la cornée et des lésions simultanément attribuables aux deux origines, chez des sujets atteints de syphilis cérébrospinale et aussi chez des malades frappés par une hémorragie de la base du crâne ou de la protubérance.

Dans la méningite cérébro-spinale épidémique, on a plusieurs fois observé des irido-cyclites graves, parfois avec opacification du cristallin et des hyalites suppurées.

La *paralysie générale* entraîne parfois des paralysies des muscles de l'œil, analogues comme évolution à celles qu'occasionne le tabès : ses lésions pupillaires ont été étudiées dans l'*Atlas-Manuel d'ophtalmoscopie*.

Dans certaines complications de la *paralysie glosso-labio-laryngée*, des paralysies oculaires s'observent aussi quelquefois.

Ces paralysies sont caractéristiques dans l'*ophtalmo-plégie progressive*. On sait de plus que l'ophtalmoplégie totale est héréditaire dans certaines familles.

Les *poliencéphalites* s'accompagnent aussi de paralysies des muscles de l'œil.

Dans la *sclérose en plaques*, on observe souvent l'incoordination des mouvements des muscles oculaires (nystagmus) et des paralysies des nerfs des muscles de l'œil, portant le plus souvent sur la 6ᵉ paire, quoique toutes les variétés de paralysie soient possibles. Les altérations pupillaires sont absolument variables, sans formule unique ; parfois on a noté des mouvements rythmiques de la pupille (Michel).

Dans le *tabès*, on sait que le myosis, le signe d'Argyll-Robertson et la *déformation* des pupilles sont la règle : l'inégalité des pupilles s'observe souvent. Parfois il existe, quoique exceptionnellement, une mydriase uni et même bilatérale permanente, bien que le diagnostic de tabès soit indubitable.

Les paralysies des nerfs des muscles de l'œil s'observent souvent dans le tabès : elles portent plus ordinairement sur la 3ᵉ paire et sont remarquables par leur évolution spéciale. Si parfois elles sont définitives, bien plus fréquemment elles sont fugaces et sujettes à des récidives brusques.

Le nystagmus est tout à fait exceptionnel.

La paralysie du facial et celle du trijumeau s'observent de temps à autre.

L'*acromégalie*, à sa dernière période, s'accompagne d'exophtalmie, de strabisme, de nystagmus.

Dans la *maladie de Friedreich*, le signe d'Argyll-Robertson manquerait : le nystagmus est au contraire fréquent. Les paralysies oculaires sont rares.

L'*atrophie musculaire progressive*, la *syringomyélie* s'accompagnent parfois, la première de paralysies oculaires, la seconde de nystagmus.

Les névroses ne s'accompagnent presque jamais d'altérations externes de l'œil. Rappelons toutefois les anesthésies palpébrales, conjonctivales et cornéennes quelquefois observées dans l'*hystérie*, et les altérations des mouvements des muscles de l'œil pouvant relever de la névrose ou de l'hystéro-traumatisme.

La *migraine ophtalmoplégique* est caractérisée par ses crises périodiques de paralysie des muscles de l'œil portant le plus souvent sur le moteur oculaire commun.

Dans le *goître exophtalmique*, on sait que l'exophtalmie bilatérale, rarement unilatérale (J. Terson), s'accompagne ordinairement du signe de Græfe (immobilité de la paupière supérieure, tandis que le regard se dirige en bas), de la rétraction du releveur (signe de Stellwag) qui donne aux yeux leur aspect hagard. Il y a parfois des paralysies des muscles de l'œil.

Dans les cas d'extrême exophtalmie, on peut voir la cornée d'un côté ou des deux côtés se perdre, alors que même la sensibilité est conservée (Stellwag, Græfe, Panas, Abadie, de Lapersonne, A. Terson). De tels faits doivent être bien connus, de façon à prévenir, dans certains cas, par tarsorrhaphie aidée de vastes incisions libératrices, la production de pareils accidents.

Dans les affections mêmes des *nerfs crâniens*, bornons-nous à rappeler les paralysies des muscles de l'œil, les spasmes et la paralysie de l'orbiculaire dus à des lésions du nerf facial (1), les lésions possibles de kératite lagophtalmique, les altérations névritiques et neuro-paralytiques dépendant du trijumeau (zona (2), paralysies, sections traumatiques et opératoires, inflammations, tumeurs), toutes lésions déjà décrites au cours de ce livre.

Dans l'*aliénation mentale*, on observe des modifications passagères intéressantes dans la vascularisation conjonctivale : il y a même parfois des crises d'hyperémie conjonctivale (3) précédant les accès de manie.

Chez les *dégénérés*, en plus de nombreux stigmates intraoculaires, presque toutes les anomalies congénitales de l'œil et des annexes peuvent être notées et parfois coexister, mais sans aucune régularité.

Rappelons enfin que dans les *traumatismes de la boîte crânienne*, en plus de l'atrophie du nerf optique, de l'exophtalmie pulsatile (Voy. planche XL) due à des altérations des sinus de la dure-mère et de la carotide, les paralysies de la 6e paire sont plus fréquentes (Panas) que celles de la 3e et de la 4e paire, à cause de la situation anatomique de ce nerf sur le rocher. Elles sont fort souvent incurables. Des paralysies du facial et du trijumeau s'observent aussi parfois.

2. — Maladies du tube digestif.

Les affections de la cavité bucco-pharyngée retentissent quelquefois sur l'organe visuel soit par une localisation infectieuse à tendance générale (diphtérie, syphilis, angines), soit par une propagation infectieuse transmise le plus souvent par les veines. A côté des simples *troubles*

(1) Voy. page 128.
(2) Voy. page 193.
(3) COUDER, *Ophtalmies chez les aliénés*. Th. de Paris, 1887.

réflexes dus à des névralgies et à des excitations des nerfs dentaires (blépharospasme, larmoiement, asthénopie, contractures musculaires, parésie de l'accommodation, amblyopies, etc.) liées ou non à l'hystéro-traumatisme, on observe parfois des abcès presque prélacrymaux, des sinusites maxillaires, des phlébites orbitaires, des phlébites des sinus de la dure-mère, des iritis, paraissant dues à des *infections péridentaires*. Nous nous en sommes expliqués à la suite de l'Atlas des maladies internes.

On attribue parfois, sans trop de preuves, certaines infections intraoculaires d'origine larvée à des auto-intoxications gastro-intestinales et hépatiques.

L'aspect de la conjonctive au cours de l'*ictère* est bien connu.

Le *xanthelasma* coexiste ou alterne assez souvent avec l'ictère et parfois avec la glycosurie pour qu'il y ait là, au dire des dermatologistes, autre chose qu'une coïncidence.

Rappelons enfin la possibilité de kératites interstitielles au cours de la cachexie provoquée par l'ablation du *pancréas* (Gley et A. Terson).

3. — Maladies du système circulatoire et du sang.

Sauf les ecchymoses sous-conjonctivales, l'exophtalmie et les hématomes orbitaires, l'œdème des paupières, les lésions glaucomateuses qui parfois se produisent chez des sujets *artério-scléreux*, les lésions pupillaires dans certains *anévrysmes de l'aorte*, la possibilité de graves hémorragies au cours d'opérations sur les annexes de l'œil chez les *hémophiles*, les lésions oculaires résultant nettement d'une lésion du système circulatoire et du *cœur*, sont intraoculaires, nécessitent un examen ophtalmoscopique et ont été longuement décrites dans l'*Atlas d'ophtalmoscopie*. Les ecchymoses sous-conjonctivales sont suivies parfois, mais non toujours, d'accidents ultérieurs (hémorragie cérébrale, hémorragies rétiniennes, glaucome hémorragique, etc.).

4. — Maladies de l'appareil olfactif et respiratoire.

a) Maladies des fosses nasales. — Un grand nombre de lésions externes de l'œil sont d'origine nasale : aussi l'examen du nez est-il utile aussi bien pour le diagnostic que pour seconder le traitement de l'affection oculaire elle-même. Une grande partie de ces rapports entre les lésions oculo-nasales se trouve disséminée dans le corps même du texte de ce livre. On les trouvera largement détaillés surtout aux chapitres : maladies de l'appareil lacrymal, conjonctivites, kératites.

C'est certainement du côté de l'appareil lacrymal que certaines affections nasales chroniques portent souvent leurs ravages. Les rétrécissements et surtout les suppurations du sac lacrymal sont le résultat fréquent de l'*ozène*, des rhinites hypertrophiques et atrophiques, des inflammations de toute nature, du rhinosclérome, des rhinolithes, etc.

Ensuite la suppuration lacrymale, foyer permanent au contact de l'œil, provoque (voy. planches I, II, III) au moindre traumatisme cornéen les plus graves ulcères *phagédéniques* et destructifs (ulcère des moissonneurs, etc.). L'ozène, même sans suppuration lacrymale, a souvent une influence étiologique manifeste sur le développement des ulcères cornéens et sur l'infection des plaies et des sections opératoires de la cornée, en particulier après l'opération de la cataracte.

Ordinairement c'est sur un terrain général prédisposé que se développent à la fois ou successivement la rhinite, la conjonctivite et la kératite, surtout pustuleuse. Il en est ainsi chez les scrofuleux. Parfois même c'est à l'occasion d'une fièvre éruptive que les altérations oculo-nasales de toute nature se développent sur le terrain scrofuleux, et par un cercle vicieux, s'engendrent ou s'aggravent mutuellement.

Parfois aussi des catarrhes nasaux et oculaires se développent successivement ou à la fois : il n'y a parfois qu'une coïncidence due à un même processus général (grippe, rougeole, etc.), d'autres fois le canal nasal a dû être le trait d'union des infections.

Des *végétations adénoïdes* sont souvent aussi en cause : très fréquentes chez les scrofuleux, elles peuvent exister, quoique bien plus rarement, chez les sujets atteints de végétations conjonctivales printanières (voy. pl. XV).

Le *rhume des foins* présente des signes oculaires bien connus.

On connaît les affections oculaires, lacrymales et nasales, si fréquentes simultanément chez les sujets atteints de syphilis *héréditaire*.

La *tuberculose* nasale, le *lupus*, sont souvent l'origine de lésions lacrymales et palpébrales.

Les *tumeurs* des fosses nasales ont fréquemment de graves propagations orbitaires et nous avons vu plus d'une fois des sarcomes nasaux ayant plus tard effondré les parois orbitaires, être pris au début pour des polypes ou même des végétations adénoïdes.

Tandis que les affections nasales sont l'origine fréquente d'affections de l'œil et des annexes, il est tout à fait exceptionnel de voir une affection oculaire se propager à la muqueuse nasale.

Les troubles oculaires *réflexes* d'origine nasale ne sont pas rares (asthénopie, parésie et spasme accommodatifs, strabisme par contracture musculaire temporaire, blépharospasme, névralgies, etc.).

Les sinus *périorbitaires* retentissent aussi bien souvent sur l'œil et les annexes. Ils sont l'origine de bien des périostites, phlegmons de l'orbite, phlébites orbitaires, névrites optiques. Leurs tumeurs provoquent souvent des altérations graves de l'orbite et de son contenu.

En somme, tout en s'inspirant de ces données, il faut voir parfois entre les affections oculo-nasales des coïncidences et pas toujours des relations de cause à effet : en tous cas, toujours aussi rechercher si un état général diathésique ou infectieux n'est pas la cause de tout.

b) Appareil respiratoire. — A part les ecchymoses sousconjonctivales résultant des quintes de toux (coqueluche, phtisie pulmonaire, etc.), l'emphysème palpébral et orbitaire provoqué, surtout après éraillure muqueuse (cathétérisme), par le malade en se mouchant trop violemment, et certaines lésions (phlegmons orbitaires, ténonites suppurées, iritis) dues à un état général infectieux (pneumonie, influenza), les autres altérations dues à une affection de l'arbre respiratoire sont intra-oculaires.

3. — **Maladies des oreilles.**

« Entre l'organe de l'ouïe et celui de la vision existent
des rapports anatomo-physiologiques qui expliquent la
réaction pathologique de l'oreille sur l'œil et inversement.
Les relations anatomiques sont établies : *a*) par l'intermédiaire du cerveau (suppuration otique produisant un abcès
cérébral qui déterminera de la névrite optique) ; *b*) par le
trijumeau et les anastomoses de ce nerf avec le facial
(ainsi un lavage du conduit pourra produire du blépharospasme par excitation de l'auriculo-temporal, branche
du trijumeau qui s'anastomose avec le facial) ; *c*) par les
connexions avec les noyaux oculo-moteurs (troubles oculaires réflexes survenant dans le cours d'affections de
l'oreille sans complications cérébrales).

Les relations physiologiques s'expliquent : *a*) par les
fonctions du trijumeau (recherches expérimentales) ; *b*) par
la physiologie des canaux semi-circulaires ; *c*) par le phénomène de l'audition colorée » (Laurens) (1).

C'est dire que les lésions oculaires d'origine auriculaire
sont surtout des lésions du fond de l'œil. Nous les avons
étudiées dans l'*Atlas d'ophtalmoscopie* : elles consistent
en névrites optiques. De plus les phlébites orbitaires
provenant de thrombo-phlébites intra-crâniennes d'origine otique s'ajoutent souvent à ce tableau, avec leurs signes orbitaires (exophtalmie le plus souvent bilatérale, etc.).

Mais on peut observer aussi au cours des affections
auriculaires, du nystagmus, des kératites neuro-paralytiques, du blépharospasme, des troubles de l'accommodation, la mydriase, le myosis, des irido-choroïdites, du
larmoiement, etc.

Nous ferons une mention spéciale pour les paralysies
des muscles de l'œil. La 6e paire peut présenter une paralysie au cours d'une otite-moyenne sans aucune complication cérébrale apparente. Bettmann, Styx ont signalé des
cas semblables de paralysie du même côté que l'otite.
Nous en avons vu un cas identique chez un jeune garçon.

(1) G. LAURENS, *Relations entre les maladies de l'oreille et celles
de l'œil*. Th. de Paris, 1897.

Ces paralysies ne se développent qu'après que l'otite est en pleine évolution et guérissent généralement avec elle. Des paralysies et surtout des *contractures* de divers muscles de l'œil ont pu aussi être observées (Urbantschitch).

Rappelons la simple coexistence sans relation de cause à effet des affections auriculaires et oculaires chez les diathésiques (scrofuleux, syphilitiques héréditaires).

6. — Maladies des reins.

Nous avons plusieurs fois observé chez des brightiques des ecchymoses sous-conjonctivales et de l'iritis, sans lésions intra-oculaires. La cataracte coexiste assez fréquemment avec l'albuminurie.

7. — Diabète.

Les paralysies oculaires se produisent parfois chez des sujets diabétiques. Nous en avons vu une de la 6e paire se produire chez un jeune diabétique et guérir en quelques mois. Il n'y avait aucune autre étiologie et l'examen des urines fut provoqué par la constatation de la paralysie.

L'iritis est assez fréquente chez le diabétique, surtout l'irido-cyclite torpide, chronique, guérissant parfois après des mois et des années de traitement. L'irido-cyclite à hypopion se produit aussi et l'on sait que les kératites ulcéreuses ont un pronostic plus grave chez les diabétiques. Parfois la gravité et la rapidité d'une lésion oculaire provoquent l'examen des urines et la première constatation du sucre.

Nous avons insisté (1) sur la cataracte chez les diabétiques qui, on le sait, nécessite des précautions particulières pour l'opération, toutefois aujourd'hui banale. Les autres lésions d'origine diabétique sont endo-oculaires ou purement visuelles (amblyopies, troubles de la réfraction, myopie diabétique).

(1) *Atlas d'ophtalmoscopie* (supplément).

8. — Goutte.

Nous avons vu plusieurs fois, de même que Chevalle-
reau, des altérations cornéennes avec dépôts blanchâtres
spéciaux chez des goutteux avérés. On sait de plus la fréquence des iritis, parfois avec hypoéma, chez les goutteux.
Tous ces symptômes peuvent même devancer les altérations goutteuses des membres ; le diagnostic étiologique
est donc parfois tardif, comme dans bien des cas d'iritis
et d'autres affections oculaires où la localisation oculaire
est le premier symptôme d'un état général mauvais auquel
on ne peut donner aucun nom. Si l'on revoyait le même
malade plus tard, bien souvent d'autres accidents du
reste de l'organisme donneraient la clef du problème.

9. — Maladies de l'appareil génito-urinaire.

a) *Sexe masculin.*

L'affection externe d'origine génitale la plus fréquente
est l'*ophtalmie blennorragique* peut-être plus habituelle à
droite, ce qu'on a attribué au contact manuel, mais qui
se produit encore assez souvent à gauche ou des deux côtés.
Il semble que depuis quelques années, peut-être par suite
de la diffusion du pronostic grave de la maladie, les cas
d'ophtalmie blennorragique de l'adulte aient sensiblement
diminué de nombre. La *femme* est quelquefois atteinte (1)
de même que la petite fille (vulvite), mais en particulier
pour les femmes âgées, il s'agit souvent de maladie con-
tractée au cours du traitement de la blennorragie d'un
de leurs enfants, du blanchissage d'effets souillés, d'affection professionnelle (sages-femmes). Nous avons vu des
femmes ayant dépassé la soixantaine consulter avec les
deux cornées perforées au cours d'une ophtalmie à gonocoques, alors que leur fils avait une blennorragie uré-
thrale.

(1) A. Terson, *Les Ophtalmies purulentes, d'origine génitale,
chez la femme. Journal des Praticiens*, 1892.

On sait que tous les modes les plus variés de contagion peuvent se produire, en plus du contact digital (gouttes d'urine, œil de verre trempé dans une urine à gonocoques, soins donnés à une ophtalmie, éclaboussure de seringues, pinceau sale, etc.).

A côté de la redoutable ophtalmie blennorragique par contagion directe, on connaît la *très bénigne* ophtalmie *métastatique* rhumato-blennorrhagique (Ricord), généralement sans gonocoques et coexistant presque toujours avec des accidents articulaires. Elle constitue parfois une véritable scléro-conjonctivite.

Les *dacryoadénites*, que l'on ne voit guère se produire au cours de l'ophtalmie purulente, se voient de temps à autre au déclin d'une blennorragie. Cette sorte d'orchite de la glande lacrymale, dont plusieurs cas ont été publiés par d'autres et par nous-même, est souvent bilatérale et se termine peu à peu par résolution. Elle coexiste quelquefois avec la conjonctivite et la sclérite rhumato-blennorragique et même l'iritis.

L'*iritis* blennorragique peut revêtir les formes séreuse, plastique et même purulente ; elle s'accompagne parfois même de cyclite et de vastes troubles du corps vitré qui néanmoins peut se rééclaircir complètement. Nous avons vu plusieurs fois l'iritis apparue à l'occasion d'une première blennorragie, récidiver de temps à autre, même en l'absence de goutte militaire ou de nouvelle blennorragie.

On sait que chez le nouveau-né l'ophtalmie à gonocoques détermine parfois des *arthrites*.

La blennorragie est aussi l'origine rare de certaines *ténonites*. Tous les accidents métastatiques de la blennorragie semblent plus fréquents chez les sujets d'hérédité ou de diathèse rhumatismale avérée ou en puissance.

On a accusé l'onanisme d'être la cause de certaines conjonctivites chroniques tenaces (Förster).

b) *Sexe féminin.*

En plus des causes qui se produisent dans les deux sexes, la menstruation joue un rôle aggravant dans la plupart des affections oculaires. Souvent l'apparition des règles est même l'origine d'une récidive ou d'une rechute (pustules conjonctivales, iritis, etc.). On a attribué à des affections utérines et à des troubles menstruels un assez grand nombre d'affections *intra-oculaires* depuis l'irido-cyclite jusqu'à la névrite optique. Sans parler des troubles par néphrite gravidique, on observe parfois, au cours de la grossesse et de la lactation, des conjonctivites tenaces, des poussées de chalazions, des épisclérites, des orgelets qui témoignent surtout du mauvais état général.

c) Nouveau-né.

Chez le nouveau-né, l'ophtalmie purulente (pl. XII), généralement bilatérale et le plus souvent, mais non toujours à gonocoques, a une période d'incubation des plus variables. Certains cas (Queirel, Armaignac et d'autres) existent à la naissance : c'est l'ophtalmie purulente *congénitale*. Les autres cas se développent entre le 4e et le 6e jour ; mais certains sont beaucoup plus tardifs et on se demande alors s'il n'y a pas des contaminations survenues après la naissance et ne dépendant plus du contact vaginal.

La *dacryocystite congénitale* s'observe de temps à autre et présente diverses particularités (voy. *Maladies de l'appareil lacrymal*). La paralysie faciale et la paralysie du trijumeau avec kératite neuro-paralytique, sont parfois congénitales.

Rappelons enfin la constatation à la naissance des nombreuses *anomalies congénitales* dont l'œil et ses annexes sont parfois le siège ; nous avons même observé l'anophtalmie.

A côté de ces faits, il existe d'autres lésions dues à des manœuvres *obstétricales*.

Le forceps est la cause de désordres souvent graves (paralysie faciale, paralysie des muscles de l'œil, blépharoptose, sections des paupières, fractures du frontal, fracture des os nasaux, hématomes de l'orbite et exophtalmie, exophtalmie traumatique et enfoncement des os de l'orbite, hématomes des paupières, luxation du globe oculaire et même arrachement de l'œil). De Wecker a rapporté une observation de présentation de la face où l'orbite, prise pour l'anus, fut presque vidée par l'accoucheur. Des kératites ulcéreuses avec leucome consécutif, des infiltrations diffuses ont aussi été notées.

Le strabisme est très rarement congénital en dehors des paralysies. Il ne se développe ordinairement que plus tard et souvent à la suite d'une affection générale (convulsions, états méningitiques, méningisme, fièvres éruptives, etc.).

10. — Maladies de la peau.

Un très grand nombre, le plus grand nombre même des affections cutanées, depuis l'herpès, l'eczéma, les folliculites, jusqu'au pemphigus, en passant par les dermatoses infectieuses, trophiques ou dégénératives les plus variées, peuvent exister au niveau des paupières et du feuillet conjonctival. Mais ces altérations ne sont pas des rapports de ces affections avec des affections oculaires. Ce sont des *localisations* des affections cutanées sur la partie cutanée ou conjonctivale des annexes de l'œil (voy. planches VI, *a* et *b*). L'exposé des dermatoses en général et celui des affections décrites au cours de ce livre et qui ne sont souvent que des dermatoses (blépharites kérato-conjonctivales, etc.) en sont le tableau (voy. planches IV, XVII, XXII).

Quant aux complications oculaires des affections cutanées, elles sont de plusieurs ordres : il peut y avoir *propagation*, *infection* par inoculation et enfin *métastase*.

La propagation ne nécessite aucune considération spéciale.

L'infection par inoculation est souvent méconnue, cependant elle n'est pas rare. Sans parler des nombreux cas où par contact digital le patient inocule son œil, il existe aussi des dermatoses au voisinage de l'œil qui se trouve parfois inoculé. Les blépharites donnent souvent, comme nous l'avons fait remarquer, des inoculations au niveau des parties oculaires en rapport avec les parties infectées : il en est de même des meibomites, avec ou sans concrétions calcaires. Nous avons vu un orgelet inoculer la caroncule et y déterminer un second orgelet (encanthis inflammatoire). Nous avons vu aussi de graves ulcères cornéens dans l'eczéma séborrhéique. On pourrait citer de nombreux exemples de ce mécanisme d'infection. D'autres fois il n'y a que des coïncidences.

On a parfois signalé des iritis au cours de certaines dermatoses (psoriasis).

Enfin la métastase nous a paru, comme à d'autres observateurs, pouvoir expliquer l'apparition d'iritis et d'autres phénomènes morbides lors de la suppression brusque d'eczémas chroniques sur d'autres régions du corps.

A côté des *parasites* intra-oculaires, rappelons la possibilité de parasites intra-orbitaires (K. hydatiques, cysticerques) et parfois sous-palpébraux. Du côté des paupières, des bords ciliaires et de la conjonctive, on a observé la phtiriase de toute nature, la pénétration de larves d'insectes, de sangsues, d'insectes divers, de la filaire. La trichinose s'accompagnerait souvent d'un œdème palpébral.

11. — Infections générales diverses.

La grande majorité des infections générales s'accompagne d'affections du fond de l'œil déjà décrites (*Atlas d'ophtalmoscopie*). Nous mentionnerons cependant les affections externes et des annexes dues aux principales.

Impaludisme. — Les lésions oculaires de l'impaludisme sont presque toujours intra-oculaires. L'iritis, la kératite interstitielle, l'herpès cornéen reconnaissent parfois une étiologie paludique.

Charbon. — Il est exceptionnel d'observer, au cours de la localisation charbonneuse palpébrale, des infections orbitaires et des sinus de la dure-mère, des infections intra-oculaires métastatiques.

Fièvres éruptives. — La *variole* a parfois de graves conséquences pour la vue et, avant la vaccine, elle donnait lieu au quart des cécités observées.

Le plus souvent il s'agit de pustules varioleuses des paupières et de la conjonctive qui inoculent la cornée et entraînent un œdème palpébral et une photophobie considérables dont on ne doit pas hésiter à vérifier la nature en écartant les paupières avec les écarteurs à manche. On se gardera de laisser pendant des semaines la cornée sans examen direct et précis.

Toutefois, à la période de dessiccation, il se produit éventuellement de graves kératites à hypopion avec iritis qui paraissent souvent indépendantes d'une infection directe et qui, comme les suppurations intra-oculaires, peuvent relever de la métastase. Les iritis post-varioliques sont souvent graves et accompagnées de complications profondes. Dans la convalescence, comme dans toutes les fièvres éruptives, des orgelets, des abcès des paupières peuvent apparaître.

La *varicelle* donne quelquefois des éruptions conjonctivales et cornéennes.

La *vaccine* est parfois inoculée aux paupières et à la conjonctive par le malade ou son entourage et donne alors lieu à des éruptions assez graves et même à des lésions cornéennes.

La *rougeole* est l'origine fréquente de blépharo-conjonctivites. Chez les scrofuleux et comme pour toutes les fièvres éruptives, la convalescence est souvent accompagnée d'orgelets, d'abcès palpébraux, quelquefois avec sphacèle, enfin et surtout d'abcès cornéens qui aboutissent à la perforation, s'ils sont méconnus et si leurs symptômes sont uniquement rapportés à l'évolution de la conjonctivite rubéolique. Un très grand nombre de taies et de leucomes indélébiles de la cornée chez les enfants sont dus à ce que pendant ou après la rougeole ces kératites ont été abandonnées à elles-mêmes.

La *scarlatine* donne plus rarement que les fièvres éruptives précédentes des lésions externes de l'œil. Des conjonctivites avec ou sans fausses membranes (complication possible aussi au cours de la rougeole et de la varicelle), l'œdème palpébral, sont cependant possibles.

Fièvre typhoïde. — En plus des autres complications oculaires, des paralysies des muscles de l'œil ont été attribuées à la dothiénenterie.

Très rarement on observerait des kératites par dessèchement ou des altérations névritiques ou neuro-paralytiques, comme on peut en voir aussi dans le *choléra*.

Choléra. — Dans les cas graves, la cyanose des paupières, des ecchymoses conjonctivales, des taches noirâtres sur la sclérotique, que l'on a attribué à des plaques de dessiccation, des opacités cornéennes peut-être dues à des troubles neuro-paralytiques, l'exophtalmie, le myosis à la période algide, tandis qu'au début les pupilles sont dilatées, sont autant de symptômes à signaler. Le pronostic général paraît d'autant plus grave que les réactions pupillaires sont plus faibles.

Oreillons. — On a noté très exceptionnellement au cours de l'infection ourlienne des infections palpébrales (Streminski), des conjonctivites catarrhales, des iritis tardives, la paralysie de l'accommodation, des amblyopies et divers troubles intra-oculaires (névrites optiques). La complication la plus curieuse et la plus intéressante consiste dans une *dacryoadénite* qui peut précéder, accompagner ou suivre l'affection ourlienne. Ce sont, comme on l'a dit, les oreillons de la glande lacrymale.

Diphtérie. — Les lésions dues à la diphtérie ont été décrites avec les maladies de la conjonctive (voy. pl. XIII). Il survient aussi parfois des paralysies des muscles de l'œil analogues aux autres paralysies diphtériques et que le sérum influence peu. La paralysie de l'accommodation s'observe aussi assez souvent.

Rhumatisme articulaire aigu. — Des conjonctivites, des épisclérites (Demicheri) sont rares au cours du rhumatisme articulaire aigu. Le rhumatisme chronique est au contraire un grand facteur d'irido-cyclites : son rôle est déjà moindre dans les névrites optiques et douteux dans les paralysies des muscles de l'œil.

Erysipèle. — L'*érysipèle* des paupières entraîne quelquefois :

1º Comme accidents *externes*, des phlegmons, la gangrène (nous avons observé un cas de gangrène double symétrique des paupières après un érysipèle consécutif à une fistule lacrymale chez une vieille femme de quatrevingt-cinq ans), l'ectropion, l'éléphantiasis. L'*éléphantiasis* avec développement monstrueux des paupières succède en effet ordinairement à des érysipèles répétés, entraînant des lymphangites chroniques.

2º Des conjonctivites avec ou sans fausses membranes, des blépharites avec poussées de chalazións, de très graves ulcères cornéens et la panophtalmie ont également été observés.

3º Du côté de l'orbite, le phlegmon, la thrombo-phlébite orbitaire et crânienne, la ténonite.

4º Comme accidents *intraoculaires*, l'iridocyclite, la rétino-hyalite suppurée, la thrombose et le décollement rétiniens, la névrite et l'atrophie optiques, le glaucome, la névrite rétrobulbaire peuvent se produire et même être bilatéraux. Toutefois l'érysipèle peut avoir parfois une *heureuse* influence sur certaines affections intra et extra-oculaires chroniques (trachome, lèpre, kératites, épithéliomas, iritis et choroïdites, tumeurs orbitaires).

Tuberculose. — La tuberculose atteint parfois d'une façon primitive, secondaire ou expérimentale, les parties externes de l'œil et des annexes. Parfois même il peut y avoir propagation par continuité (lupus nasal, lacrymal et facial).

Aux *paupières*, il s'agit presque toujours du *lupus* avec toutes ses conséquences, dont la principale est l'ectropion cicatriciel : le trichiasis est également fréquent. Il est démontré que dans la majorité des cas et même chez des phtisiques, le chalazion n'est pas tuberculeux. Les scrofulides et tuberculoses de l'os malaire sont bien connues.

La tuberculose des *voies lacrymales* est loin d'être rare ; on trouvera sur elle de nombreux renseignements dans la thèse de Jaulin (1), que nous avons inspirée, et dans d'autres travaux récents. Elle doit toujours être soupçonnée dans les dacryocystites rebelles surtout chez les sujets jeunes, prédisposés à la tuberculose, ou même déjà atteints sur d'autres points de scrofulides ou de lésions tuberculeuses locales.

La tuberculose *conjonctivale* a été décrite longuement dans la première partie de ce livre (voy. *Maladies de la conjonctive*).

Il existe très rarement des foyers tuberculeux primitifs dans l'*épisclère* et même la *sclérotique*. Le plus souvent cette membrane n'est atteinte que par propagation des lésions externes ou internes de l'œil.

La *cornée* où de si nombreuses inoculations de tuberculose ont été faites avec succès, présente parfois des ulcères et des foyers torpides qu'on rapporte à la tuberculose et où on a même trouvé les bacilles de Koch. La kératite parenchymateuse se produit chez des sujets à hérédité tuberculeuse, et atteints eux-mêmes d'arthrites bacillaires, de lupus et d'autres lésions de même nature. Lorsque la syphilis héréditaire ou acquise est indémontrable chez ces sujets, il y a lieu d'admettre l'origine tuberculeuse ou paratuberculeuse.

La tuberculose de l'*iris* (granulome solitaire ou granulie généralisée) et du corps ciliaire déjà décrite (voy. *Maladies de l'iris*) arrive parfois à la caséification et à la fonte partielle du globe qui s'atrophie. D'autres cas ont une évolution plus bénigne et sont curables. Enfin les ostéopériostites de l'orbite et de son pourtour (os malaire, région juxta-lacrymale, etc.) sont parfois tuberculeuses.

(1) JAULIN, *Tuberculose du sac lacrymal*. Th. de Paris, 1894.

En l'absence du diagnostic bactériologique, on reste souvent indécis pour rapporter les cas à la tuberculose ou à la scrofule qui a d'ailleurs dans presque toutes les inflammations de l'œil et des annexes un rôle important.

Lèpre. — La lèpre présente du côté de l'œil et des annexes presque toutes les localisations de la tuberculose. Les lépromes des paupières, de la conjonctive, de la cornée, avec leurs bacilles caractéristiques, sont très rarement primitifs. L'iritis, avec ou sans nodules, est fréquente chez les lépreux. On observe souvent aussi la paralysie de l'orbiculaire. Dans bien des cas, les lésions lépreuses détruisent peu à peu tout le segment antérieur des globes oculaires.

Syphilis. — *Syphilis acquise.* — La *syphilis* des paupières peut se manifester à tout âge, et même chez le nourrisson (où nous en avons vu un cas), par le chancre induré, plus fréquent dans l'angle interne, mais pouvant siéger sur tous les points du territoire palpébral et en particulier sur le bord libre, où il est à cheval sur la peau et sur la conjonctive : il revêt souvent à ce niveau l'aspect diphtéroïde. On peut observer également des papules (Pl. IV *a*), des gommes palpébrales, simulant le chalazion, des ulcérations phagédéniques tertiaires précoces ou tardives, pouvant arriver à provoquer, comme chez un malade traité pour épithélioma et où nous diagnostiquâmes la syphilis, la *fonte totale* des paupières. Ces lésions peuvent également ment se produire dans l'*hérédo-syphilis*. Mentionnons encore les *tarsites* syphilitiques.

Le chancre *induré* n'est pas toujours unique. La *syphilis* conjonctivale peut se manifester par le *chancre* induré, souvent diphtéroïde, par les *plaques* muqueuses, les *papules* simples (*pustule syphilitique*), des *conjonctivites* hyperémiques survenant surtout à la période secondaire et encore mal délimitées, enfin des *gommes* à la fois conjonctivales et épisclérales.

On observe parfois des *dacryoadénites* syphilitiques et des gommes de la région du sac lacrymal. Certaines *dacryocystites* se produisent parfois au moment de l'apparition de la roséole, tout comme certaines pleurésies.

Certains catarrhes *conjonctivaux*, également apparus à cette période, sont particulièrement tenaces et récidivants.

La syphilis acquise ne donne que rarement des *kératites*

parenchymateuses, souvent monolatérales et accompagnées d'iritis.

Les gommes *épisclérales* simulent absolument au début une simple épisclérite : comme chez un de nos malades rhumatisant et syphilitique, elles peuvent à cette période résister au traitement interne et aux frictions, mais on les voit céder rapidement aux injections mercurielles.

L'iritis est le plus souvent syphilitique (voy. planches XXX et XXXI).

Nous avons *souvent* remarqué la très grande gravité des iridocyclites syphilitiques chez les *vieillards* ayant été tardivement contaminés et atteints de syphilis grave, souvent à échéance *mortelle* rapide : les gommes du corps ciliaire, la cataracte, la participation du corps vitré et des membranes profondes à l'inflammation peuvent être très précoces, malgré le traitement intensif, surtout s'il n'est pas appliqué dès le début. On sait au contraire combien la syphilis oculaire des sujets jeunes offre de prise au traitement spécifique *mercuriel*.

L'iritis peut parfois survenir dix ans, vingt ans et plus après l'accident primitif (1) et sans que, chez ces malades, on puisse les rapporter à autre chose qu'à la syphilis ancienne.

Nous avons longuement décrit à la suite de l'*Atlas d'ophtalmoscopie* et dans un mémoire spécial (*Arch. d'opht.*, 1896), les gommes du *corps ciliaire*, en particulier celles qui se développent comme accident du tertiarisme précoce. Nous en avons depuis observé de nouveaux cas, toujours au cours d'une syphilis grave avec gommes dans d'autres régions du corps.

On sait enfin combien souvent la syphilis acquise est l'origine des *paralysies des muscles de l'œil* et des *périostites orbitaires*. La *kératite neuro-paralytique*, la paralysie de l'*orbiculaire* sont aussi quelquefois de nature syphilitique.

Syphilis héréditaire.— La *kératite interstitielle*, le plus souvent avec iritis, parfois avec sclérite, est la plus fréquente lésion d'origine syphilitique héréditaire : elle a

____

(1) A. Terson, *Les Iritis syphilitiques tardives*. Journal des Praticiens, 1902.

été plus haut largement décrite (voy. planche XXVIII) dans toute son évolution. Nous l'avons vue une fois se terminer par un kératoglobe stationnaire.

L'iritis, l'irido-cyclite avec ou sans gommes, la sclérite gommeuse, les rhagades palpébrales, les ulcérations gommeuses palpébrales qui parfois arrivent chez des jeunes sujets à détruire la totalité des paupières, littéralement fondues, les kératites neuro-paralytique et par paralysie faciale, les ostéo-périostites orbitaires, les paralysies musculaires s'observent chez les enfants hérédo-syphilitiques à tout âge, même chez le nouveau-né. Comme on ne trouve parfois aucun autre stigmate bien apparent, il est indispensable d'appliquer dans ces cas un traitement d'épreuve, les enfants supportant bien les frictions mercurielles et l'iode, même dans les cas douteux.

La syphilis joue aussi très probablement un rôle indirect dans la production d'un certain nombre d'anomalies congénitales de l'œil et des annexes.

Chancre mou. — Le chancre mou est aujourd'hui prouvé aux paupières, par inoculation (Coppez père) et examen bactériologique (Gastou). Certaines ulcérations conjonctivales affectent le type clinique du chancre mou.

Morve. — La morve entraîne parfois la gangrène palpébrale.

12. — Agents physiques et chimiques.

Nous n'avons pas à faire ici la description des *traumatismes* si variés qui, d'origine et de forme diverses, peuvent atteindre l'organe visuel et ont été décrits avec les planches de l'Atlas (voy. planches XVI, XIX, XXI, XXVIII, XXXV). Rappelons toutefois qu'en plus de nombreux accidents visuels et intra-oculaires (véritable ophtalmie électrique), l'*électricité* produit des conjonctivites assez intenses (conjonctivite électrique de Charcot) que les verres jaunes peuvent améliorer souvent plus que des médications directes.

La *foudre*, outre les brûlures qu'elle peut déterminer, occasionne diverses lésions intra-oculaires et visuelles, des paralysies des muscles de l'œil, des opalescences cornéennes et surtout, dans d'assez nombreuses observations, la cataracte.

D'innombrables agents chimiques et même médicamenteux (acide chrysophanique, caustiques, podophyllin, incrustation de préparations plombiques, poudres diverses, fumées irritantes, etc.), sont l'occasion de traumatismes d'intensité et de nature des plus variables, suivant le mode de contact et de projection au niveau de l'œil et de ses annexes et aggravent parfois les lésions oculaires préexistantes.

TABLE ALPHABÉTIQUE

TABLE DES MATIÈRES

DIJON. — IMP. DARANTIERE

Précis d'Ophtalmologie journalière, par les Drs *PUECH* et *FRO-MAGET*. 1900, 1 vol. in-18 de 368 pages, 32 figures, cart...... **5 fr.**

Chirurgie oculaire, par le Dr *A. TERSON*. 1901, 1 vol. in-18 de 540 pages, avec 129 figures, cartonné.................... **7 fr. 50**

Atlas-Manuel des Maladies externes de l'Œil, par les Drs *HAAB* et *A. TERSON*. 1899, 1 vol. in-16 de 285 pages, avec 40 planches coloriées, relié maroquin souple, tête dorée.................... **15 fr.**

Technique ophtalmologique, anesthésie, antisepsie, instruments employés en chirurgie oculaire, par le Dr *A. TERSON*. 1898, 1 vol. in-18 de 208 pages avec 83 figures, cart.... .... **4 fr.**

Thérapeutique Oculaire, par le Dr *TERRIEN*. 1899, 1 vol. in-16 de 96 pages, avec figures, cart...................... **1 fr. 50**

La Fatigue oculaire et le surmenage visuel par le Dr *L. DOR*, chef de laboratoire à la Faculté de Lyon. 1900. 1 vol. in-16, cart. **1 fr. 50**

La Pratique des Maladies des Yeux dans les Hôpitaux de Paris, par *P. LEFERT*. 1895, 1 vol. in-18 de 288 pages, cart. **3 fr.**

Traité des Maladies des Yeux, par le Dr *GALEZOWSKI*. 3e édition. 1888, 1 vol. in-8 de 1020 pages, avec 483 fig.......... **20 fr.**

Échelles optométriques et chromatiques, par le Dr *GALEZOWSKI*. 1883, in-8, 34 planches noires et col., cart............... **7 fr. 50**

Échelles portatives des Caractères et des Couleurs, par le Dr *GALEZOWSKI*. 2e édition. 1890, in-18, 38 planches. cart.. **2 fr. 50**

Hygiène de la Vue, par les Drs *GALEZOWSKI* et *KOPFF*. 1888, 1 vol. in-16 de 328 pages, avec 44 figures. .... **3 fr. 50**

Hygiène de la Vue, par le Dr *MAGNE*. 1 vol. in-16... .... **2 fr.**

Précis d'Ophtalmologie chirurgicale, par le Dr *MASSELON*. 1886, 1 vol. in-18 jésus de 504 pages, avec 118 figures............ **6 fr.**

Leçons d'Ophtalmologie, par le Dr *BADAL*, professeur à la Faculté de médecine de Bordeaux. 1881, 1 vol. in-8 de 204 pages...... **5 fr.**

Clinique ophtalmologique, par le Dr *BADAL*. 1879, 1 v. in-8. **4 fr.**

Clinique ophtalmologique, par les Drs *GRAEFE* et *MEYER*. 1866, 1 vol. in-8 de 272 pages, avec figures...................... **8 fr.**

Iconographie ophtalmologique, par le Dr *SICHEL*. 1859, in-4, 840 pages avec 80 planches coloriées........:............ **100 fr.**

Cristallin, par le Dr *CADIAT*. 1876. in-8, 80 pages, avec 2 pl. **2 fr. 50**

Anatomie pathologique de la Conjonctive granuleuse, par le Dr *VILLARD* 1896, gr. in-8, 143 pages, avec fig............ **3 fr. 50**

De la Granulation conjonctivale, de sa nature et de sa prophylaxie dans les écoles, par le Dr *ELOUY-BEY*. 1902, gr. in-8, 121 p **3 fr.**

Rétinite pigmentaire syphilitique acquise, par le Dr *J. MILLET*. 1899, in-8, 198 pages...................... **4 fr.**

Kystes hydatiques de l'Orbite, par le Dr *MANDOUR*. 1895, in-8. **3 fr.**

Des Irido-Choroïdites, par *CALDERON*. 1875. in-8, 151 p..... **3 fr.**

Ophtalmie scrofuleuse, par *D. DE FORTUNET*. 1889, gr. in-8. **2 fr. 50**

Enophtalmie et Exophtalmie alternantes, par le Dr *J. TERSON*. 1897, gr. in-8, 54 pages.......................... **1 fr. 50**

Ophtalmie sympathique, par *VIGNEAUX*. 1877, in-8, 203 p. **4 fr.**

Les Troubles visuels dans leurs rapports avec les tumeurs du chiasma, par le Dr *JACQUEAU*. 1896, gr. in-8, 100 pages....... **3 fr.**

Atlas-Manuel d'Ophtalmoscopie, par les Drs *HAAB* et *A. TERSON*. 3e édition. 1901, 1 vol. in-16 de 276 p., avec 88 pl. col. relié.   **15** fr.

Traité iconographique d'Ophtalmoscopie, par le Dr *GALEZOWSKI*. 1885, 1 vol. in-4 de 281 pages, avec 28 planches color., cart.   **35** fr.

Atlas d'Ophtalmoscopie médicale, par le Dr *BOUCHUT*. 1876, 1 vol. in-4, avec 14 pl. coloriées, comprenant 137 figures, cart.....   **25** fr.

L'Examen de la Vision devant les conseils de révision, par le Dr *BARTHÉLEMY*. 1889, 1 vol. in-16, 336 p., avec fig. et pl. col.   **3** fr. **50**

Examen de la Vision chez les employés de chemin de fer, par le Dr *REDARD*. 1880, in-8, avec 4 pl. col....................   **4** fr.

L'Acuité visuelle, par le Dr *BORDIER*. 1893, gr. in-8, 163 p.   **5** fr.

Les Anomalies de la Vision, par le Dr *A. IMBERT*. 1889, 1 vol. in-16 de 365 pages, avec figures........................   **3** fr. **50**,

La Vision et ses Anomalies, par le Dr *GIRAUD-TEULON*. 1881, 1 vol. gr. in-8 de 936 pages, avec 117 figures...................   **20** fr.

Des Troubles fonctionnels et organiques de l'Amétropie et de la Myopie, par le Dr *MIARD*. 1873, 1 vol. in-8..........   **7** fr.

Maladies du Larynx, du Nez et des Oreilles, par le Dr *A. CASTEX*, 2e édition. 1903, 1 vol. in-18 de 922 pages, avec 264 fig., cart.   **14** fr.

La Pratique des Maladies du Larynx, du Nez et des Oreilles, par le professeur *P. LEFERT*. 1896, 1 vol. in-18 de 288 p., cart.   **3** fr.

Atlas-Manuel des Maladies de l'Oreille, par les Drs *POLITZER, BRUHL* et *G. LAURENS*. 1902, 1 vol. in-16 de 395 pages, avec 88 fig. et 39 planches coloriées, relié maroquin souple, tête dorée.......   **18** fr.

Précis des Maladies de l'Oreille, par le Dr *GELLÉ*. 1885, 1 vol. in-18 de 708 pages, avec 157 figures....................   **9** fr.

Traité des Maladies de l'Oreille, par le Dr *BONNAFONT*. 2e édition. 1873, 1 vol. in-8 de 700 pages.....................   **10** fr.

Leçons sur les Suppurations de l'Oreille moyenne, par le D^r *LUC*. 1900, 1 vol. in-8 de 480 pages et figures...........   **10** fr.

Oreille et Hystérie, par le Dr *CHAVANNE*. 1901, gr. in-8.   **7** fr. **50**

L'Oreille, maladies chirurgicales, par les Drs *SCHWARTZE* et *RATTEL*. 1896, 2 vol. in-18, 778 pages..... ....   **20** fr.

Atlas-Manuel des Maladies du Larynx, par les Drs *GRUNWALD* et *A. CASTEX*. 2e édition, 1903, 1 vol. in-16, avec 44 pl., relié   **14** fr.

Traité des Maladies du Larynx, du pharynx et des fosses nasales, par le Dr *LENNOX-BROWNE*. 1891, 1 vol. in-8, avec 242 fig...   **12** fr.

Paralysies du Larynx, par le Dr *DEYGAS*. 1903, gr. in-8.   **6** fr.

Tumeurs du Larynx, par le D^r *Ed. SCHWARTZ*. 1886, gr. in-8.   **6** fr.

Tubage et Trachéotomie en dehors du Croup, chez l'enfant et chez l'adulte, par le Dr *SARGNON*. 1900, 1 vol. in-8 de 658 p.   **10** fr.

L'Intubation laryngée dans le Croup, par le Dr *HUGUES*. 1895, gr. in-8. 150 pages.....................................   **3** fr. **50**

Intubation du Larynx, par le Dr *FERROUD*. 1894, gr. in-8.   **3** fr. **50**

Le Pharynx, par le Dr *CHAUVEAU*. 1901, 1 vol. gr. in-8.....   **12** fr.

Histoire des Maladies du Pharynx, par le Dr *CHAUVEAU*. 1901-1902, 3 vol. in-18 de 1316 pages...................   **20** fr.

Pathologie comparée du Pharynx, par le Dr *CHAUVEAU*. 1902, 1 vol. in-18, 196 pages, avec 27 fig.................   **3** fr. **50**

Traité élémentaire de Pathologie générale, par *H. HALLOPEAU*, professeur agrégé à la Faculté de médecine de Paris, et *APERT*, médecin des hôpitaux de Paris. 6ᵉ *édition*. 1904, 1 vol. in-8 de 800 p., avec 180 fig.. **12 fr.**

Tableaux synoptiques de Pathologie générale, par le Dʳ *COUTANCE*. 1899, 1 vol. gr. in-8 de 200 pages, cart................ **5 fr.**

Aide-mémoire de Pathologie générale, par le professeur *P. LEFERT*. 2ᵉ *édition*. 1 vol. in-18 de 300 pages, cart............. **3 fr.**

Éléments de Pathologie, par les professeurs *RINDFLEISCH* et *J. SCHMITT*, de Nancy. 1 vol. in-8 de 395 pages.............. **6 fr.**

Nouveaux éléments de Pathologie générale, par le Dʳ *BOUCHUT*. 4ᵉ *édition*. 1 vol. gr. in-8 de 900 pages, avec 250 fig. **16 fr.**

La Vie et ses Attributs, par le Dʳ *BOUCHUT*. 1 vol. in-16. **3 fr. 50**

La Vie. Études et problèmes de biologie générale, par le professeur *CHAUFFARD*. 1878, 1 vol. in-8 de 525 pages................ **7 fr. 50**

Les Oxydations de l'organisme (oxydases), par *E. ENRIQUEZ*, médecin des hôpitaux de Paris, et *J.-A. SICARD*, chef de clinique à la Faculté de médecine. 1902, 1 vol. in-16 de 85 p. cart... **1 fr. 50**

Le Cyto-diagnostic, par le Dʳ *M. LABBÉ*, médecin des hôpitaux. 1903, 1 vol. in-16 de 96 pages, cartonné........ .... **1 fr. 50**

Traité de Diagnostic médical et de Sémiologie, par le Dʳ *MAYET* professeur à la Faculté de médecine de Lyon. 1898, 2 vol. gr. in-8 de 1623 pages, avec 191 fig..................................... **24 fr.**

Atlas manuel de Diagnostic clinique, par les Dʳˢ *JAKOB* et *LÉTIENNE*. 3ᵉ *édition*. 1901, 1 vol. in-16 de 396 pages, avec 68 planches coloriées et 86 fig., relié en maroquin souple,.............. **15 fr.**

Tableaux synoptiques de Diagnostic et de Sémiologie, par le Dʳ *COUTANCE*. 1898, 1 vol. gr. in-8, 208 pages, cart............ **5 fr.**

Tableaux synoptiques d'Exploration médicale des Organes, par le Dʳ *CHAMPEAUX*. 1902, 1 vol. gr. in-8 de 184 p., cart... **5 fr.**

Tableaux synoptiques de Symptomatologie, par le Dʳ *M. GAUTIER*. 1900, 1 vol gr. in-8 de 200 pages, cart.................. **5 fr.**

Aide-mémoire de Clinique médicale et de Diagnostic, par le professeur *P. LEFERT*. 1 vol. in-8 de 314 pages, cart......... **3 fr.**

Traité de Diagnostic et de Sémiologie, par le Dʳ *BOUCHUT*. 1883, 1 vol. gr. in-8 de 900 pages, avec 150 fig................. **12 fr.**

Précis d'Auscultation, par le Dʳ *COIFFIER*. 5ᵉ *édition*. 1902, 1 vol. in-18 de 210 pages, avec 95 fig. col., cart.................. **5 fr.**

Thermométrie médicale, par le Dʳ *P. REDARD*. 1 vol. in-8. **12 fr.**

La Température du Corps et ses variations dans les maladies, par les professeurs *LORAIN* et *BROUARDEL*. 1878, 2 vol. in-8.... **30 fr.**

Marche de la Température dans les fièvres intermittentes, par le Dʳ *GUÉGEN*. 1878, in-8, 53 p., avec graphiques................. **5 fr.**

Considérations sur la Fièvre, par le Dʳ *GIRBAL*. 1878, in-8. **2 fr. 50**

Radioscopie et Radiographie cliniques, par le Dʳ *RÉGNIER*. 1899, 1 vol. in-16 de 96 pages, avec 10 fig., cart.................. **1 fr. 50**

Les Rayons de Rœntgen et le Diagnostic des maladies internes, par le Dʳ *BÉCLÈRE*. 1904, 1 vol. in-16, 96 pages et fig., cart... **1 fr. 50**

Atlas-Manuel du Système nerveux, par le Dr *C. JAKOB*. 2e *édition française*, par le Dr *REMOND*, professeur de clinique mentale à Toulouse. 1900, 1 vol. in-16 de 220 pages avec 78 pl. col., relié, tête dorée.   **20 fr.**

Sémiologie et Traitement des Maladies nerveuses, par le Dr *ROUX*, médecin des hôpitaux de Saint-Étienne. 1901, 1 vol. in-16...   **7 fr. 50**

Aide-Mémoire de Neurologie, par *P. LEFERT*. 1900, 1 v. in-18, cart. **3 f.**

La Pratique des Maladies du Système nerveux dans les Hôpitaux de Paris, par *P. LEFERT*. 1894, 1 vol. in-18, cart....   **3 fr.**

Traité des Maladies du Système nerveux, par les Drs *HAMMOND* et *LABADIE-LAGRAVE*. 1890, 1 vol gr. in-8 de 1300 pages.....   **20 fr.**

Traité des Maladies de la Moelle épinière, par *J. DEJERINE*, professeur à la Faculté de médecine de Paris. et *THOMAS*. 1902, 1 vol. gr. in-8 de 470 p.. avec 162 fig......................   **9 fr**

Traité clinique des Maladies de la Moelle épinière, par le professeur *LEYDEN*. 1879, 1 vol. gr. in-8 de 850 pages.......   **14 fr.**

Diagnostic des Maladies de l'Encéphale, par le Pr *GRASSET*. 1901, 1 vol in-16 de 96 pages et figures, cart............   **1 fr. 50**

Diagnostic des Maladies de la Moelle épinière, par le professeur *GRASSET*. 2e *édition*. 1901, 1 vol. in-16 de 96 pages, cart.   **1 fr. 50**

Anatomie clinique des Centres nerveux, par le professeur *GRASSET*. 1902, 1 vol in-16 de 96 pages, avec fig., cart...   **1 fr. 50**

Le Système nerveux central. Coupes histologiques par le Dr *DAGONET*. 1897, gr. in-8, avec 12 planches, cart.......   **3 fr. 50**

Nervosisme et Névroses, par le Dr *CULLERRE*. 1892, 1 v. in-16. **3 fr. 50**

Pour lutter contre les Maladies nerveuses, par le Dr *E. CONTET*. 1903, 1 vol in-16 de 96 pages, cart.......................   **1 fr. 50**

Nervosisme aigu et chronique, par *BOUCHUT*. 1887, 1 vol. in-8. **6 fr.**

La Neurasthénie, par le Dr *BOUVERET*. 1891, 1 vol. in-8....   **6 fr.**

Les États neurasthéniques, par le Dr *GILLES de la TOURETTE*. 2e *édition* 1900, 1 vol. in-16 de 96 pages, cart............   **1 fr. 50**

Les Myélites syphilitiques, par le Dr *GILLES de la TOURETTE*. 1899, 1 vol. in-16 de 96 pages, cart......................   **1 fr. 50**

Le Traitement des Névralgies et des Névrites, par le Dr *PLICQUE*. 1901, 1 vol. in-16 de 96 p., cart............   **1 fr. 50**

Des Migraines, par le Dr *CORNU*. 1902, gr. in-8, 167 p...   **3 fr. 50**

Neurasthénie et Génitopathies féminines, par le Dr *SOULEYRE*. 1898, 1 vol. in-8 de 212 pages........................   **5 fr.**

Les Hystériques, par le Dr *LEGRAND du SAULLE*. 1891, 1 vol. in-8. **8 fr.**

Des Vomissements de sang chez les Hystériques, par le Dr *GÉ-LIBERT*. 1898, 1 vol. in-8 de 224 pages......................   **5 fr.**

L'Hystéro-Tabes, par le Dr *VIRES*. 1896, gr. in-8, 189 p..   **3 fr. 50**

Des Polynévrites, par le Dr *PERRIN*. 1901, 1 vol. gr. in-8 de 246 p. **6 fr.**

Du Réveil des Affections anciennes du Système nerveux, par le Dr *PAULY*. 1895, gr. in-8 de 147 pages, 2 planches..   **3 fr. 50**

Séméiologie et Diagnostic des Maladies nerveuses. Valeur des réflexes, par *ZLATAROFF*. 1900, in-8, 158 p...............   **3 fr. 50**

Méningites microbiennes, par *ADENOT*. 1890, gr. in-8.   **3 fr. 50**

De l'Élimination des Phosphates dans les maladies du Système nerveux, par le Dr *VOULGRE*. 1892, gr. in-8, 100 p...   **2 fr.**